Mosaik bei
GOLDMANN

Buch

In nur zwei Wochen fit und schlank – David Kirsch macht es möglich! Der Personal Trainer, den viele Stars und Businessgrößen anrufen, wenn sie schnell in Top-Form kommen wollen, zeigt, wie man in dieser kurzen Zeit ein perfektes Aussehen und ein neues Lebensgefühl erreichen kann. Der Ultimative New York Body Plan ist speziell auf zwei Ziele zugeschnitten: den rapiden Abbau von überflüssigen Kilos und die ebenso schnelle Straffung von Muskelgewebe. David Kirschs Konzept ist das ideale Body-Shaping-Programm, wenn ein Klassentreffen oder die Badesaison vor der Tür steht.

Autor

David Kirsch, eigentlich Anwalt, ist New Yorks gefragtester Personal Trainer und Besitzer des Madison Square Clubs in New York. Zu seinen regelmäßigen Kunden zählen neben Supermodels wie Heidi Klum und Linda Evangelista auch Businessgrößen wie Donald Trump sowie zahlreiche Hollywood-Schauspieler wie Dean Cain oder Liv Tyler.
www.david-kirsch.de

David Kirsch

Der Ultimative New York Body Plan

- schmilzt Pfunde weg
- bringt Sie schnell in Form

Aus dem Amerikanischen
von Nada Afra unter Mitarbeit
von Horst Fugger und Rainer Weber

Mosaik bei
GOLDMANN

Dieses Buch ist für Lernzwecke gedacht. Es stellt keinen Ersatz für eine individuelle Fitnessberatung und medizinische Beratung dar. Wenn Sie medizinischen Rat einholen wollen, konsultieren Sie bitte einen qualifizierten Arzt. Der Verlag und der Autor haften für keine nachteiligen Auswirkungen, die in einem direkten oder indirekten Zusammenhang mit den Informationen stehen, die in diesem Buch enthalten sind.

FSC

Mix
Produktgruppe aus vorbildlich
bewirtschafteten Wäldern und
anderen kontrollierten Herkünften

Zert.-Nr. SGS-COC-1940
www.fsc.org
© 1996 Forest Stewardship Council

Verlagsgruppe Random House FSC-DEU-0100
Das für dieses Buch verwendete FSC-zertifizierte Papier *Munken Print*
liefert Arctic Paper Munkedals AB, Schweden.

1. Auflage
Vollständige Taschenbuchausgabe Januar 2009
Wilhelm Goldmann Verlag, München,
in der Verlagsgruppe Random House GmbH
© 2005 der deutschsprachigen Ausgabe by riva Verlag, München.
Alle Rechte vorbehalten.
© 2005 der Originalausgabe by David Kirsch. All rights reserved.
Originalverlag: The McGraw-Hill Companies Inc., New York
Originaltitel: The Ultimate New York Body Plan
Umschlaggestaltung: Design Team München
Umschlagfoto: David Kirsch, privat
Fotografien der Übungen © by Shonna Valeska
Redaktion: Rainer Weber
Sporttechnische Beratung: Florian Münch
Satz: Uhl + Massopust, Aalen
Druck und Bindung: GGP Media GmbH, Pößneck
MV · Herstellung: IH
Printed in Germany
ISBN 978-3-442-17029-6

www.mosaik-goldmann.de

Für Bonnie.
Glaube an dich, wie ich an dich glaube.

INHALT

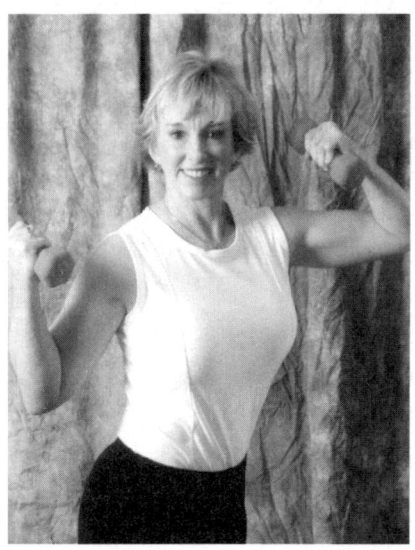

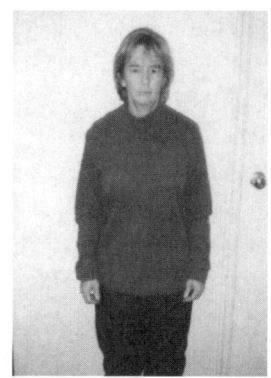

Kenna verlor 4,5 Kilo, ihr Taillenumfang nahm um 5 cm ab, ihre Hüften um 4 cm, ihr Armumfang um 2,5 cm

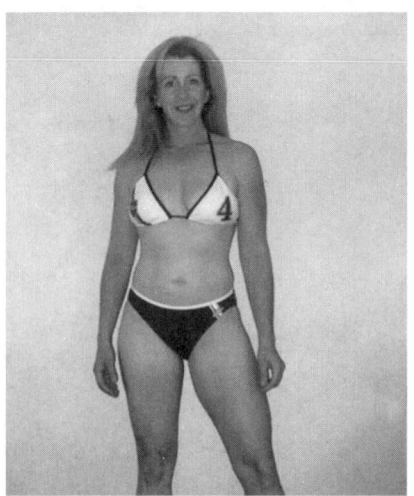

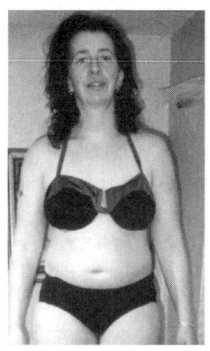

Michel verlor 7 Kilo, ihre Kleidergröße rutschte von Größe 44 auf 36

VORWORT

Es ist bereits einige Jahre her, seit ich mein erstes Buch, *Sound Mind, Sound Body,* geschrieben habe. Als das zweite Buchprojekt anstand, war mir angst und bange. Ich war zwar kein Neuling mehr auf diesem Gebiet, doch je mehr man darüber weiß, wie man *ein* Buch schreibt, desto mehr ist man bei dem Gedanken verunsichert, ein weiteres zu schreiben. In meinem ersten Buch hatte ich so viele Informationen vermittelt, dass ich mir nicht sicher war, ob ich überhaupt noch mehr zu sagen hätte. Das Gegenteil war der Fall, wie Sie bald feststellen werden, und so kurz das Programm, das ich für den Ultimativen New York Body Plan entwickelt habe, auch sein mag: Die Ergebnisse sind definitiv von langer Dauer.

Ich habe mich diesem Vorhaben – wie vielen anderen in meinem Leben – auf eine methodische und organisierte Weise genähert. Als ich mir damals überlegte, ob ich das Projekt annehmen sollte, dachte ich über dieselben Fragen nach, die mich bereits beim ersten Buch beschäftigt hatten: Welche Ziele verfolge ich mit diesem Buch? Welche Gedanken und Empfindungen möchte ich vermitteln, die auch dann noch nachhallen, wenn das Buch schon lange zugeklappt ist?

Auch nach meinem Auftritt in der in den USA sehr populären TV-Show »Extreme Makeover« (etwa: *Schönheitskur extrem*) grübelte ich über diesen Fragen. In dieser Show werden Männer und Frauen mit Personal Trainern und plastischen Chirurgen zusammengebracht. Die Experten haben dann die

Aufgabe, aus schwabbeligen, dicken Körpern fitte, schlanke Körper und aus sonnengeschädigter Haut eine strahlende Haut zu machen. Und dies innerhalb sehr kurzer Zeit. Durch die Arbeit bei »Extreme Makeover« wurde mir klar, dass viele Männer und Frauen – vielleicht gehören Sie auch dazu – eine rasche Lösung und eine schnelle Methode für körperliche Veränderungen suchen.

Jahrelang hatte ich nicht an schnelle Lösungen geglaubt. Ich erzählte meinen Klienten, dass sie mindestens sechs Wochen bei mir durchhalten müssten, um exzellente Resultate zu erzielen. Die Herausforderung von »Extreme Makeover«, vier Frauen in kürzester Zeit zu trainieren und sie durch einen regelrechten Verwandlungsprozess zu führen, öffnete mir neue Welten. Ich stellte fest, dass viele Menschen, wenn sie den richtigen Trainings- und Ernährungsplan befolgen, in nur zwei Wochen sensationelle Ergebnisse erzielen können. Und was noch wichtiger ist: Wenn sie danach einem geeigneten »Wartungsplan« für ihren neuen Körper folgen – ein Aspekt, der bei »Extreme Makeover« nicht thematisiert wird –, dann können sie diese Ergebnisse ein Leben lang bewahren!

Bei »Extreme Makeover« arbeitete ich mit vier Frauen zwischen 32 und 56 Jahren, deren Körpergewicht von 45 bis 79 Kilo und deren Körperfettanteil von 25 bis 38 Prozent reichte. Auch ihre körperliche Kondition war sehr unterschiedlich. Die eine trieb seit mehreren Jahren keinen Sport mehr, die andere war eine halbprofessionelle Tennisspielerin. Eine weitere hatte mit schweren Gewichten trainiert, während die letzte nur 45 Kilo wog und an Gewicht und Muskeln zulegen musste. Jede hatte einen anderen sozialen Hintergrund und andere Lebensumstände. Zwei waren alleinerziehende Mütter, eine war Mutter von zwei kleinen Kinder.

So verschieden sie auch sein mochten, eines hatten sie dennoch gemeinsam: Jede von ihnen hatte Probleme mit ihrem Körper und mit ihrer Selbstachtung. Was den körperlichen Aspekt betraf, hatten sie unterschiedliche Ziele und Voraussetzungen, aber alle sehnten sich danach, gut auszusehen und sich gut zu fühlen, und waren bereit, auch extreme Wege zu gehen, um das gewünschte Aussehen zu erlangen. Es überrascht deshalb nicht, dass sie sich bereits umfassenden Schönheitsoperationen unterzogen hatten, bevor ich ihnen zum ersten Mal begegnete.

Zunächst traf ich Michel. Sie stammt aus dem Nordosten der USA und hatte früher intensiv trainiert. Beim ersten Blick auf ihre Muskelstrukturen war sofort klar, dass sie sich mit Powerlifting auskannte. Um ihr zur gewünschten Figur zu verhelfen, musste ich ihre Trainingsgewohnheiten umstrukturieren. Wie auf vielen andere Gebieten ist auch beim Training das Abgewöhnen schlechter Gewohnheiten oder fehlerhafter Trainingsmethoden schwieriger, als jemandem etwas Neues beizubringen, wie etwa den Unterschied zwischen Ausfallschritt und Kniebeuge. (Wer mich vor einigen Jahren auf dem Tennisplatz gesehen hat, der weiß, wovon ich rede.) Zu Michels Gunsten sprach, dass sie die Entschlossenheit und grundsätzlich auch die notwendige Willensstärke hatte, um durchzuhalten. Neben ihren unzulänglichen Workouts ließ allerdings auch ihre Ernährung zu wünschen übrig. Sie mochte ihre Kohlenhydrate, ihr Fast Food, ihre Softdrinks und, wie ich bald feststellte, die Hot Dogs der New Yorker Würstchenstände. So würde das natürlich nicht funktionieren. Meine Philosophie beruht auf der Integration von Geist und Körper bei guter Ernährung und diszipliniertem, konsequentem Training. Zusammen mit der schlechten Ernährung hatte Michels wenig hilfreicher Trainingsstil zu steifen, maskulinen Muskeln und viel zu viel Körperfett geführt. Ich musste ihr helfen, ihre Muskeln zu trainieren und zu formen und gleichzeitig das Fett zu reduzieren, damit sie sich weiblicher fühlte, weiblicher aussah und einen schönen, straffen und sexy Körper bekam. Es ist natürlich kein leichtes Unterfangen, sich mit vorgefassten Meinungen darüber auseinanderzusetzen, wie jemand aussehen will. Doch auch der größte Skeptiker kann mit der richtigen Einstellung, mit harter Arbeit und mit Ausdauer bekehrt werden.

Wegen der Rehabilitationsphase nach Michels Schönheitsoperation standen mir nur zweieinhalb Wochen zur Verfügung, um ein kleines Wunder zu vollbringen. Es kam uns allerdings zugute, dass Michel bereits vor der Operation meinen Ernährungsplan befolgt hatte und diesen durch das ganze Programm hindurch beibehielt. Der ziemlich strikte Ernährungsplan, kombiniert mit meinem Kraftausdauertraining (siehe Kapitel 3, Abschnitt »Die Cardio-Sculpting-Revolution«), führte zu erstaunlichen Resultaten. In nur gut zwei Wochen harten Trainings wurde Michel zu einem meiner größten Triumphe. Sie verlor über 13 Kilo und 10 Prozent ihres Körperfetts. Nun trägt sie Größe 36 statt 46.

Skeptiker, die der Meinung sind, dass es sich hierbei bloß um eine weitere Modeerscheinung handle, deren unglaubliche Resultate so schnell verschwinden, wie sie kommen, hätten das Telefongespräch mithören sollen, das ich einen Monat nach dem Training mit Michel führte. Ich hatte sie angerufen, um mich nach ihrem Befinden zu erkundigen. Und ich war nicht wenig begeistert, als sie mir erzählte, dass sie unserer gemeinsamen harten Arbeit treu geblieben war und nun eine noch kleinere Kleidergröße trug (Größe 34)! Eine weitere Kleidergröße in einem Monat, wobei sie allein, aber unter Befolgung der Grundsätze meines Ernährungsplans trainierte, den ich für sie erstellt hatte. Jetzt, ein Jahr nach dem Programm, hat sich Michel die Resultate immer noch bewahrt. Sie ist die Verkörperung all dessen, worum es bei meiner Ultimativen Rundumerneuerung geht. Als wir uns trafen, hatte sie das Ziel, sich femininer zu fühlen und auch femininer auszusehen, mehr Energie zu haben und herauszufinden und zu verstehen, wie sie diese Ernährungs- und Trainingsprinzipien in ihren Alltag integrieren konnte. Ich behaupte, und das nicht ohne Stolz, dass sich Michels Leben von Grund auf verändert hat.

Samantha war meine nächste »Extreme Makeover«-Klientin. Eine alleinstehende Mutter in den 50ern, die seit Jahren nicht mehr viel für sich getan hatte – wenn überhaupt jemals. Als junge ledige Mutter hatte sie sich auf die Erziehung und Betreuung ihrer Kinder konzentriert, was ihr wenig Zeit ließ, sich auch um ihr körperliches und damit auch mentales Wohlbefinden zu kümmern. Als ich sie zum ersten Mal sah, war sie verängstigt, zaghaft und irgendwie skeptisch gegenüber dem geplanten Veränderungsprozess. Sie freute sich auf die Ergebnisse, die sie sich von ihrer Schönheitsoperation erwartete, und auch mit meiner Ernährungsphilosophie konnte sie sich problemlos anfreunden. Aber die Übungskomponente war eine andere Geschichte. Im Unterschied zu Michel begegnete Samantha der Trainingskomponente mit Skepsis und bezweifelte, dass körperliche Übungen ihren mehr als fünfzig Jahre alten Körper noch spürbar verändern konnten.

Als wir zu trainieren begannen, befolgte Samantha schon beinahe drei Wochen meinen Ernährungsplan. Ich fasste sie mit Samthandschuhen an, als ich ihr mein Trainingsprogramm erklärte, weil ich fürchtete, wenn ich mit ihr über »Sumo«-Ausfallschritte und Plié Squats (eine seitliche Kniebeuge) redete, sie auf der Stelle davonlaufen würde. Ich bat sie um eine nähere Erläuterung ihrer Erwartungen – wenn sie überhaupt welche hätte –, die sie in mich und in das Programm setzte. Durch diese Frage-und-Antwort-Runden bemerkte ich, dass es mir durchaus möglich war, Samanthas Angstbarriere zu durchbrechen.

Von all den Frauen, mit denen ich arbeitete, war Samantha die sensibelste. Das Leben hatte sie nicht eben verwöhnt, und ihre Verletzlichkeit und die damit einhergehenden Emotionen machten auch vor unseren Trainingsstunden nicht halt. Es war für Samantha nicht ungewöhnlich, mitten im Training zusammenzubrechen und zu weinen. Manchmal waren ihre Tränen Ausdruck von Angst und Besorgnis, doch je weiter wir fortschritten, um so öfter wurden sie zum Ausdruck von Wertschätzung und Jubel. Samantha erinnerte mich an viele meiner Klienten. Nach Jahren der Untätigkeit – wegen der Kindererziehung, der Beanspruchung durch den Job, oder ganz einfach wegen der fehlenden Zeit, um sich Ihrem Wohlbefinden zu widmen – machen sie zunächst nur widerwillig mit, sind am Ende aber doch wie ausgewechselt. Zum ersten Mal im Leben verband Samantha Körper und Seele. Sie fühlte sich wieder lebendig und jung, so, als sei sie jahrelang in ihrem alten Körper gefangen gewesen. In 15 Tagen Training mit mir verlor sie beinahe 4,5 Kilo Gewicht und reduzierte ihr Körperfett von 38 Prozent auf 28 Prozent. Insgesamt verlor sie erstaunliche 9,5 Kilo Fett. Das ist nicht schlecht für eine 56-jährige Frau, die über 30 Jahre lang nicht mehr trainiert hatte! Das Spannendste für mich war, dass ich es fertigbrachte, eine unsportliche Person für Training und richtige Ernährung zu begeistern und in jemanden zu verwandeln, der die Vorteile von Bewegung, Training und vernünftiger Ernährung nicht nur erkannte, sondern auch nutzte. Die Vorstellung, dass Samantha mit Begeisterung ihren Freundinnen von den Veränderungen berichten wird und diese wiederum anderen Freundinnen davon erzählen werden, macht mich stolz.

Kenna, eine ehrgeizige Tennisspielerin, hatte eine klassische Apfelform. Obwohl sie athletisch war, musste sowohl an ihren Fitness-Bemühungen als auch an ihrer Ernährung einiges verändert werden. Eifrig und mit großer Sorgfalt übernahm Kenna meine Prinzipien und veränderte so ihr Leben und ihren Körper. Jetzt ist sie mit neuer Energie zurück auf dem Tennisplatz – und trifft sich dank ihres neu gewonnenen Selbstvertrauens auch wieder gern mit Männern.

Denise, die vierte Frau, mit der ich arbeitete, war die jüngste von allen und hatte ein einzigartiges Problem. Im Gegensatz zu den anderen musste sie an Gewicht zulegen (in Form von Muskeln) und bessere Konturen bekommen. Sie wog kaum 45 Kilo und wurde oft für einen Jungen gehalten. Da ich selber auch einen eher schmalen Körper habe, konnte ich ihr Leid und ihre Frustration durchaus nachvollziehen. Sie hatte sich einer umfassenden Schönheitsoperation inklusive Brustvergrößerung unterzogen, und so waren wir gezwungen, uns auf ihre untere Körperhälfte zu konzentrieren. Am Ende des Programms nahm sie ganze 3 Kilo zu, während ihr Körperfett sich um beinahe 3,5 Kilo reduzierte, mit dem Resultat einer wesentlich kurvenreicheren Figur.

Michel, Samantha, Denise und Kenna profitierten körperlich, mental und seelisch von meinem Ultimativen »Makeover« – und das können Sie auch. Nach dem Programm war allen vier Frauen bewusst, dass sie ihr körperliches und seelisches Gleichgewicht wiedererlangt hatten und dass dies der wirkliche Erfolg war. Alles, was sie in dieser kurzen Zeit bei mir im Madison Square Club lernten, wird ihnen ihr Leben lang von Nutzen sein. Sie haben mehr als nur oberflächliche Schönheit gewonnen (die mit der Zeit verblassen kann). Dieses Programm hat ihnen vielmehr ermöglicht, in jedem erdenklichen Bereich des Lebens aktiver und produktiver zu sein und insgesamt gesünder zu leben. Zudem haben diese Erfahrungen auch mein Leben verändert.

Nach der Arbeit mit den »Extreme Makeover«-Frauen begann ich, mit meiner Klientel anders zu arbeiten, indem ich jedem, der schnellen Erfolg wollte, dieses neue Zwei-Wochen-Programm anbot. In jedem einzelnen Fall konnten die Teilnehmer erstaunliche Mengen an Körperfett abbauen, schöne Muskeln formen und innerhalb von nur zwei Wochen die beste körperliche Verfassung ihres Lebens erreichen. Einige dieser unglaublichen Erfolgsgeschichten finden Sie in Kapitel 5.

Welches Ziel Sie auch haben, ob Sie sich in letzter Minute auf Ihre Hochzeit vorbereiten möchten, für das Bikini-Wetter schön sein wollen oder ein Rückbildungstraining nach der Schwangerschaft brauchen, mein Ultimativer New York Body Plan wird Sie zum Ziel führen. Dieses Programm bietet ein Maximum an seelischer und körperlicher Veränderung.

Um das Programm zu schaffen, müssen Sie allerdings enorm diszipliniert sein, eine enorme Zielstrebigkeit an den Tag legen und eine hohe Bereitschaft haben, Ihren Körper über Grenzen hinauszuführen, die er noch nie überschritten hat. Sie müssen davon überzeugt sein, dass eine gute Gesundheit, mehr Energie sowie das Gefühl, gut auszusehen (und auch tatsächlich gut auszusehen!), sämtlich zu Ihrer Willenskraft und Motivation beitragen. Diese Grundlagen brauchen Sie unbedingt für das Zwei-Wochen-Programm des Ultimativen New York Body Plan. Dieses Buch wird Ihnen alles vermitteln, was Sie zum Erfolg brauchen.

Obwohl das Zwei-Wochen-Programm extreme Anforderungen stellt und sehr harte Ernährungs- und Trainingsrichtlinien beinhaltet, steht an erster Stelle eine vernünftige Gesamtphilosophie. Die Prinzipien dieses Programms basieren auf denjenigen meines Buchs *Sound Mind, Sound Body*. Sie werden erstaunliche Ergebnisse in kürzester Zeit erzielen, Sie werden sich aber auch gesund ernähren und Gewicht verlieren, ohne gesundheitliche Schäden davonzutragen. Der Ultimative New York Body Plan wird Ihnen das nötige Wissen vermitteln, Ihre Motivation antreiben und Ihnen die körperliche wie auch die geistige Kraft und das Selbstvertrauen geben, um die erzielten Ergebnisse ein Leben lang bewahren zu können.

Nachdem ich die Arbeit an meinem Buch *Sound Mind, Sound Body* abgeschlossen hatte, tat ich mich schwer mit den Danksagungen. Meine größte Befürchtung war, jemanden, der erwähnt werden sollte, unbeabsichtigt zu vergessen. Ich versprach mir selbst, dass, sollte ich je eine zweite Chance bekommen – was keine Selbstverständlichkeit ist –, das Ganze anders anzupacken. Das Problem: Je mehr ich daran dachte, desto zermürbender wurde die Angelegenheit. Die Lösung: In der Kürze liegt die Würze.

In den letzten zwei Jahrzehnten habe ich mich zum größten Teil der Aufgabe gewidmet, Menschen dabei zu helfen, ihr Leben und ihren Körper zu verändern. Der Ultimative New York Body Plan ist dabei nur eines der Programme, die ich entwickelt habe. In diesem Prozess veränderte ich mich auch selbst. Ich hatte die große Ehre und das Privileg, mit Menschen zu arbeiten, die an meine Fähigkeiten glaubten und mir Vertrauen schenkten. Mit ihrem Vertrauen und ihrer Loyalität gaben sie mir die Kraft, den Mut und die Motivation, meine Leidenschaft zu entdecken und sie weiter auszubauen. Ihre Großzügigkeit, Freundlichkeit und Treue machten all dies möglich und bereicherten mein Leben über alle Maßen. Ich bin jedem einzelnen meiner Klienten (ehemaligen, jetzigen und zukünftigen) zu ewigem Dank verpflichtet – denn, ohne sie wäre all dies nicht möglich. Natürlich gehören die 14 Frauen und Männer dazu, die in diesem Buch speziell erwähnt sind. Mit ihrem Schweiß und ihrer Beharrlichkeit bekam der Ultimative New York Body Plan ein Gesicht. Amy, Bonnie, Danielle, Debra, Gali, Heidi, Jonathan, Kenna, Kenny, Marcy, Michel, Pam, Sam und Todd – euch gilt meine Liebe und meine immerwährende Dankbarkeit. Danke, dass ihr an mich geglaubt habt, so wie ich stets an euch geglaubt habe.

Ich habe den Madison Square Club vor 15 Jahren mit der Idee begründet, dass New York für einen Fitness-Club mit Vollservice bereit sei. Fitnesstraining auf persönlicher Basis braucht Fitnesstrainer – schließlich konnte ich unmöglich alles allein übernehmen. Ich hatte das Glück, die besten Trainer zu finden. Mit ihrer Intelligenz, Hingabe, Loyalität und mit ihren breiten Kenntnissen trugen sie dazu bei, den Status des Clubs als einem der besten im Land aufrechtzuerhalten. Mein aufrichtiger Dank und meine Hochschätzung gelten Adam, Alex, Alfonso, David, Dawn, Mike, Robert, Ronnie, Sean und Steve. Auch Abul, Aktar, Anna, Aurelio, Avital, Elie, Jessica, Meital und Sheffie möchte ich dafür danken, dass sie mich bei der Führung des Clubs unterstützen und mir das Leben einfacher machen.

Ich möchte allen bei McGraw-Hill für die harte Arbeit an

diesem Buchprojekt und für das Verständnis dafür danken, worum es beim Ultimativen New York Body Plan geht. Ich bin stolz, einer ihrer Verlagsautoren zu sein, und hoffe, dass sie stolz auf mich sein werden. Ich möchte mich bei Nancy Hancock bedanken, dass sie mich zu McGraw-Hill brachte und einmal mehr an mich glaubte. Und ich möchte es nicht versäumen, Michele Pezzuti zu danken, die mir als Lektorin zur Seite stand. Ihre Leistungen verdienen meine volle Anerkennung. Ich werde unser erstes Fotoshooting nie vergessen. Und da wir gerade von Fotoshootings sprechen, möchte ich meiner lieben Freundin Shonna meine große Wertschätzung aussprechen. Deine Fotos sind wie immer perfekt.

Mein Dank gilt auch meiner Freundin Alisa Bauman, sozusagen mein zweites Gehirn, für ihr unermüdliches Wirken und ihre ausgezeichnete Unterstützung beim Schreiben dieses Buches. Ohne sie wäre das Buch nicht zustande gekommen. Sie half mir dabei, eine verständliche Linie zu finden. Mein Dank geht auch an meine Freundin Jennifer, das Geschmacksknospen-Genie, die trotz Krankheit (Kehlkopfentzündung) durchhielt, aus Teelöffeln Esslöffel machte und jedes einzelne Rezept für dieses Buch ausprobierte und einer geschmacklichen Überprüfung unterzog.

Bei Marcy und den Mitarbeiterinnen bei Engelman and Co. sowie bei Desiree und den Mädchen bei Full Picture möchte ich mich für ihre Freundschaft, Unterstützung, Anleitung und für ihre Wertschätzung bedanken. Ich schätze mich glücklich, euch zu kennen.

Faith, Heidi, Linda und Liv danke ich für ihre freundlichen

und hilfreichen Worte und ihre wertvolle Unterstützung, die ich sehr zu schätzen weiß.

An Penelope und Leslie geht mein Dank dafür, dass sie mein Heim in ein gemütliches Zuhause verwandelt haben. Ihr habt möglich gemacht, was mir sonst niemand ermöglichen konnte – einen friedlichen Ort, an den ich mich zurückziehen kann.

Nicht zuletzt möchte ich meinen Eltern und meiner Familie danken für ihre Unterstützung, Förderung und Liebe durch all die Jahre, die in meiner Fähigkeit, zu lieben und zu geben, fortleben.

David Kirsch
Website: *www.davidkirsch.com*

1 DIE ELEMENTE IHRES ULTIMATIVEN ERFOLGS

Als der US-Fernsehsender ABC mich bat, als Fitness- und Wellness-Experte an seiner beliebten TV-Show »Extreme Makeover« mitzuwirken, fühlte ich mich geehrt, geriet aber gleichzeitig in einen Zwiespalt. Denn die grundlegende Philosophie der Sendung beschränkte sich nicht nur auf Ernährung und Bewegung – wofür ich zuständig sein sollte –, sondern beinhaltete auch umfangreiche Eingriffe der plastischen Chirurgie wie Nasenkorrekturen, Liftung und natürlich Fettabsaugen. Ich bin nicht grundsätzlich gegen die plastische Chirurgie (was nicht heißen soll, dass sie für mich persönlich je eine Option war oder jemals sein wird), aber ich wollte auch nicht den Eindruck bestärken, dass sich jemand solchen drastischen und oft schmerzhaften Operationen unterziehen muss, nur um gut auszusehen. Mit meine Philosophie als Trainer und Wellness-Coach ist das schlicht nicht vereinbar.

Ich nahm das Angebot dennoch an, und dieser Erfahrungsprozess half mir, das Programm zu entwickeln, aus dem schließlich dieses Buch entstand. Meine Entscheidung stützte sich auf meinen Wunsch, nicht nur die Körper dieser Frauen zu verändern, sondern auch ihr Leben. Ich hatte das Gefühl, dass ich diesen Frauen und zugleich Millionen von Zuschau-

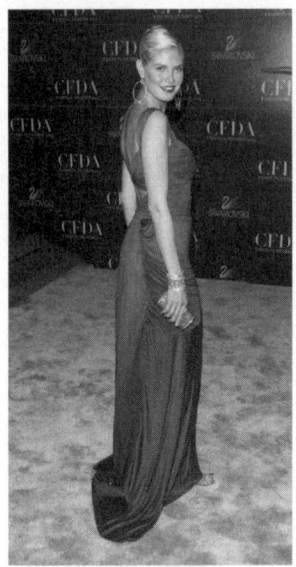

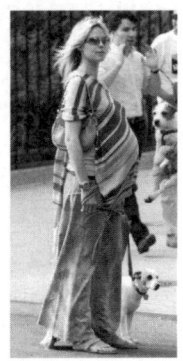

Vier Wochen nach der Geburt ihrer Tochter begann Heidi zu trainieren. Innerhalb von zwei Wochen kam sie wieder in Form

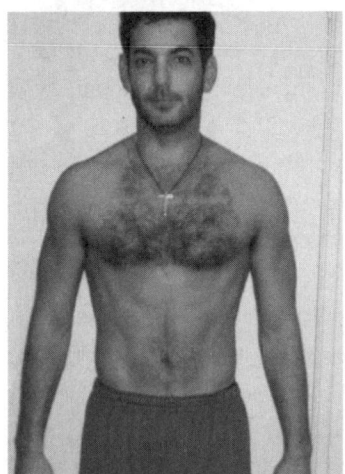

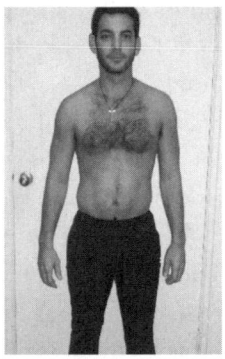

Jonathan verlor 3,5 Kilo, um die Taille nahm er 9,5 cm ab, sein Armumfang misst 5 cm und sein Brustumfang 2 cm weniger

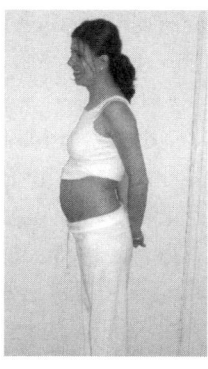

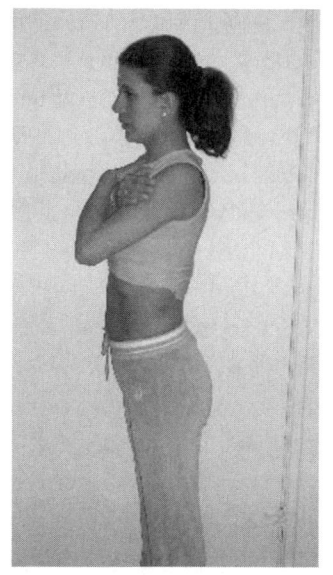

Gali verlor 4 Kilo, ihr Taillenumfang nahm um 11,5 cm ab, Oberschenkel und Hüften um 2,5 cm

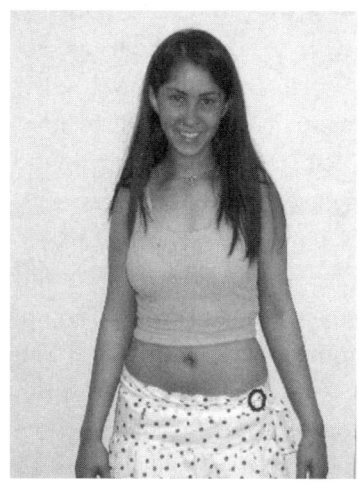

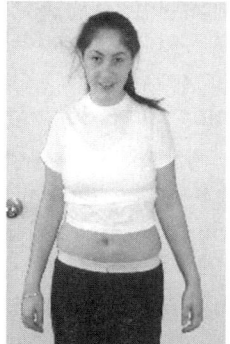

Danielle bringt 3 Kilo weniger auf die Waage, um die Taille verlor sie 12,5 cm

ern zeigen konnte, dass man eine umfassende und positive Veränderung erzielen kann, indem man sich an die fundierten Ernährungs- und Trainingsprinzipien meines Programms hält. Ich wollte nicht bloß ihre Körper verändern. Ich wollte sie darüber hinaus auch befähigen, ihre Erfolge das ganze Leben lang beizubehalten.

Meine konkrete Aufgabe bei der »Extreme Makeover«-Show war allerdings nicht sehr ermutigend. Ich sollte Frauen helfen, ihre Körper in nur 14 bis 21 Tagen vollkommen zu verändern. In der Regel schlage ich für solche massiven Veränderungen ein wesentlich längeres Programm vor, das etwa sechs Wochen dauert. Weil die »Extreme Makeover«-Show optimale Resultate in kürzester Zeit verlangte, war ich gezwungen, mein standardgemäßes Ernährungs- und Fitnessprogramm zu modifizieren. Grundsätzlich wurde das damit erreicht, dass der Ernährungs- und Fitnessplan wesentlich intensiver gestaltet wurde. Obwohl diese Frauen sich bereits Schönheitsoperationen unterzogen hatten, sind sie sich darin einig, dass allein das Training und Ernährungsprogramm nach wie vor in ihrem Alltagsleben nachwirken. Alle befolgen bis heute mein Trainingsprogramm – wenn auch vielleicht nicht ganz so streng – und zu einem gewissen Grad auch meinen Ernährungsplan.

Diese Resultate regten mich zum Nachdenken an. Wie wäre es, wenn ich auch andere davon überzeugen könnte, dass unglaubliche körperliche Veränderungen mit Schweiß und Entschlossenheit erreichbar sind – ganz ohne plastische Chirurgie? Der Ultimative New York Body Plan war geboren.

WAS UNTERSCHEIDET ULTIMATIVE RESULTATE VON *EXTREMEN* RESULTATEN?

Es geht mir nicht darum, die »Extreme Makeover«-Show schlecht zu machen. Allein schon der menschliche Aspekt sorgte für eine spannende und gute Sendung. Ich sah die Show nicht oft, aber ich schaute sie mir an dem Abend an, als ich dieses Kapitel verfasste. Es gab drei Kandidatinnen, und die Ergebnisse waren extrem gut. Einerseits freute es mich, zu sehen, dass die Produzenten dem Körpertraining endlich mehr Beachtung schenkten. Andererseits war ich enttäuscht, dass sie es versäumten, die Ernährung als wichtigen Teil der Gleichung zu erkennen. Es gab noch ein weiteres eklatantes Versäumnis: Ein weiterführendes Programm zum Erhalt der Resultate fehlte. Es ist in Ordnung, die Veränderungen als solche in den Mittelpunkt zu stellen, aber wenn man den Betreffenden nicht das nötige Rüstzeug mitgibt, um die Ergebnisse auch aufrechtzuerhalten, erweist man ihnen letztlich einen schlechten Dienst.

Wie gelangen Menschen überhaupt an einen Punkt, an dem ihnen drastische Schönheitskuren unausweichlich scheinen? Warum gibt es so viele Übergewichtige in den USA? Weshalb ist die Fettleibigkeitsrate bei Kindern so alarmierend gestiegen? Wenn man die eigene Unzufriedenheit im Leben nicht an der Wurzel packt – und hier ist nicht die Rede von großen Nasen oder schlaffen Pos – dann werden Sie auch nicht in der Lage sein, irgendwelche oberflächlichen Resultate, egal wie spektakulär, dauerhaft aufrechtzuerhalten.

Die Ernährung trägt bis zu 70 Prozent zu unserem ganzheitlichen Wohlbefinden bei. Es ist mir egal, wie viele Liegestützen Sie machen. Solange Sie nach Hamburgern und Pommes Frites greifen, hält Sie alles Fettabsaugen der Welt nicht schlank. Für dieses Programm ist der Ernährungsplan genauso wichtig wie der Fitnessplan – wenn nicht wichtiger. Der große Unterschied zwischen meinem Ultimativen Body Plan und dem »Extreme Makeover«-Programm liegt darin, dass ich Sie nicht nur trainiere, sondern Ihnen auch beibringe, wie Sie die Ernährungsprinzipien in Ihren Alltag integrieren. Denken Sie daran, dass es bei »Rundumerneuerungen« darum geht, dass Sie selbst stärker werden. Mit dieser Stärke werden sie auch den Mut, den Willen und die innere Kraft aufbringen, um den Kurs zu halten.

Der Ultimative Weg zu einem schöneren Körper

Nachdem ich bei »Extreme Makeover« mitgearbeitet hatte, führte ich dieses schnellere und härtere Programm auch bei der Arbeit mit meinen Klienten ein. Viele von ihnen waren bereits sehr fit und ernährten sich gesund, wollten aber mit ihren Körpern eine weitere Stufe erreichen. Sie wollten in der Bikinisaison großartig aussehen oder für eine Hochzeit oder ein bevorstehendes Klassentreffen in Bestform kommen. Oft sahen sie mich verlegen an, wenn sie mir ihre Ziele verrieten und dann sagten: »Es findet aber schon in zwei Wochen statt.«

Bevor ich an dem Programm für »Extreme Makeover« arbeitete und damit begann, meine Erkenntnisse auch bei meiner eigenen Klientel anzuwenden, hätte ich jedem gesagt, dass zwei Wochen kaum reichen werden, um in Form zu kommen. Ich hätte ihnen den Wunsch ausgeredet, auf die Schnelle Resultate zu erzielen, und sie davon zu überzeugen versucht, in ein längeres, sechs Wochen dauerndes Programm einzusteigen, dessen Resultate ein Leben lang anhalten können. Sogar bei der Show war ich zunächst einmal skeptisch, wie viel in so kurzer Zeit eigentlich erreicht werden kann. Ich werde die Gesichter der von mir betreuten Frauen nie vergessen, als ich bei der letzten Kandidatin die Messung ihres Körperfetts vornahm. Wir brachen alle in Tränen aus! Die Prozentzahl – obwohl beeindruckend – war aber nur einer der Gründe. Es steckt etwas Kraftvolles und Aufbauendes darin, einem Menschen zu helfen, sein Leben zu verändern. Die Gelegenheit, mit diesen erstaunlichen Frauen zu arbeiten, war ein Geschenk für mich. Sie waren es, die einen Skeptiker (mich) zu einem Gläubigen bekehrten. Sogar nach all diesen Jahren als Trainer lernte auch ich eine wertvolle Lektion: Jeder kann seinen Körper verändern! Niemand ist zu klein oder zu groß, zu jung oder zu alt! Wenn die Veränderung als Erfahrung betrachtet wird, die das ganze Leben umwandelt, liefert sie auch den Treibstoff, den man braucht, um selbst die härtesten Mühen und Herausforderungen zu bewältigen.

Ich glaube, dass es Zeiten gibt, in denen eine Intensivierung der Fitness-Übungen und des Ernährungsplans dabei hilft, die nächsthöhere Stufe zu erreichen.

Solange Sie akzeptieren, dass eine Veränderung – egal welche – immer zugleich körperliche, mentale und seelische Veränderung bedeutet, können Sie es tun.

Vielleicht fragen Sie sich, warum ich mich beim Ultimativen New York Body Plan gerade für eine Zeitspanne von zwei Wochen entschieden habe. Das passierte nicht willkürlich, obwohl ich auch nicht glaube, dass dies unbedingt die ideale Zeitspanne für ein lebensveränderndes Programm ist. Wichtig ist vor allem, dass es funktioniert! Innerhalb von zwei Wochen habe ich nicht nur die »Extreme Makeover«-Frauen mit diesem Plan verändert, sondern auch viele Männer und Frauen, über die Sie in späteren Kapiteln dieses Buches lesen werden. Zweitens wählte ich zwei Wochen, weil dieser Zeitraum lang genug ist, um die erwünschte Wirkung zu entfalten, aber doch nicht so lang, dass Überdruss und Langeweile aufkommen. Nach 16 Jahren Trainingserfahrung mit unzähligen Menschen jeden Typs – Männer und Frauen, alt und jung, Berühmtheiten und Normalsterbliche – weiß ich, dass viele von uns (mich eingeschlossen) häufig eine eingeschränkte Aufmerksamkeitsspanne haben. In meinem Buch *Sound Mind, Sound Body* habe ich ein lebensveränderndes Sechs-Wochen-Programm vorgestellt. Diese Veränderung funktionierte bei vielen Menschen. Mittlerweile weiß ich aber, dass nicht alle Menschen derart viel Zeit oder Willenskraft mitbringen, um zum Ziel zu kommen.

Sind Sie dazu bereit, Ihren Körper zu formen, Gewichte zu heben, Fett zu verbrennen und so zu essen, dass Sie innerhalb von nur 14 Tagen eine extreme körperliche Verbesserung erreichen? Es ist ein relativ schwieriges und rigoroses Programm, das nichts für schwache Herzen ist – und das meine ich im wörtlichen wie im übertragenen Sinn Wenn Sie noch nie zuvor trainiert haben, dann ist mein Hauptprogramm nichts für Sie. Es erfordert ein starkes Engagement – zwischen einer und eineinhalb Stunden Training an den meisten Tagen. Auch eine gewisse Trainingserfahrung ist erforderlich, um das Programm anzupacken. Aber selbst wenn Sie gegenwärtig ein Stubenhocker sind, der noch nie im Leben trainiert hat, bedeutet dies nicht, dass Sie nicht bald mit dem Hauptprogramm beginnen können. Hier in diesem Kapitel habe ich ein abgewandeltes Programm zusammengestellt, das Ihnen helfen wird, erst einmal in Form zu kommen. Ihre Muskeln werden besser aussehen. Sie werden stärker und schlanker. Sie werden aber nicht mit der Intensität arbeiten, die das Hauptprogramm erfordert. Ob Sie zuvor trainiert haben oder nicht, Sie bekommen hier trotzdem alles, was Sie brauchen, um Ihre Reise zu beginnen. Sie müssen nur in kleinen Schritten vorwärtsgehen und ein wenig körperliche und mentale Arbeit leisten, bevor Sie in das Hauptprogramm einsteigen.

In diesem Kapitel finden Sie auch eine Reihe von Fragen und Eignungstests, die Sie beantworten und zufriedenstellend bestehen müssen, bevor Sie mit dem 14-Tage-Programm wirklich beginnen können. Obwohl es sich dabei wie gesagt um ein extremes Programm handelt, ist es für die meisten Menschen definitiv ungefährlich. Wie bei jedem sportlichen Programm ist es sinnvoll, einen Arzt zu konsultieren, bevor Sie damit beginnen. Sollten Sie in Bezug auf Ihre körperliche

Leistungsfähigkeit Zweifel hegen, dann seien Sie bei der Entscheidung, wann Sie mit dem Intensivprogramm beginnen, eher konservativ. Denken Sie daran, dass es keine Schande ist, sich einem Eignungstest zu unterziehen und das Vorprogramm zu absolvieren, bevor Sie aufs Ganze gehen. Dieses Programm wird Geist und Körper systematisch trainieren. Sie werden ein Niveau erreichen, das Sie zuvor für unmöglich gehalten haben.

Der Ultimative New York Body Plan

Sie stehen kurz davor, den Drei-Punkte-Angriff gegen die Schlaffheit zu starten – mit Ultimativer Fitness, Ultimativer Ernährung und Ultimativer Motivation, gefolgt von einem Ultimativen *Body Maintenance Plan* (maintain = beibehalten, wahren, in Stand halten, pflegen).

Ultimative Fitness   Der Ultimative New York Body Plan ist eine Kombination aus Cardio-Sculpting (siehe Seite 101) und Training zur Muskelstraffung (leichte Gewichte, viele Wiederholungen). Um die Übungen auszuführen, benötigen Sie leichte Kurzhanteln, einen Gymnastikball, einen Medizinball und Ihr eigenes Körpergewicht.

Ultimative Ernährung   Die Ernährungskomponente des Ultimativen New York Body Plan ist eindeutig etwas extremer als bei meinem Sechs-Wochen-Programm in *Sound Mind, Sound*

Body. Weil dieses Programm nur 14 Tage dauert, müssen Sie sowohl Ihren Kalorienkonsum herabsetzen als auch die Fett- und Kalorienverbrennung maximieren. Um dies zu erreichen, müssen Sie wiederum die Punkte A bis F des Ernährungsplans befolgen: Das heißt: kein Alkohol, kein Brot, keine stärkehaltigen Kohlenhydrate, keine Milchprodukte, keine Süßigkeiten, keine Früchte und fast keine Fette. Wie Sie sehen, ist es ein extremer Plan. Sie werden 14 Tage lang auf viele Ihrer Lieblingsspeisen verzichten müssen. Zudem müssen Sie täglich zwei proteinhaltige Shakes trinken, eine vollständige Mahlzeit und zwei Snacks essen (Anmerkung: Wenn Sie Ihre Kalorien lieber in fester als in flüssiger Form zu sich nehmen, gibt es eine Alternative zu den Shakes).

Da Ihr Körper aufgrund der umfangreichen Workouts und des rigorosen Ernährungsplans unter enormer Belastung steht, empfehle ich Ihnen die zusätzliche Einnahme von Nahrungsergänzungsmitteln, einschließlich Antioxidantien, Mineralstoffe, Aminosäuren und chinesischer Kräuter. Sollten Sie noch nie solche Nahrungsergänzungsmittel verwendet haben, dann lesen Sie sorgfältig Kapitel 8 (Bezugsquellen), in dem ich die derzeit erhältlichen Produkte beschreibe und einige meiner Präferenzen darlege. Falls Sie bereits Nahrungsergänzungsmittel zu sich nehmen, werden Sie es möglicherweise als notwendig erachten, Ihren Konsum zu steigern.

Ultimative Motivation   Das tägliche Training über eineinhalb Stunden und der Verzicht auf Ihre Lieblingsspeisen stellen eine Herausforderung dar. Aus diesem Grund gebe ich Ihnen

in Kapitel 2 das nötige Rüstzeug mit, um Mogeleien, »Fressattacken« und Rückfälle zu vermeiden. Ich versuche oft, meine
eigenen Klienten in Telefongesprächen zu motivieren, um ihnen zu helfen, standhaft zu bleiben. Kapitel 2 basiert auf vielen solchen Gesprächen.

Ein Beispiel: Als ich kürzlich für einige Tage eine Geschäfts-
reise antreten wollte, bekam ich eine Art von Notruf. Michel,
eine der »Extreme Makeover«-Kandidatinnen, hatte Kartoffelbrei, Hot Dogs und ein Häagen-Dazs-Eis verschlungen. Da
wir so wenig Zeit zur Verfügung hatten und dennoch extrem
gute Resultate erreichen wollten, war mir natürlich klar, dass
ein eindringliches Gespräch unvermeidlich war. Wir arbeiteten beide einfach zu hart, um den Erfolg unter Kartoffelbrei
und Hot Dogs zu ersticken. Die Fast-Food-Dämonen hatten
wieder Besitz von ihr ergriffen – und ich wusste, dass ich auf
der Stelle reagieren musste.

Nachdem ich mit dem Training fertig war, rief ich sie spät
am Abend zu mir ins Büro. wir hatten ein gutes Verhältnis zueinander entwickelt, also sprach ich sie direkt darauf an: »Was
ist mit dem Kartoffelbrei und den Hot Dogs?« Man muss ihr
hoch anrechnen, dass sie gar nicht erst versuchte, ihre kleinen
Verfehlungen abzustreiten. Sie meinte, dass sie Mühe damit
habe, sich an die strengen Richtlinien meiner Ernährungsvor-
gaben zu halten. Ich entgegnete: »Wenn es nicht auf meiner
Einkaufsliste steht, dann gehört es auch nicht in deinen Magen.« Ich gab ihr zu verstehen, dass sie keine Wahl hatte. Um
weiterhin bei mir trainieren zu können, musste sie nach den
Buchstaben des Gesetzes handeln. Für ihre kleinen Vergnü-

gungen gab es weder Platz noch Zeit. Es tut mir leid, wenn ich mich wie ein Schleifer beim Militär anhöre. Aber meine Botschaft war, ganz ehrlich, auch in viel Liebe verpackt. Durch diese Erfahrung wuchs Michels Respekt mir gegenüber, sie schätzte meine Unterstützung und direkte Art. Ich wiederum schätzte ihre Offenheit und dass sie meine strengen Richtlinien letztlich akzeptierte. Sie verstand, worum es ging, und dieses Thema stand auch nie mehr zur Diskussion.

Meine Ernährungsregeln und Richtlinien sind nicht für die Ewigkeit gedacht, aber wie ich bereits erwähnt habe, handelt es sich um ein strenges Zwei-Wochen-Programm, das äußerste Disziplin verlangt. Vergewissern Sie sich, ob Sie psychisch in der Lage sind, drastische körperliche Veränderungen durchzumachen, und auch bereit sind (wie Michel), ein Opfer zu bringen – es ist der Mühe wert, das verspreche ich Ihnen!

Ultimative Body Maintenance – Wie Sie das Erreichte bewahren
Es wäre fahrlässig, Sie mit dem Ultimativen New York Body Plan anfangen zu lassen, ohne Ihnen das nötige Rüstzeug mitzugeben, das Sie für die Verteidigung der erzielten Resultate brauchen. Auch wenn Sie dann den Ernährungsplan oder das Fitnessprogramm nicht mehr so streng wie in diesen 14 Tagen einhalten werden, bedeutet dies nicht, dass Sie zu den alten Gewohnheiten zurückkehren können. Während des Programms werden Sie Ihren Körper über seine Grenzen hinausführen. Warum sollten Sie also – nachdem Sie das Programm abgeschlossen haben oder zu irgendeinem anderen Zeitpunkt – wieder ins alte Fahrwasser zurückkehren? In Ka-

pitel 6 werden Sie die Grundlagen kennenlernen, um auf dem richtigen Kurs zu bleiben. Sie werden lernen, wie Sie einige Ihrer Lieblingsspeisen in Ihren Ernährungsplan aufnehmen können und wie Sie etwas lockerer mit ihrem Fitnessprogramm umgehen können – ohne die hart erarbeiteten Resultate zu gefährden. Ich werde Sie mit vielseitigen Rezepten und einer Liste mit einer breitgefächerten Palette an Lebensmitteln versorgen, die Sie nach und nach in Ihre Ernährungsgewohnheiten einbauen können. Dazu zählen auch Nahrungsmittel, die während des Zwei-Wochen-Programms nicht zugelassen sind. Sie werden sehen, wie leicht es in Zukunft sein wird, Ihre Lieblingsspeisen wieder essen zu können – nur dass Sie dann auch das Wissen und das Selbstvertrauen haben werden, um intelligenter zu essen.

Ein lohnender Prozess

In Kapitel 2 werde ich Sie bitten, sich Ziele zu setzen. Auch wenn sich einige dieser Ziele vielleicht rein auf den Körper beziehen, so hoffe ich doch, dass Ihr Gesamtziel auf eine umfassender Lebensveränderung abzielt. Jaime King, eine Freundin und Klientin von mir, sagte einmal: »Mit David Kirsch zu trainieren war ein lohnender Prozess.« Sie meinte damit, dass sie sich der Notwendigkeit bewusst war, sich trotz des Berufsalltags Zeit für sich selbst zu nehmen. Das Training gab ihr die Kraft und die Stärke, den Herausforderungen anderer Aspekte Ihres Lebens zu begegnen.

Ich glaube, die persönliche Komplettveränderung ist dann möglich, wenn man sich fest an gewisse Grundsätze hält. Selbstakzeptanz und Selbstzuwendung sind überaus wichtig und tragen dazu bei, die Sensibilität für das eigene Wohlbefinden zu stärken und, wenn Sie so wollen, einen gesunden Geist in einem gesunden Körper zu erreichen. Große Nasen, Brüste (groß oder klein), Falten und so weiter gehören zu uns. Wir haben die Wahl, entweder damit zu leben und sie sozusagen als Zeichen unserer körperlichen Vergänglichkeit zu akzeptieren, oder wir können jeden wahrgenommenen Mangel und den offensichtlichen Verlust unserer Jugend betrauern. Der Unterschied besteht lediglich in unserer Einstellung und ob wir für etwas dankbar sind oder nicht. Wir können unser Leben und dessen Umstände sehr wohl auch annehmen. Veränderung auf körperlicher Ebene, auch wenn sie manchmal erschreckend sein mag, ist nicht immer negativ. Entscheiden Sie sich, nur die Dinge zu ändern, die wirklich von Belang sind. Lernen Sie, sich auf das Wesentliche zu konzentrieren, und seien Sie dankbar für das Glück in Ihrem Leben. Egal, wie sehr Sie Ihre Falten auch hassen mögen, das bringt sie nicht zum Verschwinden.

Jede Falte und jedes graue Haar erzählen eine Geschichte. Das Problem ist, dass die meisten von uns ihr Augenmerk zu sehr auf Oberflächliches richten (wie Falten und Ähnliches) und nicht auf die tiefere Bedeutung von Gesundheit, Fitness und guter Ernährung schauen. Wir haben das Wesentliche aus den Augen verloren und verfangen uns stattdessen im Treibsand des Fettabsaugens. Ich hoffe, dass Sie nach der Lektüre dieses Buches einsehen werden, dass es nicht nötig ist, sich unteres Messer zu legen, um die beschriebenen Resultate zu erzielen. Ich bin der festen Überzeugung, dass eine gesunde Veränderungsstrategie drastische physische Veränderungen zur Folge haben kann. Statt sich für einen operativen Eingriff zu entscheiden, nehmen Sie lieber den Gedanken von Jaime auf: Nehmen Sie sich trotz des hektischen Berufsalltags die Zeit, um sich selbst zu belohnen – und zwar indem Sie Ihre körperliche Betätigung und Ihre Ernährung in einer Weise gestalten, die Ihnen bei der Seelenfindung hilft und wohltuend ist für Körper und Geist. Sie können und werden einige Zentimeter, Kilos und einen gewissen Prozentsatz an Körperfett verlieren. Ihre Kleider werden besser sitzen, Sie werden Energie und eine gute Kondition haben. Aber das Wichtigste dabei ist, dass Sie es ohne Hilfe der plastischen Chirurgie erreichen können Sie werden auf eine ganzheitliche und positive Weise schöner.

Der Ultimative New York Body Plan kann (und wird voraussichtlich) Ihr Verlangen nach mehr wecken. Dieses Mehr äußert sich in Bewegung und guter Ernährung. Sie werden feststellen, dass die besten und anhaltendsten Ergebnisse auf diesen beiden Faktoren beruhen.

Sind Sie bereit?

In den folgenden Kapiteln, werden Sie jedes Element dieses Programms kennenlernen: Motivation, Fitness und Ernährung. Zunächst einmal sollten Sie jedoch Ihre Eignung testen, dieses Programm anzupacken. Der Ultimative Body Plan stellt mit seinem Fitness- und Ernährungsprogramm hohe Anforderungen. Sie müssen über eine gewisse Kondition und ein gewisses Ernährungs-Know-how verfügen, um mit dem Hauptprogramm beginnen zu können und Erfolg zu ernten. Die folgenden Tests werden Ihnen helfen, Ihre körperliche, mentale und ernährungsbezogene Bereitschaft für das Hauptprogramm des Ultimativen New York Body Plan zu überprüfen.

Seien Sie realistisch und ehrlich. Dies ist der einzige Weg, der zum erfolgreichen Abschluss des Programms führt. Wenn Sie feststellen, dass Sie noch nicht so weit sind, dann verzweifeln Sie nicht. In den nächsten Abschnitten werden Sie Programme finden, mit denen Sie sich auf Ihre ganz persönliche Ultimative Veränderung vorbereiten können.

Fitnesstest

Beantworten Sie folgende Fragen, um Ihre körperliche Eignung für den Übungsteil des Ultimativen New York Body Plan zu prüfen:

1 Sind Sie in der Lage, eine Kniebeuge 10- bis 15-mal am Stück auszuführen?

        ○ Ja   ○ Nein

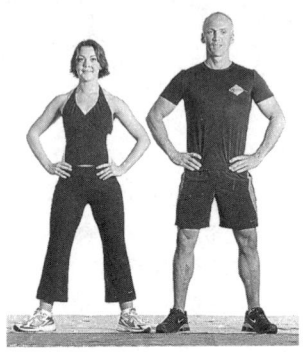 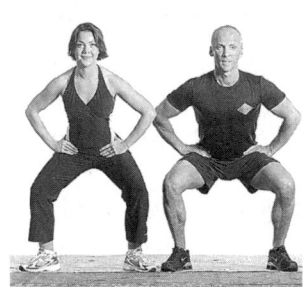

(Anmerkung: Um die Kniebeuge auszuführen, stehen Sie schulterbreit. Verteilen Sie das Gewicht auf beide Füße und beugen Sie die Knie, bis Sie mit dem Gesäß auf Fersenhöhe sind. Sobald Sie Hüften parallel zum Boden sind, kehren Sie zur Ausgangsposition zurück.)

---

2 Können Sie am Stück 10 Liegestütze auf den Zehen machen?

        ○ Ja   ○ Nein

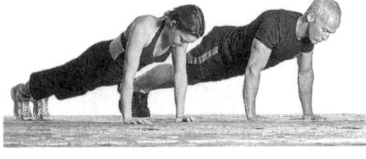 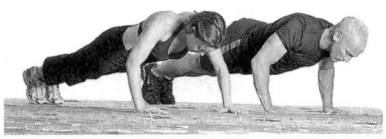

3 Können Sie sich mindestens für 10 Sekunden in der tiefen Position eines Liegestützes halten?

○ Ja   ○ Nein

4 Können Sie ein Körperbrett – die obere Position des Liegestützes – für mindestens 10 Sekunden halten?

○ Ja   ○ Nein

5 Können Sie 15 tiefe Kniebeugen am Stück ausführen?

○ Ja   ○ Nein

6 Können Sie mit jedem Bein je 15 Ausfallschritte am Stück ausführen?

○ Ja   ○ Nein

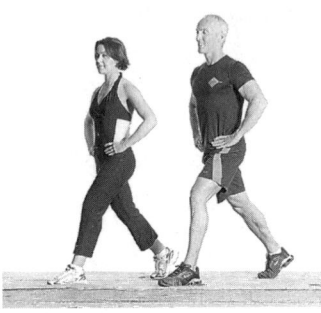 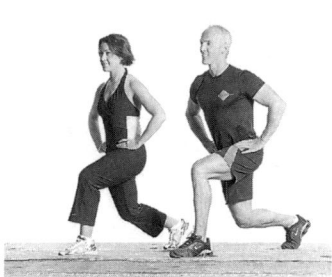

7 Können Sie 20-mal einen Jumping Jack (Hampelmann) ausführen, ohne dabei Schmerzen in den Knien oder im Rücken zu spüren?

○ Ja   ○ Nein

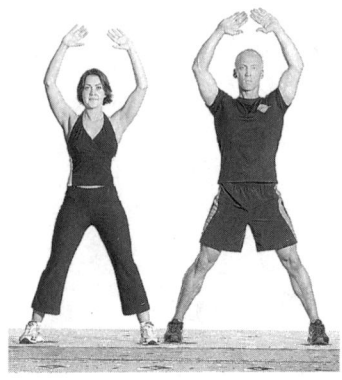 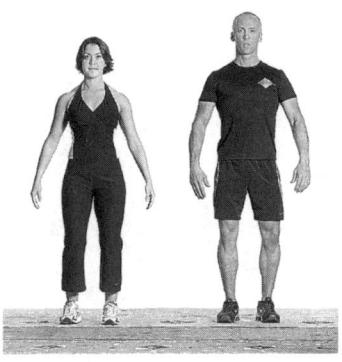

8 Können Sie mit gebeugten Knien und den Füßen auf dem Boden auf einem Gymnastikball sitzen, ohne das Gleichgewicht zu verlieren?

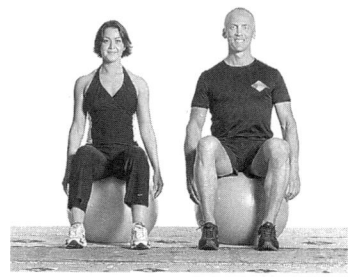

O Ja   O Nein

9 Können Sie auf dem Gymnastikball aus einer sitzenden Position heraus in die sogenannte Bankdrück-Position kommen, indem Sie sich mit den Füßen vorwärts bewegen, bis Sie mit der oberen Hälfte des Rückens und mit den Schultern auf dem Ball liegen, und sich dann mit den Füßen rückwärts bewegen, bis Sie wieder aufrecht auf dem Ball sitzen, und zwar ohne das Gleichgewicht zu verlieren?

O Ja   O Nein

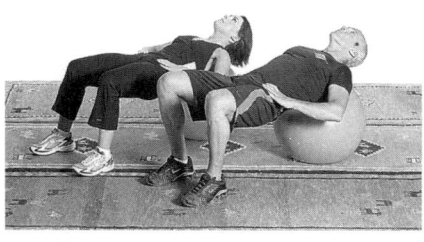

(Anmerkung: Um zur Bankdrück-Position zu gelangen, gehen Sie vorwärts, während Sie den Rücken nach vorne bewegen, bis die Knie im rechten Winkel gebeugt sind und nur der obere Teil des Rückens, die Schultern und der Kopf auf dem Ball liegen. Um wieder in die Sitzstellung zu kommen, bewegen Sie sich rückwärts, bis Sie wieder aufrecht sitzen.)

10 Können Sie die folgende Cardio-Übungsserie (Herz-Kreislauf-Übungen) fünf Minuten lang ohne Unterbrechung ausführen? (Siehe Abschnitt »Das Fitness-Vorprogramm«)

◯ Ja   ◯ Nein

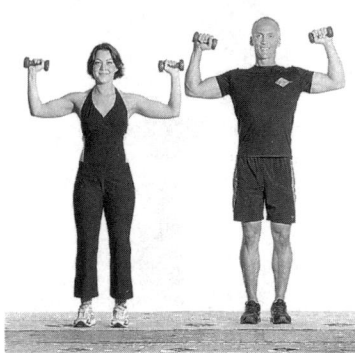 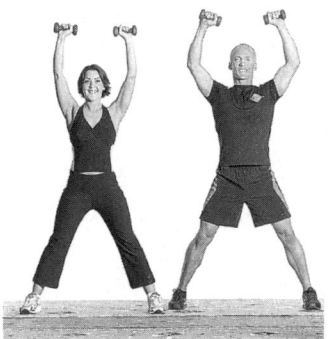

Eine Minute Jumping Jacks (Hampelmann) mit Kurzhanteln (1,5 Kilo)

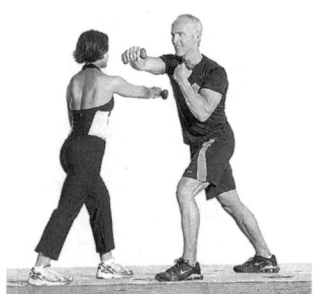 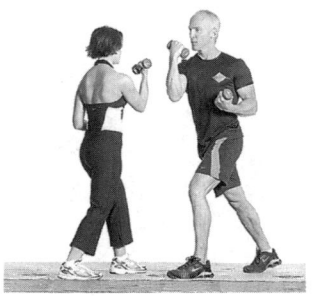

Eine Minute Schattenboxen (Crossover Punches) mit Kurzhanteln (1,5 Kilo).

Eine Minute Aufwärtshaken schlagen (Uppercut Punches) mit Kurzhanteln (1,5 Kilo).

Eine Minute Seitwärtshaken
schlagen (Hook Punches) mit
Kurzhanteln (1,5 Kilo).

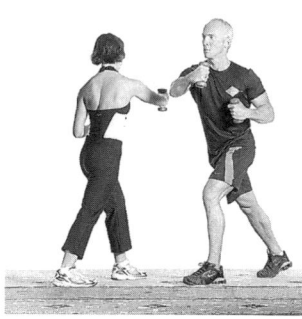

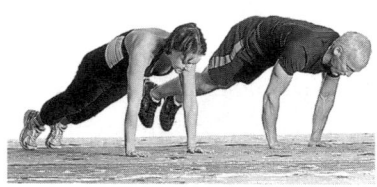

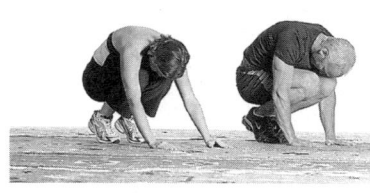

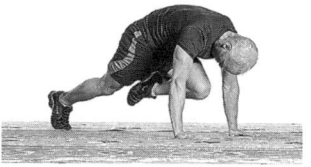

15 bis 20 Strecksprünge nach hinten
(Squat Thrusts)

30 Sekunden »Bergklettern«

Nach Beendigung dieser fünfminütigen Übungseinheit notieren Sie auf einer Skala von 1 bis 5, wie Sie sich fühlen:

(5) Ich konnte die Übungsserie nicht zu Ende führen.

(4) Die Übungsserie war anstrengend, mit der Zeit werde ich aber in der Lage sein, sie problemlos auszuführen.

(3) Der Workout war etwas anstrengend, aber auch kräftigend.

(2) Mein Puls war zwar hoch, ich hätte mich während der Übung aber noch mit jemandem unterhalten können.

(1) Das soll ein Workout sein?

Auswertung: Wenn Sie auf irgendeine Frage von 1 bis 9 nicht positiv antworten konnten und Ihre Bewertung zur zehnten Frage bei 4 oder 5 liegt, dann sind Sie körperlich noch nicht bereit für das Hauptprogramm. Gehen Sie zum Abschnitt »Das Fitness-Vorprogramm« in diesem Kapitel, und führen Sie das dort beschriebene Zwei-Wochen-Vorbereitungsprogramm aus, das Sie in Form bringen, aber nicht so sehr anstrengen wird wie das Programm des Ultimativen Body Plan. Beginnen Sie den Ultimativen Ernährungsplan gleichzeitig mit dem Vorbereitungsprogramm. Nach zwei Wochen werden Sie dramatische Ergebnisse erzielt haben – und dann können Sie Ihre körperliche Bereitschaft für das Hauptprogramm erneut überprüfen. Sollten Sie noch nicht so weit sein, dann führen Sie das Vorprogramm eben noch einmal durch. Testen Sie sich immer jeweils nach zwei Wochen, bis Sie das anspruchsvollere Programm anpacken können. Verlieren Sie nicht den

Mut, auch wenn Sie heute oder in zwei oder auch in sechs Wochen körperlich noch nicht bereit sind. Immerhin trainieren Sie Ihre Fitness – und Ihren Körper – mit Übungsserien, die mit Ihrer körperlichen Verfassung Schritt halten. Sie werden ohne Zweifel auf jedem Niveau Ergebnisse sehen.

Essgewohnheiten

1. Wie viele Mahlzeiten nehmen Sie täglich zu sich?
   A Zwei oder weniger
   B Drei
   C Vier oder mehr

2. Wie oft trinken Sie Diät- oder gewöhnliche Limonade oder Fruchtsaft?
   A Keine Stunde vergeht, ohne dass ich einen Softdrink in der Hand halte
   B Ich trinke Limonadengetränke oder Fruchtsaft zu jeder Mahlzeit
   C Ich trinke Limonadengetränke oder Fruchtsaft nur selten

3. Wie stehen Sie zu Fast Food?
   A Ich kann kaum an einem Fast-Food-Restaurant vorbeifahren, ohne in die Einfahrt einzubiegen
   B Ich bin beruflich sehr angespannt und esse gezwungenermaßen drei- oder viermal in der Woche Fast Food
   C Ich esse selten Fast Food, und wenn überhaupt, dann nur Salat und Sandwich mit gegrilltem Hühnchen

4. Wie oft essen Sie noch eine Kleinigkeit nach 19.30 Uhr?

A Fast jeden Abend

B Nur wenn ich im Kino bin, gönne ich mir etwas Popcorn

C Selten, wenn überhaupt

Auswertung: Wenn Sie bei jeder Frage A angekreuzt haben, werden Sie sich mit dem recht rigorosen Ernährungsprogramm ziemlich schwer tun. Falls Sie B zweimal oder öfter angekreuzt haben, werden Sie immer noch Mühe mit dem Programm haben. Gehen Sie zum Abschnitt »Der vorbereitende Ernährungsplan zum Ultimativen Body Plan« am Ende dieses Kapitels. Falls die Auswertung bei den Übungen gut ausgefallen ist, können Sie mit dem Ultimativen Body Plan beginnen, während Sie gleichzeitig das Ernährungs-Vorprogramm durchlaufen.

Das Fitness-Vorprogramm

Dieser Plan hilft Ihnen, in Form zu kommen, und bereitet Sie auf das Hauptprogramm vor, wenn Sie die Einstiegstests nicht bestanden haben. Mit dem folgenden 14-Tage-Programm werden Sie fit, ohne sich gleich zu überanstrengen. Den Workout sollten Sie wöchentlich viermal ausführen, und zwar wenn möglich ohne Unterbrechungen. Die gesamte Übungsserie wiederholen Sie zwei- bis dreimal. Legen Sie dazwischen nur möglichst kurze Pausen ein, und trainieren Sie insgesamt etwa 30 Minuten lang.

1 Cardio-Sculpting

Folgendes ist zu tun (siehe Bebilderung auf den Seiten 40 bis 45):

- **Eine Minute Jumping Jacks (Hampelmann) mit Kurzhanteln (1,5 Kilo)**
- **Eine Minute Schattenboxen mit Kurzhanteln.** Sie halten in jeder Hand eine Kurzhantel. Sie stehen mit angespannten Bauchmuskeln und geradem Rücken. Boxen Sie mit der linken Faust diagonal, und führen Sie einen Punch auf Rumpfhöhe nach rechts aus. Beim Zurückziehen des Arms gehen Sie mit einer Kniebeugung in eine geduckte Haltung, als wollten Sie einem entgegenkommenden Punch ausweichen. Wiederholen Sie die Übung auf der anderen Seite, wobei Sie jeweils das gebeugte Bein von den Fersen her bis ins Gesäß strecken.
- **Eine Minute Aufwärtshaken mit Kurzhanteln.** Während der linke Ellbogen an den Rippen anliegt und die Fingerknöchel nach oben zeigen, schlagen Sie mit der Faust aufwärts, als würden Sie jemandem einen Kinnhaken verpassen und versuchen, ihn vom Boden hochzuheben. Weichen Sie mit einer Kniebeugung zurück, indem Sie das Gewicht auf die Fersen verlagern. Wiederholen Sie die Bewegung mit dem anderen Arm, wobei Sie jeweils das gebeugte Bein strecken.
- **Eine Minute Seitwärtshaken mit Kurzhanteln.** Heben Sie Ihren gebeugten Arm an, sodass der Oberarm parallel zum Boden ist. Führen Sie einen Seitwärtshaken aus, so als würden Sie jemandem einen Schlag seitlich am Kiefer versetzen wollen. Weichen Sie zurück, während Sie die Knie beugen und das Gewicht auf die Fersen verlagern. Wiederholen Sie die

Übung auf der anderen Seite, wobei Sie jeweils das gebeugte Bein strecken.

- **15 bis 20 Strecksprünge nach hinten (Squat Thrusts).** Sie stehen etwas weiter als Hüftbreite. Beugen Sie Ihre Knie, strecken Sie Ihr Gesäß nach hinten und kommen Sie in eine Hocke. Halten Sie die Knie nach wie vor gebeugt, während Sie sich von den Hüften aus nach vorn beugen und die Handflächen auf den Boden unter Ihrem Brustbein positionieren. Stützen Sie die Hände gegen den Boden, während Sie sprungartig Ihre Beine nach hinten strecken, sodass Sie in die Liegestütz-Position kommen. Die Bauchmuskeln bleiben die ganze Zeit angespannt. Stoßen Sie Ihre Beine in die Ausgangsposition zurück.

- **30 Sekunden »Bergklettern«.** Sie beginnen in der oberen Liegestütz-Position, beugen das rechte Knie und ziehen es an. Der rechte Oberschenkel befindet sich nun unter der rechten Rumpfseite. Springen Sie mit dem rechten Bein zurück, während Sie gleichzeitig das linke Knie anbeugen. Fahren Sie 15 bis 30 Sekunden links und rechts abwechselnd fort.

2 Liegestütze

Machen Sie 10 bis 15 Liegestütze mit Ihren Knien auf dem Boden (wenn Sie kräftig genug sind, versuchen Sie die Lie-

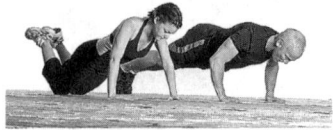 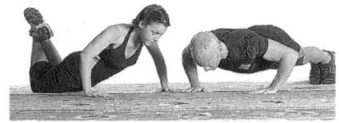

gestütze natürlich mit gestreckten Beinen!) Gehen Sie mit Ihren Handflächen auf dem Boden unterhalb der Brust in Position, wobei Sie Ihren Rücken gerade, Ihre Bauchmuskeln angespannt und Ihre Knie, Schienbeine und Füße auf dem Boden halten. Atmen Sie ein, während Sie Ihre Ellbogen nach außen beugen und Ihre Brust zum Boden hin absenken. Sobald Sie knapp über dem Boden schweben, drücken Sie sich nach oben in die Ausgangsposition, und atmen Sie dabei aus.

3 Körperbrett

Halten Sie Ihren Körper für 30 Sekunden in einer Brett-Position, gleich der oberen Position eines Liegestützes. Halten Sie die ganze Zeit Ihre Bauchmuskeln angespannt und Ihren Rücken gerade. Versuchen

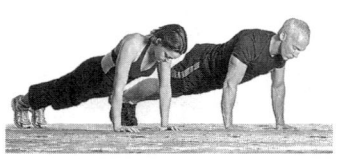

Sie, Ihren ganzen Körper von den Fersen über Ihre Kopfspitze in die Länge zu ziehen (Anmerkung: Sobald Sie in der Brett-Position sicher genug sind, versuchen Sie dieselbe Übung mit Ihren Händen auf einem Gymnastikball).

4 Fliegende Kurzhanteln (Dumbbell Flies)

Legen Sie sich mit dem Rücken auf den Boden. Nehmen Sie in jede Hand eine Kurzhantel und strecken Sie die Arme auf Brusthöhe gerade nach oben zur Decke. Beugen Sie die Ellbogen und senken Sie Ihre Arme zur Seite ab. Atmen Sie aus, während Sie Ihre Arme wieder gestreckt zusammenbringen,

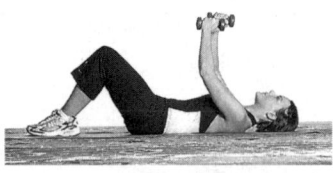 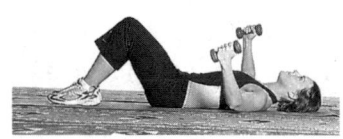

so als würden Sie eine dicke Eiche umarmen. Machen Sie 15 bis 20 Wiederholungen.

5 Trizepsdrücken liegend

Legen Sie sich mit dem Rücken auf den Boden. Nehmen Sie in jede Hand eine Kurzhantel, und strecken Sie Ihre Arme gerade nach oben zur Decke. Beugen Sie Ihren rechten Ellbogen, und senken Sie dadurch Ihre rechte Hand hinter Ihrem Kopf Richtung Boden ab. Atmen Sie aus, während Sie den Arm zurück in die Ausgangsposition strecken. Machen Sie 15 bis 20 Wiederholungen, und wechseln Sie dann zum linken Arm.

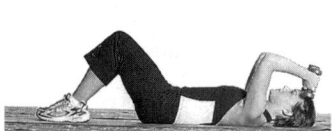 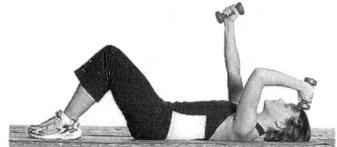

6 Crunches

Legen Sie sich auf den Rücken, und stellen Sie mit gebeugten Knien Ihre Fußsohlen auf den Boden. Legen Sie Ihre Fingerspitzen an den Hinterkopf. Ziehen Sie dann Ihren Bauchnabel zur Wirbelsäule hin ein, kippen Sie Ihr Becken nach vorne, und atmen Sie aus, während Sie Ihre Schultern anheben. Atmen Sie ein, wenn Sie sich wieder zurücklegen. Machen Sie 15 bis 20 Wiederholungen.

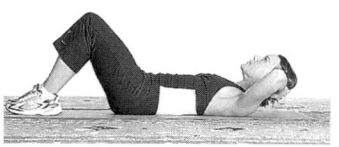

7 Bauchpressen (Reverse Crunches)

Legen Sie sich auf den Rücken. Strecken Sie Ihre Beine zur Decke, und bilden Sie dadurch einen 90°-Winkel zu Ihrem Oberkörper. Atmen Sie aus, während Sie Ihr Steißbein und damit Ihr Gesäß aus dem unteren Bauch heraus aufrollen und anheben und so die Füße Richtung Decke strecken. Atmen Sie beim Ablegen des Gesäßes ein. Machen Sie 15 bis 20 Wiederholungen.

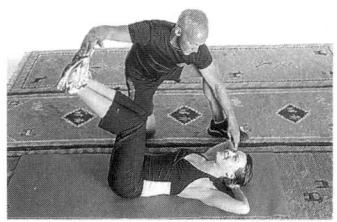 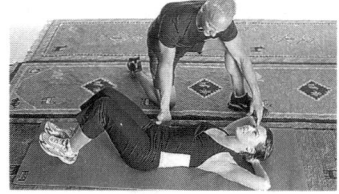

8 Bizeps-Curls

Sie stehen, mit leicht gebeugten Knien federnd, stabilisierend und hüftbreit mit einer Kurzhantel in jeder Hand und spannen gleichzeitig Ihren Bauch an. Atmen Sie aus, während Sie die Kurzhanteln zu den Oberarmen aufrollen und gleichzeitig Ihre

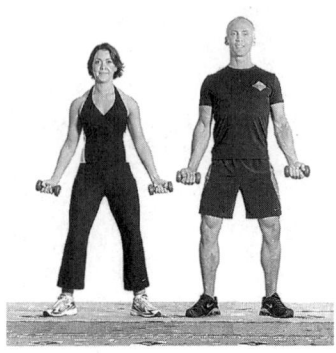 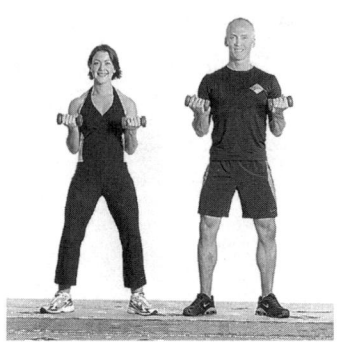

Oberarme eng am Oberkörper halten. Beim Herablassen atmen Sie ein. Wiederholen Sie dies 15- bis 20-mal.

9 Schulterseitheben (Lateral Raises)

Sie stehen, mit leicht gebeugten Knien federnd, stabilisierend und hüftbreit mit einer Kurzhantel in jeder Hand und spannen gleichzeitig den Bauch an. Atmen Sie aus, während Sie Ihre Arme gestreckt anheben. Atmen Sie beim Herablas-

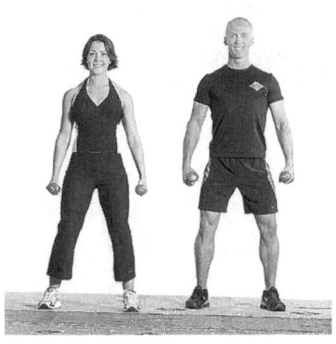 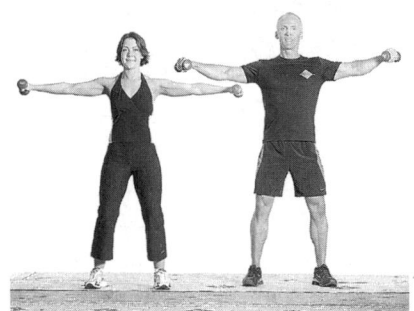

sen in die Ausgangsposition wieder ein. Wiederholen Sie dies 15- bis 20-mal.

10 Schulterseitheben nach vorn (Front Raises)

Sie stehen, mit leicht gebeugten Knien federnd, stabilisierend und hüftbreit mit einer Kurzhantel in jeder Hand und spannen gleichzeitig Ihren Bauch an. Atmen Sie aus, während Sie Ihre Arme gestreckt nach vorne auf Schulterhöhe anheben. Beim Herablassen in die Ausgangsposition atmen Sie ein. Wiederholen Sie dies 15- bis 20-mal.

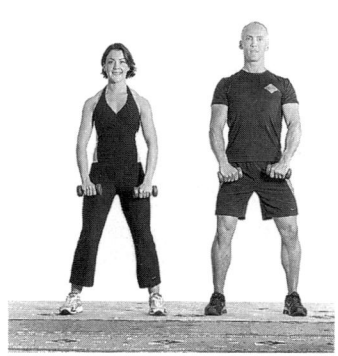 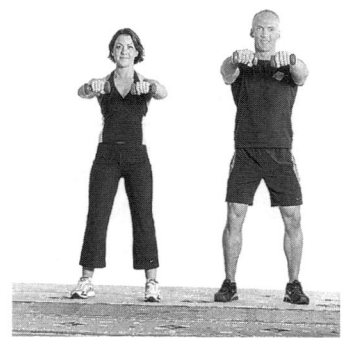

11 Ausfallschritte (Lunges)

Sie stehen hüftbreit und machen einen großen Schritt mit dem rechten Fuß vorwärts, senken sich gleichzeitig in einen Ausfallschritt ab und bilden dadurch in beiden Beinen einen rechten Winkel. Atmen Sie aus, während Sie sich in die Ausgangsposition zurückbringen. Dann machen Sie einen Ausfallschritt mit dem linken Bein nach vorne. Machen

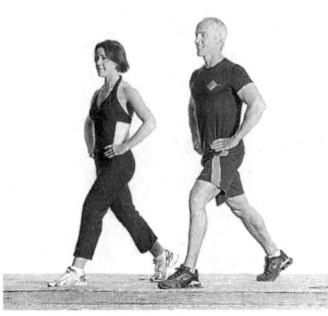
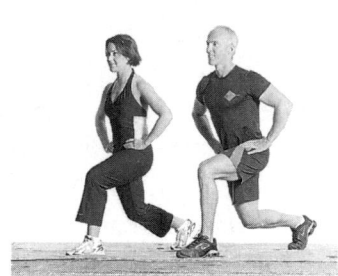

Sie wechselweise links und rechts insgesamt 10 bis 15 Wiederholungen.

12 Kniebeugen (Squats)

Sie stehen im hüftbreiten Stand und halten in jeder Hand eine Kurzhantel. Strecken Sie Ihre Arme nach vorne aus, um das Gleichgewicht zu halten. Beugen Sie Ihre Knie und strecken Sie Ihr Gesäß nach hinten, bis Ihre Knie 45 bis 90° gebeugt sind. Richten Sie sich durch Fersendruck wieder auf. Wiederholen Sie dies 10- bis 15-mal.

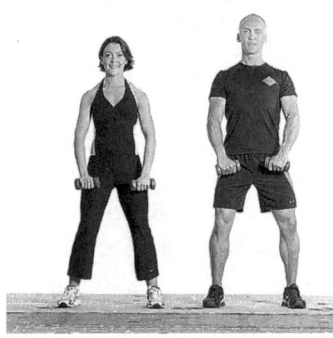
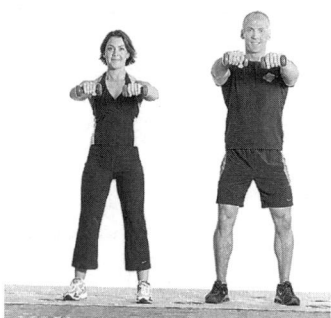

13 Plié Squats
(Seitliche Kniebeugen)

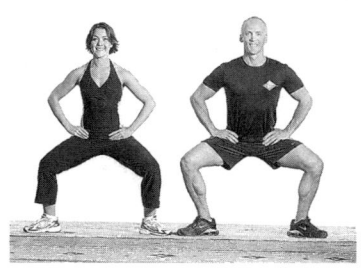

Stehen Sie deutlich mehr als hüftbreit auseinander. Drehen Sie Ihre Zehen nach außen und Ihre Fersen nach innen. Wenn Sie nun mit anbeugenden Knien in die Hocke gehen, verlagern Sie Ihr Körpergewicht auf die Fersen und strecken Ihr Gesäß heraus. Atmen Sie beim Zurückgehen in die Ausgangsposition aus. Machen Sie 10 bis 15 Wiederholungen.

Der vorbereitende Ernährungsplan zum Ultimativen Body Plan

Dieses Vorprogramm wird Ihnen helfen, schrittweise zum Ultimativen Ernährungsplan zu gelangen. Es ermöglicht Ihnen eine sachte Umstellung Ihrer Ernährung. Falls Sie beim Fitnesstest gut abgeschnitten haben, jedoch noch eine Weile für die Umstellung auf die Ernährungskomponenten des Body Plan brauchen, dann teilen Sie den vollen Ernährungsplan in zwei Phasen auf:

Woche 1 Beginnen Sie während der ersten Woche damit, regelmäßig zu essen und den größten Teil Ihrer Mahlzeiten selbst zuzubereiten. Verzichten Sie auf Fast Food, reservieren Sie Zeit fürs Kochen, und nehmen Sie Ihr Essen von zu Hause mit. Softdrinks, Fruchtsäfte und alle Arten von künstlich gesüßten Getränken sollten Sie meiden. Steigen Sie um auf Kräutertee oder Mineralwasser mit Zitrone oder einer Limette. Sie müssen sich daran gewöhnen, regelmäßige Mahlzeiten zu sich zu nehmen, das heißt drei Hauptmahlzeiten und zwei kleine Zwischenmahlzeiten. Sollten Sie normalerweise das Frühstück weglassen, dann ändern Sie diese Gewohnheit, und fangen Sie an, regelmäßig zu frühstücken, bevor Sie das Hauptprogramm in Angriff nehmen.

Woche 2 Während der zweiten Woche gehen Sie von den industriell verarbeiteten Nahrungsmitteln (alles, was abgepackt ist, sei es in Schachteln, Konservendosen, Tüten oder Plastikfolien) zu Vollwertkost über. Ich will Sie dazu bringen, gesund zu essen. Essen Sie so viel Gemüse wie möglich. Geben Sie fettarmen Proteinquellen den Vorzug vor fettreichen Proteinquellen. An Stelle eines T-Bone-Steaks nehmen Sie beispielsweise Hühnchenbrust ohne Haut. Bei Getreide nehmen Sie Vollkornvarianten wie Quinoa oder Vollkornreis, statt weißen Reises oder Pasta.

DIE SECHS ULTIMATIVEN ERFOLGSSTRATEGIEN

1. Wenn Sie das nächste Mal eine Mahlzeit einpacken oder kaufen, sorgen Sie dafür, dass diese reich an Gemüse und Vollwertbestandteilen ist.

2. Wenn Sie Proteinhaltiges aussuchen, halten Sie sich an alles, was schwimmt oder fliegt (Fisch oder Geflügel).

3. Das Training sollten Sie bewusst und konzentriert angehen. Fühlen Sie, wie sich die Muskeln zusammenziehen und entspannen. Seien Sie stets auch gedanklich an der Körperstelle, an der Sie gerade arbeiten.

4. Stellen Sie Mahlzeiten zusammen, die leicht sind und viel Grünes enthalten – immer fettarme proteinhaltige Nahrungsmittel mit Gemüse kombinieren.

5. Trainieren Sie, wann immer es möglich ist, indem Sie zum Beispiel statt des Lifts oder der Rolltreppe herkömmliche Treppen benutzen. Nehmen Sie zwei Treppenstufen auf einmal, sobald Sie körperlich so weit sind. Auf diese Weise stärken Sie Gesäß und Oberschenkel. Treppen hinauf und hinunter zu joggen ist anspruchsvoller, als an einer Fitnessmaschine zu trainieren.

6. Legen Sie sich jedes Mal, wenn Sie mogeln oder beim Training nachlässig werden, eine kleine Strafe auf: 25 Liegestütze und 15 Ausfallschritte.

2 ULTIMATIVE MOTIVATION

So lange ich zurückdenken kann, sagte meine Mutter immer, dass ich mit einer besonderen Gabe zur Welt gekommen sei. Ich verstand lange nicht, was sie damit meinte oder um welche Gabe es sich handelte. Jetzt, im reifen Alter von 43 Jahren, begreife ich es wohl endlich. Ich denke, dass ich die Fähigkeit habe, Menschen zu inspirieren und zu motivieren. Ich bin zu der Ansicht gelangt, dass man seine Motivationsquelle vor allem in einem vernünftig abgestimmten Leben findet – körperlich, mental und spirituell. Je mehr ich mich als Individuum weiterentwickle, desto besser verstehe ich auch die Wichtigkeit, das Gleichgewicht zwischen meiner eigenen Motivation und der Aufgabe zu finden, durch meine Lebensführung andere Menschen zu motivieren.

Motivation, wie ich sie auffasse, stellt den Antrieb dar, alle Hindernisse zu überwinden – und die Bereitschaft, sich Herausforderungen zu stellen. Wenn Mittelmaß und Durchschnittlichkeit nicht mehr reichen, dann ist es die Motivation, die Sie den Rest des Weges leiten wird. Mir wurde Motivation in die Wiege gelegt. Aber keine Soge, auch Sie können jederzeit in Ihrem Leben ein Gespür für Motivation entwickeln und schärfen. Dieses Kapitel weist den richtigen Weg.

Sie müssen diese Motivation entwickeln, *bevor* Sie mit dem 14-tägigen Ultimativen New York Body Plan beginnen. Zu oft wird die Wichtigkeit der mentalen Bereitschaft unterschätzt, um ein Fitness- und Ernährungsprogramm überhaupt angehen zu können. Der Übungsteil setzt eine große Bereitschaft voraus – eine bis eineinhalb Stunden Training an den meisten Tagen. Wie ich bereits erwähnt habe, beinhaltet der Ultimative New York Body Plan eine Kombination aus Cardio-Sculpting (siehe Seite 101) und Training zur Muskelstraffung (leichte Gewichte/viele Wiederholungen). Sie brauchen leichte Kurzhanteln, einen Gymnastikball, einen Medizinball und Ihr eigenes Körpergewicht, um diese Übungen ausführen zu können. Der Ernährungsteil dieses Programms ist in jedem Fall extremer als derjenige, den ich in *Sound Mind, Sound Body* beschrieben habe. Sie werden Ihren Kalorienkonsum reduzieren und die Fett- und Kalorienverbrennung ankurbeln müssen. Um dies zu erreichen, müssen Sie sich wiederum strikt an meine in Kapitel 4 beschriebenen Ernährungsvorschriften A, B, C, D, E und F halten. Im Klartext bedeutet dies, dass Sie auf Alkohol, Brot, stärkehaltige Kohlenhydrate, Milchprodukte, Süßigkeiten und Süßspeisen, Früchte und die meisten Fette verzichten müssen.

Keine Frage: Es erfordert Engagement, Motivation, Kraft und Ausdauer, um all dies zu schaffen. Die Entscheidung für den Ultimativen New York Body Plan ist die Entscheidung, Ihr Leben zu ändern. Sie werden schwitzen und Ihren Körper fordern wie nie zuvor, so wie es das alte Sprichwort fordert, mit dem ich groß geworden bin: *Vor dem Laufen muss man das Gehen lernen.* Wenn es um ganzheitliche Wellness geht, dann gibt es keinen einfachen Weg zum Erfolg, keine schnellen Pillen und auch keine Zaubertränke, die sofortige Ergebnisse bringen. Um möglichst umfänglich von diesem Programm zu profitieren, müssen Sie tief in Ihrem Innersten den Antrieb, die Zielstrebigkeit und die Motivation finden, die Sie zum erfolgreichen Abschluss führen werden.

Sowohl der geistige als auch der körperliche Einsatz sind unabdingbar, damit Sie nach zwei Wochen sicher ins Ziel gelangen und die erreichten Ergebnisse auch danach verteidigen können. Kraft, Ausdauer und Motivation werden Sie in derselben Weise zum Ziel bringen, wie diese Faktoren es auch bei einem erfolgreichen Marathonlauf tun. Sobald Sie diese Aufgabe annehmen, gibt es kein Kneifen und kein Zurück mehr. Jeder Schritt, jede Meile wird Sie diesem wertvollen Ziel näher bringen. All die Trainingsetappen, Schmerzen, Leiden und Entbehrungen werden der Mühe wert sein, sobald das Ziel erreicht ist.

Wie bei jeder schwierigen Aufgabe im Leben gilt auch bei diesem Programm: Sie müssen den Prozess von Beginn an mit Entschlossenheit angehen – ohne Wenn und Aber. Eineinhalb Stunden täglich bedeuten einen großen Zeitaufwand. An manchen Tagen werden Sie sich schlapp fühlen. Vielleicht werden Sie Muskelkater haben. Trotzdem können Sie nicht einfach einen Tag auslassen oder erforderliche Bewegungsabläufe desinteressiert herunterspulen. Dasselbe gilt für den Ultimativen Ernährungsplan. Sie werden vielleicht manchmal ein heftiges Verlangen nach einem Nusshörnchen oder einem belegten Brot haben. Wenn Sie aber ein festes Ziel vor Augen haben, werden Sie solchen Versuchungen widerstehen können.

Ich sehe diesen zwei Wochen dauernden Prozess auch als ein Programm, das Ihnen dabei hilft, Ihren Körper gegen Suchtverhalten zu immunisieren. Denken Sie über Ihr Verlangen nach Brot, Süßwaren und anderen kohlenhydrathaltigen Lebensmitteln so, wie Sie über Alkohol-, Drogen- oder Nikotinsucht denken. Sie können jede Sucht mit fester Entschlossenheit und einer hohen Dosis an Motivation überwinden. Die kommenden 14 Tage werden hart sein. Manche Tage sogar härter als andere. Seien Sie sich aber der Tatsache bewusst, dass es mit der Zeit einfacher wird. Wie bei jeder Sucht wird die Gier nach bestimmten Lebensmitteln nachlassen. Während Ihr Körper in Form kommt, werden Muskelkater und Müdigkeit einem reichen Vorrat an Energie und Selbstvertrauen weichen. Sie werden, wie die meisten meiner Klienten auch, nach 14 Tagen feststellen, dass das Verlangen nach Brot, Bagels, Käse oder Kartoffelchips immer weniger wird. Nach 14 Tagen werden Sie sich auf Ihr Training freuen. Stellen Sie sich vor, es sei ein Ausbildungslager, eine temporäre Hürde, deren Überwindung Sie für den Rest Ihres Lebens fit und gesund halten wird. Sie schaffen es! Ich jedenfalls glaube an Sie.

Ich werde nie den Fitness-Trip nach Capri in Italien vergessen. Es war eine zwar exotische, aber körperlich genauso anstrengende Version dieses Programms. Die Teilnehmer trainierten den ganzen Tag – unter anderem Yoga, Herz-Kreislauf- und Krafttraining. Ich legte ihnen auch ziemlich strikte

Ernährungsregeln auf. Am Ende unseres Aufenthalts griffen wir dennoch nicht nach Pasta und Biscotti, sondern nach Protein und frisch gegrilltem Gemüse. Wir hatten unseren Körper so trainiert und getrimmt, dass uns der falsche Gedanke, sie mit Junk-Food (auch italienischem Junk-Food) zu »verschmutzen«, geradezu sündhaft erschien. Unsere Körper wurden gleichsam zu heiligen Tempeln, und sie derart zu verunreinigen wäre einfach Frevel gewesen.

In diesem Kapitel werden Sie sieben wichtige Vorbereitungsschritte finden, die Ihnen helfen werden, Ihre Motivation und Ihr Engagement zu festigen. Daher ist es wichtig, dass Sie dieses Kapitel durchlesen und diese Schritte ausführen, bevor Sie mit dem Programm beginnen. Zwar verleihen diese mental »toughen« Übungen Ihren Beinen, Ihrem Po und Ihrem Bauch keine besseren Konturen, sie helfen aber, den Ultimativen New York Body Plan durchzuhalten, ohne zu mogeln oder rückfällig zu werden. Die Erfüllung dieser Aufgaben wird Sie aber auch dabei unterstützen, die erzielten Veränderungen aufrechtzuerhalten und die positiven Effekte über die zwei Wochen hinaus in Ihren Alltag zu integrieren. Der Ultimative New York Body Plan verändert Ihr Leben. Körper, Geist und Seele müssen dabei ineinandergreifen, um echte, sinnvolle und dauerhafte Veränderungen herbeizuführen. Man kann von Ihnen nicht erwarten, Ihre zweifelsohne begeisternden Ergebnisse zu bewahren, wenn Sie nicht über einen soliden Ansatz verfügen, der Sie über die zwei Wochen hinausführt.

SCHRITT 1

Finden Sie die wahre Quelle Ihrer Motivation

Ansporn, Inspiration, Enthusiasmus, Antrieb, Anreiz, Impuls und treibende Kraft sind nur einige der vielen Synonyme, die ich im Wörterbuch unter dem Begriff Motivation gefunden habe. Motivation ist eine der Voraussetzungen, um jede Hürde erfolgreich zu überwinden. Ohne Motivation wird sich jede Hürde, die man nehmen muss, um ein Ziel zu erreichen, als zu hoch erweisen.

Ob es sich um die »Extreme Makeover«-Frauen, eines meiner Victoria's-Secret-Models oder um Sie handelt, bei allen Menschen ist die Herausforderung gleich. Wir alle müssen diese besondere Kraft finden, die uns über das Gewöhnliche hinausführt. Wir müssen fliegen, nicht nur gleiten. Das mag klischeehaft klingen, ich kann aber die Bedeutung Ihres Bestrebens, Ihr Bestes zu geben, nicht stark genug betonen. Genau diese Einstellung werden Sie während der Ausführung dieses Programms brauchen, und sie wird Sie auch dann nicht im Stich lassen, wenn es richtig hart wird.

Die Kunst besteht darin, eine Herausforderung zu finden und zu erkennen – etwas, das Leidenschaft und Sinn in Ihrem Leben hervorruft. Es ist wichtig, zu erkennen, ob ein äußerer Grund – wie die Vorbereitung auf ein Klassentreffen oder auf Ihre Hochzeit – besteht, oder ob Sie selbst motiviert und hauptsächlich daran interessiert sind, sich selbst zu verbessern. Ich warne Sie jedoch davor, sich nur auf eine bestimmte Zahl auf der Waage zu fixieren. In diesem Programm werden Sie Fett gegen Muskeln tauschen. Viele meiner Klienten haben erstaunliche Anteile an Fett verloren, ihr Gewicht aber purzelte nicht so dramatisch. Muskeln wiegen mehr als Fett. Jedes Pfund, das Sie an Muskeln zulegen, verbrennt zusätzlich 35 bis 50 Kalorien täglich, um sich selbst zu erhalten. Auch wenn Sie immer noch das gleiche Gewicht auf die Waage bringen, die Verwandlung kleiner Fettanteile in Muskeln lässt den Körper schlanker, straffer und mehr sexy werden! Im Verlauf dieser zwei Wochen wird sich Ihr Körper in eine effiziente Fettverbrennungsmaschine verwandeln. Und dadurch wird er auch die Fähigkeit erlangen, Ihr neues Aussehen zu bewahren.

Möglicherweise werden Sie sich anfangs nur deshalb dazu entschieden haben, das Programm anzupacken, um im Badeanzug großartig auszusehen oder beim nächsten Klassentreffen Ihre ehemaligen Schulkameraden zu beeindrucken. Sie müssen tiefer schauen, um die wahre Quelle Ihrer Motivation aufzudecken. Der Stolz, im Badeanzug großartig auszusehen, verblasst neben dem Stolz und dem Selbstbewusstsein, das durch die erfolgreiche Ausführung des Programms gewonnen wird – ohne zu mogeln oder rückfällig zu werden. Stellen Sie sich vor, wie selbstbewusst und erfolgreich Sie sich erst fühlen werden, wenn Sie Ihre Ergebnisse auch noch bewahren können.

Um die wahre Quelle Ihrer Motivation zu entdecken, beantworten Sie folgende Fragen:

1 Weshalb nehme ich die Herausforderung dieses Programms an?
2 Was hoffe ich, innerhalb von 14 Tagen zu erreichen?
3 Was hoffe ich, während der nächsten 14 Tage über mich selbst zu erfahren?
4 Welche mentalen und inneren Stärken hoffe ich während der nächsten 14 Tage zu entwickeln?

Derzeit mögen Ihnen die letzten beiden Fragen noch fehl am Platz vorkommen. Vielleicht denken Sie: »Ich will gut im Badeanzug aussehen. Was hat das mit Selbstentdeckung zu tun?« Lassen Sie es mich erklären: Einen Po in Form zu bringen ist motivierend, aber das wahre Ziel besteht darin, das »Licht« in Ihrem Innersten zu finden, das Sie, wenn es einmal leuchtet, auch durch die größten Anstrengungen führen wird. Ich habe es meinen Klienten bereits unzählige Male gesagt, bei der einen oder anderen Gelegenheit: »Es geht nicht um den knackigen Po!« Die Entdeckung dieses Ortes in unserem Inneren verkörpert das Geheimnis der Verwandlung und der Aufrechterhaltung großartiger körperlicher, mentaler und geistiger Errungenschaften.

Innerer Friede ist oft schwierig zu erfassen und zu beschreiben, aber leicht zu erkennen. Ich war kürzlich in Eile, weil ich Freunde zum Dinner treffen wollte. Ich war mit Schreiben beschäftigt und hatte die Zeit vergessen. Ich fühlte mich ziemlich unter Druck und konnte noch dazu kein Taxi finden. Ich befand mich also in einer typischen New Yorker Situation – nicht allzu angenehm –, als ein Obdachloser mich ansprach und fragte, ob ich etwas Kleingeld für ihn hätte. In diesem Sekundenbruchteil wurde mir bewusst, dass dieses Geschehen seinen Grund hatte. Ich griff in meine Brieftasche, und die kleinste Banknote, die ich bei mir trug, war ein 20-Dollar-Schein. Ich war kaum fünf Minuten draußen, aber ich fror. Dieser Mann war Tag und Nacht unter freiem Himmel. Ich gab ihm die 20 Dollar gerne und riet ihm, sich irgendwo ein warmes Plätzchen zu suchen. Dieser kleine Akt der Wohltätigkeit verband mich wieder mit meinem Inneren und ermöglichte mir, die ungewollte negative Energie mit positiver Energie zu ersetzen, die ich regelrecht durch meinen Körper pulsieren spürte.

Meine Mutter entdeckte ihr inneres Licht und ihre Inspiration zu körperlichem Training vor kurzem, als sie wegen einer Operation ins Krankenhaus musste. Als sie die Narkose bekam, forderte die Krankenschwester sie auf, tief zu atmen und an etwas Beruhigendes zu denken. Meine Mutter dachte an meine Tante (ihre jüngste Schwester), die ihre beste Freundin gewesen war und die sie vor 13 Jahren zu früh verloren hatte. Meine Mutter hörte meine verstorbene Tante sagen, dass alles gut gehen werde und dass ihre Zeit noch nicht gekommen sei. Mit diesem angenehmen Gedanken schlief meine Mutter friedlich ein und erwachte zwar etwas benommen aus der Narkose, aber voller positiver Energie.

Sie bestand darauf, noch am selben Tag nach Hause gehen zu dürfen. Als ich sie besuchte, sprühte sie nur so vor Leben. Ich glaube, an diesem Tag hatte sie auf dem Operationstisch eine Art Erleuchtung. Wenn sie mit ihren 67 Jahren genug Kraft, Mut und Tapferkeit aufbringen konnte, um diese Situation (und den Schmerz) zu überstehen, dann war es an der Zeit, die Dinge, die ihr wichtig erschienen, zu überdenken und neue Prioritäten zu setzen. Wir schauten uns den ganzen Tag Fotos an und erinnerten uns an alte Zeiten und an Menschen, die uns über die Jahre hinweg etwas bedeutet hatten. Das tun wir zwar öfters, aber diesmal war es anders. Es war eher erbaulich und positiv als wehmütig oder gar traurig. Jedes Erlebnis und jede Person auf diesen alten Bildern erinnerte an eine Zeit und an Augenblicke, die etwas Besonderes waren. Diese Momente bildeten ein ganzes Leben der Liebe, des Lernens und des Wachsens, das uns bereicherte und uns Kraft verlieh.

Schon auf dem Heimweg rief ich meine Mutter an und sagte ihr, wie stolz ich auf ihre Kraft und ihren Mut war. An diesem Tag begann meine Mutter, sich besser zu ernähren, und schwor, wieder zu trainieren. Ich kaufte ihr ein neues Liege-Ergometer und setzte sie auf meinen Ernährungsplan. Diese Entwicklung beruhte aber nur auf einem Faktor: der Kraft des positiven Denkens.

Was mich betrifft, halte ich die Macht der positiven Energie für eine der wichtigsten mentalen Einstellungen, die für den Erfolg unabdingbar ist. Sie müssen positiv eingestellt sein, um Ihr Innerstes zu erreichen. Sie müssen Angst und Selbstzweifel überwinden. So können Sie Geist und Emotion zu einer schlagkräftigen Links-Rechts-Kombination verbinden.

Der erfolgreiche Abschluss des Ultimativen New York Body Plan wird Ihnen die Kraft, den Mut, die Motivation und die

DIE WAHRE QUELLE DER MOTIVATION

Um den Ultimativen New York Body Plan durchzustehen, müssen Sie die Denkweise eines Marathonläufers annehmen. Wenn er eine Meile nach der anderen »runterläuft«, denkt er nicht an die Anzahl verbrannter Kalorien oder den abnehmenden Umfang seiner Oberschenkel. Seine Motivation kommt eher aus dem körperlichen Leistungsgefühl, das ihn über seine Grenzen hinausgehen lässt. Diese Motivation rührt nicht einfach nur daher, dass er mit der erfolgreichen Beendigung des Marathonlaufs prahlen kann, sondern daher, dass er in seinem Innersten Stolz empfindet, sobald er mit seinen Dämonen konfrontiert wird und sie überwindet. Dieselbe Sichtweise müssen Sie beim Ultimativen New York Body Plan einnehmen. Sie werden bestimmt den Körper Ihrer Träume formen. Konzentrieren Sie sich aber nicht darauf, Ihre geistige Zufriedenheit nur aus Ihrer körperlichen Erscheinung zu ziehen. Entdecken Sie vielmehr die tiefere Quelle der Motivation, die von innen sprudelt, wenn Sie sich ein anspruchsvolles Programm vornehmen und es durchhalten. Wenn Sie über Ihre Grenzen hinausgehen, werden Sie nicht nur die ersehnten körperlichen Ergebnisse erreichen, sondern auch innere Stärke und wirkliche Motivation entdecken.

Entschlossenheit geben, um jenes innere Licht weiterhin am Leuchten zu halten und sich das ganze Leben hindurch den Herausforderungen Ihres Selbst zu stellen. Vielleicht werden Sie sich das Ziel setzen, ein besserer Schüler oder Student zu sein, einen besseren Job zu finden oder Ihre persönlichen Beziehungen stabiler zu halten. Wenn Sie Ihrem inneren Licht folgen, werden Sie auf den richtigen Weg geführt. Sie werden neue Gipfel bezwingen und sich als Mensch mit dem Erreichten besser fühlen. Und außerdem werden Sie fantastisch aussehen.

SCHRITT 2

Lernen Sie, mit Misserfolgen gelassen umzugehen

Auf den ersten Blick werden sie denken, dass ich mir selbst widerspreche. Wie wollen Sie sich zum Erfolg motivieren, wenn Sie Misserfolg zulassen?

Nun, die Leute mogeln, wenn sie Angst haben zu versagen. Erinnern Sie sich an die Mathe-Prüfung, die zwischen Ihnen und dem perfekten Zeugnis stand? Wir befanden uns alle schon einmal in der Lage, etwas als ein Ding der Unmöglichkeit zu betrachten und Mogeln als einzige Lösung zu sehen.

Was den Ultimativen New York Body Plan betrifft, so ist die Herausforderung groß und Ihre Motivation von grundlegender Wichtigkeit. Lassen Sie es nicht zu, dass die Dämonen des Selbstzweifels die Oberhand bekommen, Ihren Erfolg sabotieren und Sie zum Schummeln verleiten. Ebenso wichtig ist, was ich oft als »Angst vor dem Erfolg« bezeichne. Man ist dann von der Aussicht auf Erfolg so überwältigt, dass man das Programm sabotiert und vom rechten Weg abgeht, entweder indem man nicht genau nach Plan trainiert, oder indem man dem Verlangen nach Keksen und Schoko-Drinks nachgibt. So oder so sind die Ergebnisse gleich. Kleine Unehrlichkeiten werfen uns aus der Bahn, zumindest vorübergehend, und stellen sich unserer Fähigkeit, motiviert zu bleiben, in den Weg.

Einige meiner Klienten haben im Grunde genommen Angst vor dem Erfolg und auch davor, was er für sie bedeuten könnte. Verstecken Sie sich hinter Ihrem Gewicht? Ist es Ihre Krücke oder die Entschuldigung dafür, dass Sie den gewünschten Job nicht bekommen, den perfekten Partner nicht gefunden haben? Misserfolg an und für sich muss nicht immer schlecht sein. Wenn Sie verstehen, warum Sie in der Vergangenheit versagt haben, können Sie weitere Misserfolge verhindern. Dadurch, dass Sie sich grundlegend verändern, werden Sie die Kraft und den Mut erlangen, den Misserfolg rechtzeitig zu erkennen und zu sagen: »Versagen? Nicht mehr mit mir!« Sie werden sagen können, dass sich Ihr weiteres Leben darum dreht, Positives zu erreichen. Und Sie werden die Kraft, den Mut und das nötige Wissen haben, um durchhalten zu können.

Oft ist ein guter Angriff die stärkste Verteidigung. Folgende Tipps helfen, mit den Dämonen der Angst fertig zu werden:

▪ **Erkennen und verstehen Sie Ihre Ängste.** Denken Sie an früher unternommene Versuche, abzunehmen, zu trainieren oder sich gesund zu ernähren. Warum haben Sie gemogelt? Was veranlasste Sie, übermäßig zu essen, ungenügend zu trainieren oder Ihr Vorhaben nicht konsequent zu verfolgen? Über solche Fragen nachzudenken hilft Ihnen, spätere Probleme rechtzeitig zu verhindern. Niemand ist perfekt. Misserfolge sollten als Lernprozesse betrachtet werden, die uns erlauben, mehr über uns selbst zu erfahren, und uns zu Erfolgen antreiben.

• **Machen Sie sich selbst klar, dass Misserfolg nicht infrage kommt.** Sie werden erfolgreich sein. Ja, der Ultimative New York Body Plan fordert Sie körperlich wie geistig. Aber wenn Sie die nötige Zeit und Energie investieren, werden Sie Ihre Ziele in den nächsten 14 Tagen erreichen.

• **Denken Sie darüber nach, wie gesunde Ernährung, regelmäßiges Training und Gewichtsverlust Ihr Leben verändern werden.** Betrachten Sie Ihre Ängste im Zusammenhang mit Gewichtsverlust und gesunder Lebensweise genauer. Befürchten Sie, dass Sie vielleicht nicht mehr mit Ihren Freunden in der Bar herumhängen können? Könnten sich bestimmte Menschen in Ihrem Leben gegen Ihre Bemühungen stellen? Wenn Sie sich mit solchen Fragen konfrontieren, erhalten Sie nicht nur wertvolle Informationen über sich selbst und Ihre Prioritäten, sondern auch über Ihre Familie und Ihre Freunde. Wer ist Ihnen am wichtigsten? Wer unterstützt Sie wirklich und wer nicht? Diese Fragen sind lebensübergreifend. Wir alle kennen Menschen, die nur dann auftauchen, wenn man in Not ist oder Probleme hat. Sie scheinen die Vorstellung zu genießen, dass wir alles andere als perfekt sind. Sie fühlen sich offenbar besser, wenn wir versagen.

TESTEN SIE IHRE MOTIVATION

Beantworten Sie folgende Fragen, um Ihre innere Motivation ein-
zuschätzen:

1. Haben Sie jemals zum neuen Jahr den Vorsatz gefasst, in Form
   zu kommen, eine Diät durchzuführen oder ein Fitnesscenter zu
   besuchen, ihn aber wieder fallen lassen?

          ◯ Ja   ◯ Nein

2. Haben Sie schon einmal eine Diät begonnen, dann aber gemogelt oder sie vorzeitig abgebrochen?

          ◯ Ja   ◯ Nein

3. Haben Sie Kleidungsstücke in mehr als drei verschiedenen Größen, die Sie abwechselnd tragen, je nachdem, wie viel Sie an
   Gewicht verlieren oder zulegen?

          ◯ Ja   ◯ Nein

Auswertung: Falls Sie irgendeine der Fragen mit Ja beantwortet
haben, dann befolgen Sie jeden Schritt dieses Kapitels ganz genau,
bevor Sie den Ultimativen New York Body Plan anpacken.

SCHRITT 3

Nehmen Sie Ihr Leben selbst in die Hand

Jeder Mensch erfüllt einen Zweck auf dieser Welt und besitzt die Fähigkeit, zu wählen, wie er leben will, wie er essen will und wie er im Alltag zurechtkommen will. Die Wahl, die er trifft, beeinflusst nicht nur ihn selbst, sondern auch seine Mitmenschen.

Sie müssen erkennen und akzeptieren, dass jede Aktion eine Reaktion nach sich zieht, deren Folgen Ihren Alltag beeinflussen. Jeder Moment ist kostbar. Entscheiden Sie über jeden Moment Ihres Lebens. Möchten Sie schlafen, in die Glotze starren oder sich bewegen? Sie allein entscheiden darüber. Wenn Sie bewusst in der Gegenwart leben und Ihr Leben selbst in die Hand nehmen, dann werden Sie nicht mehr die passive Opferrolle spielen. Sie werden mit positiver Einstellung und einem strukturierten Plan agieren und nicht reagieren. Sie sind der Regisseur Ihres Lebens, der Architekt Ihrer Zukunft.

Stets die Dinge »realistisch« oder lenkbar zu halten macht auch das Unmögliche möglich. Achten Sie an jedem Tag auf jeden Moment. Halten Sie während Ihres Trainings Ihren Geist wach. Während Sie einen Ausfallschritt ausführen, versuchen Sie, nachzuvollziehen, was dabei mit Ihrem Gesäß geschieht. So werden Sie sicherstellen, dass Sie einen perfekten Ausfallschritt vollziehen. Sie werden nie mehr gedankenlos herumspringen. Auf diese Weise wird, trotz der körperlichen Anstrengung, die Arbeit an einem knackigen Po nicht mehr entmutigend sein.

VERTRAGLICHE VEREINBARUNG DARÜBER,
WIE ICH MEINEN WUNSCHKÖRPER ERREICHE

Ich, ..., übernehme die volle Verantwortung für mein Handeln und Nichthandeln. Ich werde es nicht mehr zulassen, dass mich die Vergangenheit oder andere äußere Faktoren darin beeinflussen, wie ich mich fühle oder mich selbst behandle. Ein Streit mit meinem Ehepartner oder eine schwierige Beziehung zu meiner Familie werden nicht als Entschuldigung dafür gelten, eine Packung Donuts zu essen. Indem ich diesen Pakt mit mir schließe, werde ich augenblicklich die vollständige Kontrolle über den von mir eingeschlagenen Weg gewinnen.

Ich verpflichte mich...

- täglich eineinhalb Stunden für das Training einzusetzen
- meinen Ultimativen Ernährungsplan während der nächsten 14 Tage einzuhalten
- den *Maintenance Plan* des Ultimativen Body Plan zu befolgen, um meine Ergebnisse auf Dauer zu bewahren
- an meine Grenzen und darüber hinaus zu gehen
- bewusst zu trainieren und zu essen

.... (Unterschrift)

Seien Sie ebenso bewusst beim Essen. Das wird Sie vom Pop-
corn-Becher im Kino, vom Korb mit warmem Brot beim Italiener und dem mitternächtlichen Schokoladenriegel mit Mandeln
fernhalten. Ich werde nie das Erlebnis vergessen, als ich mit
einem Freund in einem Restaurant in East Hampton war. Ich
bestellte einen Salat. Alle folgten meinem Beispiel und bestell-
ten große, gesunde Salate und gegrilltes Gemüse. Ich konnte
dem verlockenden, mit warmen, knusprigen Brötchen gefüllten
Korb ohne Mühe widerstehen. Mein Freund aber nicht. Er ver-
tilgte in aller Ruhe innerhalb von wenigen Minuten den gesamten Inhalt. Vielleicht tat er es als Unterlage für die drei
Martinis, die er kurz nacheinander hinuntergespült hatte. Ich
schaute ziemlich fassungslos zu, wie er ohne mit der Wimper
zu zucken Hunderte von überflüssigen Kalorien und Unmen-
gen an leeren Kohlenhydraten konsumierte. Hätte er über sein
Tun auch nur kurz nachgedacht, dann hätte er wohl nur ein
Stück Brot genommen, aber bestimmt nicht den Korb geleert.

Darüber nachzudenken, was Sie essen, bevor Sie es essen,
bewahrt Sie jedenfalls vor Frustration, Enttäuschung, Kum-
mer – und Sodbrennen.

Ab heute haben Sie Ihr Leben im Griff. Der einzige Mensch,
der Ihnen diese Verantwortung auferlegt, sind Sie selbst. Sie
allein können es schaffen und durchhalten! Beginnen Sie
nicht mit dem Programm, wenn Sie im Hinterkopf den Gedanken hegen, nicht alles geben zu können. Sie müssen sich zu
150 Prozent engagieren, um erfolgreich zu sein. Denken Sie
daran, dass dieses Programm für Sie ist. Es betrifft Sie allein
und niemand anderen. Vergewissern Sie sich, dass Ihr Engage-

ment für dieses Programm ehrlich ist und dass es um Sie geht. Kein anderer kann Sie motivieren und durch die Härten des Ultimativen New York Body Plan führen. Nur wenn Sie das 14-Tage-Programm ganz oben auf Ihre Prioritätenliste setzen, werden Sie in der Lage sein, es ohne Mogeln und Rückfälle durchzuhalten. Ich möchte, dass Sie versuchen, dieses Engagement aufzubringen. Entscheiden Sie, was Sie streichen werden, um die nötige Zeit für das Training zu gewinnen. Merken Sie übrigens, wie sehr Sie von ganz bestimmten Lebensmitteln abhängig sind, auf die Sie nun verzichten werden? Ihr Engagement sollte aus Ihrem tiefsten Inneren kommen. Seien Sie zuversichtlich, und bleiben Sie eisern.

Sie müssen nicht nur Zeit für die neuen Gewohnheiten schaffen, sondern sich auch ohne Vorbehalte für diesen Prozess einsetzen. Sie sind im Begriff, eine harte, zwei Wochen dauernde Reise anzutreten. Sobald Sie sich für diesen Prozess wirklich einsetzen, werden Sie in der Lage sein, alle Hindernisse zu überwinden, die sich Ihnen entgegenstellen. Wenn Sie einen Vertrag mit sich selbst schließen, untermauern Sie damit dieses Engagement. Auf diese symbolische Weise wird Ihnen klar, dass Sie es wirklich ernst meinen.

SCHRITT 4
Verlieren Sie nicht den Kontakt zu sich selbst

Ihre Gefühle und Gedanken festzuhalten und Ihre Fortschritte während der 14 Tage in ein Tagebuch einzutragen ermöglicht

Ihnen, ehrlich zu bleiben. Diese Vorgehensweise wird Ihnen auch helfen, die härtesten Tage zu überstehen, weil Gedanken und Gefühle in Worte zu fassen oft der beste Weg ist, um Probleme zu lösen.

Ich wuchs mit einem Vater auf, der immer ein Tagebuch über sein Training führte. Seine Tagebücher dienen nun zusammen mit seiner Sammlung von Fitnessmagazinen als sich ständig verändernde Referenzbibliothek und als Inspirationsquelle für sein Training. Auch im Zeitalter von Computern, Palm Pilots und anderen Hilfsmitteln bleibt mein Vater seinem Stenoblock und Bleistift treu. Er hat die Zusammenstellung, die Zahl der Wiederholungen und die benutzten Gewichte für jedes Training aufgezeichnet, das er je absolviert hat. Er notiert auch Datum und Tageszeit, wie er sich dabei gefühlt hat, und alle Ziele dieses Trainings. Er hält außerdem fest, was er isst, Qualität und Quantität der Nahrung inbegriffen, und zu welcher Tageszeit er es isst.

Ein Tagebuch zu führen mag Ihnen als eine reichlich mühselige Aufgabe erscheinen, aber es wird Ihnen helfen, Ihren Zielen treu zu bleiben und mögliche Hindernisse während der nächsten 14 Tage zu überwinden. Ihr Tagebuch wird ihnen immer wieder auch als Referenz dienen.

In Kapitel 5 werden Sie Raum finden, um Ihre Gedanken und Ihre Gefühle an jedem Tag des Programms aufzuschreiben. Nutzen Sie diese leeren Zeilen, um Ihr Energieniveau, Ihren täglichen Nahrungsmittelkonsum, Ihre emotionale und psychische Energie, Ihre Kondition, die Zeit, die Dauer und die Intensität Ihres Trainings zu notieren. Der Schreibprozess wird wie eine Therapie für Sie sein. Und seien Sie ehrlich! Warum Sie an einem bestimmten Tag geschummelt haben, ist ebenso wichtig zu wissen wie das »Wie«. Um das Problem lösen zu können, müssen Sie sich gründlich damit beschäftigen.

Es gibt keine verbindlichen Regeln beim Schreiben Ihres Tagebuchs, solange Sie es jeden Tag tun. Lassen Sie Ihren Gedanken und Gefühlen freien Lauf. Machen Sie sich wegen Grammatik, Rechtschreibung oder Schreibstil keine Sorgen. Keiner außer Ihnen wird es lesen. Diese täglichen Notizen werden die Verbindung zwischen Ihnen und Ihrem Innersten herstellen und Ihnen auf diese Weise helfen, mögliche Probleme zu entdecken, bevor sie Ihren Erfolg zunichte machen.

SCHRITT 5

Legen Sie Ihre tägliche Trainingszeit fest

Holen Sie jetzt Ihren Planer oder Palm Pilot, und legen Sie für jeden der nächsten 14 Tage die Trainingszeit fest. Indem Sie die Trainingstermine in Ihrem Terminplaner oder Ihrem Kalender eintragen, verhindern Sie »Rückfälle«. Sobald Sie die Termine eingetragen haben und diese Sie »anstarren«, sinkt die Wahrscheinlichkeit, dass Sie sich nicht an sie halten.

Kürzlich schloss ich das Zwei-Wochen-Programm mit Amy Larocca ab, einer Redakteurin beim New York Magazine. Sie machte sich große Sorgen, als sie mit dem Programm anfing, weil die Fashion Week in New York City auf diese Zeit fiel. Als eine der leitenden Redakteurinnen des Magazins ist sie ständig angebunden. Während der Modewoche ist das noch schlimmer, weil sie von einer Modenschau zur anderen hetzen muss und nur ganz kurze Pausen einlegen kann. Ich war dennoch zuversichtlich, dass Amy das Programm durchführen könnte, wenn wir ihre Trainingseinheiten systematisch terminieren würden und ihr die Nahrungsmittel vor 6.30 Uhr morgens vor die Tür lieferten. Es gehört zu meiner Philosophie, Hindernisse aus dem Weg zu räumen (auch die unbewusst selbst in den Weg gelegten), die unsere Tagespläne durcheinanderbringen und uns davon abhalten, unsere Ziele zu erreichen. Statt Amy mit Vorspeisen, Salat und anderen schwer verdaulichen Dingen zu belasten, setzte ich meinen leichten Hühnchensalat, pastafreie Lasagne mit Putenfleisch, Lachsburger und Omeletts auf ihren Speiseplan. Indem ich mit Amy bereits zu Beginn bestimmte Spielregeln festlegte, waren wir in der Lage, sie durch den Wahnsinn der New Yorker Fashion Week und gleichzeitig durch die geforderte Intensität des Ultimativen New York Body Plan zu bringen. Als sie feststellte, was sie trotz Modewoche erreicht hatte, bekam sie zusätzlich das nötige Selbstvertrauen, um die großartigen Ergebnisse auch nach Beendigung des Trainings beibehalten zu können.

Machen Sie das Training zu einem Ritual wie das Zähneputzen. Trainieren Sie täglich zur selben Zeit, am besten gleich morgens. Erledigen Sie nichts, bevor Sie trainiert haben. Sie können Ihre Agenda oder Ihren Kalender auch dazu verwenden, Ihre Fortschritte aufzuzeichnen. Sie können Aufgaben abhaken, nachdem Sie sie erledigt haben. Einige meiner Klienten zeichnen gerne Smileys oder kleben einen Stern in ihren Planer. Das dient als kleine Motivation. Außerdem können Sie während des Essens die Mahlzeiten aufschreiben. So werden Sie kaum vom Ernährungsplan abweichen, weil Sie dann gezwungen wären, auch Ihre Schwächen festzuhalten.

SCHRITT 6

Gehen Sie auf einen Einkaufsbummel

Ich finde es immer sehr motivierend, neue Trainingsschuhe und –bekleidung zu kaufen. Es hilft mir, mich auf den bereits entworfenen Plan einzustellen. Was gab es Besseres als die im August kurz vor Schuljahresbeginn neu gekauften Schuhe? Ich blicke gerne zurück auf diese schöne Zeit. Die neuen Schuhe und Kleidungsstücke versprachen Hoffnung auf ein neues Schuljahr mit spannenden Aussichten. Ähnlich war es mit dem Kauf neuer Aufsatz- oder Ringbücher und dem Aufkleben der Loch- und Eckenverstärker auf diesen Seiten während meiner Grundschulzeit (ich weiß, ich verrate gerade mein Alter). Jedenfalls helfen solche Dinge, sich selbst in Stimmung zu bringen. Im Folgenden sind einige Utensilien aufgeführt, die Sie vor Beginn des Programms brauchen werden.

▪ **Schuhe** Kaufen Sie Trainingsschuhe, die Ihnen einen guten Fußgewölbe- und Seitenhalt bieten. Lassen Sie sich von einer Fachkraft in einem Sportwarengeschäft beraten, wenn Sie Hilfe brauchen.

- **Trainingskleidung** Die Kleidung sollte locker und bequem sitzen, Ihre Körperteile sollten aber während des Trainings noch erkennbar sein. Bei mir persönlich ist es so: Je mehr ich sehe, desto besser. Ich beobachte beispielsweise gerne die Bewegungen meiner Beine, während ich sie trainiere. Das ist sowohl lehrreich als auch motivierend.

- **Anregende Musik** Ich befürworte Ablenkungen nicht, und dazu gehört auch Musik, weil sie die Verbindung zwischen Geist und Körper stören können. Manchmal aber sind sie ein notwendiges Übel. Ob bewegend und voller Soul oder rhythmisch und schwungvoll, Musik ist oft das Bindeglied, das schlussendlich alles zusammenfügt.

- **Medizinball** In Kapitel 3 werden Sie erfahren, weshalb Sie einen Medizinball benötigen.

- **Gymnastikball** Mehr über die Auswahl des Gymnastikballs und die richtige Größe erfahren Sie ebenfalls in Kapitel 3.

- **Kurzhanteln** Sie benötigen Kurzhanteln zwischen 1,5 und 3 Kilogramm.

SCHRITT 7

Richten Sie Ihr Leben so aus, dass Sie Erfolg haben

Ihre Wohn- und Arbeitssituation kann Ihren Programmerfolg positiv oder negativ beeinflussen. Bevor Sie dieses Programm anpacken, sollten Sie durch einige wichtige Maßnahmen Ihr Umfeld so vorbereiten, dass Sie Unterstützung finden. Um

Ihre Lebenssituation so zu verändern, dass es Ihnen hilft, machen Sie das Folgende:

- Eliminieren Sie alle industriell verarbeiteten Nahrungsmittel, Süßigkeiten und anderen Versuchungen aus den Vorratsschränken, und ersetzen Sie sie durch frische Nahrungsmittel, Gemüse und ein Proteinpulver Ihrer Wahl mit wenig Kohlenhydraten.
- Wenn Sie zu Hause trainieren, suchen Sie sich einen Platz aus, den nur Sie benutzen und den Sie nur für diesen Zweck verwenden. Dasselbe gilt für ein Hotelzimmer oder ein Büro.
- Streichen Sie unnötige Verabredungen, Lunches, Drinks und Dinners aus Ihrem Terminkalender. In einem Restaurant ist es immer schwierig, die Strukturen des Programms beizubehalten.
- Falls die Möglichkeit besteht, suchen Sie sich einen Freund, der bereit ist, das Programm mitzumachen – im Sinne von »Geteiltes Leid ist halbes Leid«! Ein Trainingspartner (wenn sich der richtige finden lässt) kann motivieren und zu mehr Leistung anspornen – wie viel Gewicht Sie heben oder wie weit Sie bei den Übungen an Ihre Grenzen gehen.
- Und schließlich: Erklären Sie den Menschen, die Ihnen am nächsten stehen, was Sie zu tun beabsichtigen. Dieses Programm ist extrem fordernd, und die richtige Infrastruktur sowie die nötige Unterstützung durch andere werden Ihnen helfen, die schwierigeren Tage durchzustehen.

3 DIE WORKOUTS DES ULTIMATIVEN NEW YORK BODY PLAN

Während der letzten 15 Jahre arbeitete ich mit einigen der schönsten Frauen der Welt zusammen und war dabei mit echten Herausforderungen konfrontiert, die sich über die gesamte Bandbreite möglicher Wünsche erstreckten. Wenn Sie jemals eine Modenschau von Victoria's Secret gesehen haben, dann kennen Sie die Ergebnisse meiner Arbeit mit Models wie Heidi Klum, Naomi Campbell oder Bridget Hall. Models, die für Victoria's Secret arbeiten, haben randvolle Terminkalender und können mir in der Regel nur wenige Wochen Zeit geben, um sie in Bestform zu bringen und ihre Körper fantastisch aussehen zu lassen, auch wenn sie nur mit ein paar Federn oder Engelsflügeln bekleidet sind.

Die dramatischsten Veränderungen konnte ich allerdings bei den ganz gewöhnlichen Menschen erleben, mit denen zuarbeiten ich das Vergnügen und das Glück hatte. »Normalos« wie wir werden zwar von diesen schönen, engelhaften Supermodels inspiriert, haben aber tatsächlich unsere eigenen Sorgen im Leben. Wir haben Jobs, Kinder, Ehemänner, Ehefrauen, Freunde, Freundinnen und so weiter. Eben weil ich mich zu den Normalsterblichen zähle (mit meinen vielen eigenen Alltagsproblemen), kann ich die Verpflichtungen und

Herausforderungen, denen jeder im täglichen Leben ausgesetzt ist, sehr gut nachvollziehen. Rechnungen müssen bezahlt werden, eine breite Palette von Arbeiten muss erledigt werden und Verantwortung muss übernommen werden. Täglich zu trainieren und einen strikten Ernährungsplan zu befolgen ist dann vielleicht das Letzte, woran man denkt. Aber genau das ist erforderlich, um den attraktivsten Körper zu formen, den Sie je gehabt haben.

Wie würden Sie reagieren, wenn ich Ihnen verspreche, dass ich ein Programm kreiert habe, das Ihr Leben für immer verändern wird? Ja, ich weiß, das haben Sie alles schon einmal irgendwo gehört. Nur: Dieses Mal geht es nicht um Lug und Trug oder Blendwerk. Mein 14-tägiger Ultimativer New York Body Plan gibt Ihnen die Kraft, das Vertrauen und das nötige Rüstzeug, um die sensationellen Ergebnisse ein Leben lang bewahren zu können. Und einmal ehrlich: Wer wünscht sich nicht ein Fitness- und Ernährungsprogramm, das uns aus unseren Grenzen herausführt und uns in Top-Form bringt, sei es für den Strand, für ein Rendezvous, für ein Klassentreffen oder eine Vielzahl anderer Gelegenheiten.

Sollten Sie *Sound Mind, Sound Body* gelesen haben, dann wissen Sie, dass ich in der Regel nichts von diesen »Schlank-im-Nu«-Programmen halte, weil sie ebenso irreführend wie erfolglos sind. Nach dem Ende eines solchen Programms werden Sie sich selbst überlassen, weil diese Konzepte Ihnen nicht das Rüstzeug bieten, um das Erreichte, was auch immer es sein mag, aufrechtzuerhalten. Bevor ich den Ultimativen New York Body Plan erstellt habe, dachte ich lange und eingehend darüber nach, ob ich den Sprung in diese Fitness-Sparte wagen sollte. Ich habe dann hart daran gearbeitet, ein Programm zu entwerfen, das Ihnen nicht nur die Tür zu unglaublichen körperlichen Veränderungen öffnet (Sie können Ihre Kleideroder Hosengrößen um einige Nummern reduzieren und Ihren Körperumfang und Ihren Körperfettanteil deutlich verringern). Es ermöglicht Ihnen auch, Ihre Ergebnisse zu halten und den damit einhergehenden inneren Frieden zu wahren.

Geist, Seele und Gefühle müssen eins sein bei allem, was Sie tun. Nie wird das Mantra »Lebe bewusst in der Gegenwart« mehr angebracht sein, als wenn Sie sich in den nächsten 14 Tagen von Workout zu Workout kämpfen. Sie werden ohne Zweifel eine Menge Motivation (siehe Kapitel 2) und fast militärische Disziplin brauchen.

Der Ultimative New York Body Plan bietet Ihnen die Möglichkeit, täglich eine erstaunliche Mengen an Kalorien zu verbrennen. Auch wenn die Resultate von Person zu Person variieren, sollten Sie in der Lage sein, täglich 1500 bis 2000 Kalorien ersatzlos zu verbrennen. Ihr Körper wird bei dieser Menge mit einem Kaloriendefizit reagieren, sodass Sie mehr und mehr Fett und Gewicht verlieren werden. Sie werden zu einer Fettverbrennungsanlage und gleichzeitig zu einer Body-Design-Maschine. Denken Sie an einen Ferrari Testarossa! Das Muskel-/Fett-Verhältnis wird bedeutend verbessert, was wiederum den Stoffwechsel anregt und dazu führt, dass Ihr »Treibstoff« tagsüber, ja sogar nachts, wenn Sie schlafen, schneller verbrannt wird.

Viele Menschen unternehmen den Versuch, ganz ohne

Training irgendwie großartig auszusehen oder werden durch sogenannte Experten zu dem Glauben verleitet, ein bisschen Bewegung würde schon ausreichen. Leider nein! Um Ergebnisse zu erzielen, braucht es harte Arbeit. Wenn Sie nur durch eine reine Diät Gewicht verlieren, dann entsteht mehr Muskel- als Fettverlust. Dies verlangsamt den Stoffwechsel, wodurch Sie schnell wieder an Gewicht zulegen und später nur mit Mühe wieder abnehmen können. Um wirklich großartig auszusehen, müssen Sie an Ihren Muskeln arbeiten – und dies ist nur mit Training zu erreichen! Stellen Sie sich vor, Sie wären ein Künstler und arbeiteten an einer schönen Skulptur. Sie brauchen dazu Tonerde – aber sie brauchen auch das nötige Werkzeug, um sie zu formen und zugestalten.

Die Trainingsübungen, die Sie in den nächsten 14 Tagen ausführen werden – und die denjenigen sehr ähnlich sind, die ich bei den »Makeover«-Kandidatinnen und anderen Klienten eingesetzt habe –, sind die wirkungsvollsten, die es überhaupt gibt. Um Resultate zu erzielen, müssen Sie dennoch ein bis eineinhalb Stunden täglich trainieren. Nicht 10, nicht 30, nicht 45 Minuten, eine volle Stunde bis eineinhalb Stunden müssen Sie für diese schweißtreibenden und buchstäblich körperverändernden Workouts einsetzen. Nur so werden Sie in der Lage sein, den Durchbruch zu schaffen, jene letzten fünf überflüssigen Pfunde zu verlieren und den attraktivsten Körper Ihres Lebens zu formen.

Eine Übungsserie zu kürzen oder zu überspringen oder vom Ernährungsplan abzuweichen kann Ihre Resultate drastisch verschlechtern, deshalb sollten Sie beim Beginn dieses Programms eine klar abgesteckte Vorgehensweise haben. Bevor Sie also weitermachen, möchte ich zunächst einmal, dass Sie Ihren Palm Plot oder Ihren Terminkalender hervorholen (falls Sie wie mein Vater sind, dann nehmen Sie eben einen Notizblock und einen Bleistift) und Ihre Übungszeiten eintragen. Betrachten Sie diese als oberste Priorität, als tägliches Ritual wie das Zähneputzen. Auf diese Weise wird es Ihnen leichter fallen, sich auch wirklich jeden Tag an diese Zeiten zu halten.

Die Philosophie hinter diesem Programm

Meine Übungsserien (Workouts) setzen sich aus den wirksamsten Bewegungsabläufen zusammen, um Fett zu verbrennen und Ihren Körper zu formen. Einige dieser Übungen sind ziemlich fordernd. Keine davon ist ein Spaziergang. Sie werden fühlen, wie Ihr Herz pocht, wie Ihre Muskeln vibrieren – und wie Ihre Fettzellen verbrennen. Um in nur 14 Tagen den besten Körper Ihres Lebens zu formen, müssen Sie an Ihre Grenzen gehen und darüber hinaus. Während des Trainingsprozesses müssen Sie diese Grenzen auch immer wieder von neuem definieren. Sie wissen bereits oder werden zumindest schnell lernen, wie man an seine Grenzen stößt. Gleichzeitig werden Sie sich meine durchaus nachvollziehbare Trainingsphilosophie aneignen. Es braucht extreme Workouts, um außergewöhnliche Ergebnisse zu erzielen.

In den nächsten 14 Tagen werden Sie tagtäglich trainieren. Ich weiß, was Sie jetzt denken: »Brauche ich keine Pause, damit meine Muskeln sich erholen können?« Keine Regel ohne Ausnahme. Im vorliegenden Fall habe ich das traditionelle Workout-Programm abgeändert und es an ein 14-Tage-Trainingsformat angepasst. Dabei werde ich Ihren Körper zwar fordern, aber nicht schädigen. Ich habe es schon erwähnt, aber ich wiederhole es nochmals: Es handelt sich um ein sehr anspruchsvolles Programm. Im Allgemeinen empfehle ich meinen Klienten nicht, jeden Tag zu trainieren, ohne eine Pause einzulegen. Normalerweise lege ich ihnen nahe, ein oder zwei Tage pro Woche auszusetzen, um Versäumtes im Leben nachzuholen und um Kräfte zu sammeln. Für die Muskeln ergibt sich dadurch eine Ruhephase. Wenn Sie Ihren Körper an seine Grenzen bringen, überlasten Sie auch das Muskelgewebe. Um sich zu regenerieren und zu stärken, brauchen diese Muskelfasern irgendwann eine Auszeit. Während solcher Pausen sind die sogenannten Satellitenzellen für die Reparatur des Muskelgewebes verantwortlich. Dadurch bilden sich dickere und längere Muskeln. Wenn Sie dagegen ohne Ruhepause Woche für Woche trainieren, werden Muskeln und Immunsystem nicht stärker, sondern schwächer, und das Resultat Ihrer bisherigen Bemühungen bricht wie ein Kartenhaus in sich zusammen. Sie könnten sogar Gewicht zulegen.

Genau aus diesen Gründen empfehle ich Ihnen, dieses extreme Trainingsprogramm nur 14 Tage lang auszuführen und nicht länger. Nach 14 Tagen müssen Sie zur Erholung der Muskeln und des Immunsystems ein paar Tage Pause einlegen.

Normalerweise lege ich meinen Klienten auch nahe, bei

Kraftübungen zwischendurch 48 Stunden Pause einzulegen. Das heißt, wenn sie am Montag den Oberkörper trainieren, können sie den unteren Teil ihres Körpers am Dienstag trainieren, aber mit dem Training des Oberkörpers müssen sie wieder bis Mittwoch warten. Dies ermöglicht die Regeneration der Muskeln. Bei meinem Ultimativen New York Body Plan werden Sie zwei Tage hintereinander gezielt mit einigen Muskelngruppen arbeiten. Dabei habe ich aber Übungen zusammengestellt, welche die gleiche Körperzone auf verschiedene Weise beanspruchen. Die Crossover-Ausfallschritte im Cardio-Sculpting (siehe Seite 101) wirken anders auf Beine und Gesäß als beispielsweise die Beinscheren bei den Bein- und Gesäßübungen. Außerdem werden nur die größeren Muskeln mehrere Tage hintereinander trainiert. In diesem Programm schenke ich vor allem den Beinen, dem Po, dem Bauch und den Schultern Beachtung – den Stellen, bei denen meine Klienten mich immer wieder bitten, Ihnen beim Formen, Straffen und Abnehmen zu helfen.

Da Sie eine hohe Anzahl von Wiederholungen bei sehr geringem Widerstand ausführen, werden Sie Ihre Muskeln weit weniger anstrengen, als wenn Sie ein klassisches Krafttraining mit hohem Widerstand durchführen würden. Dies ist in der Tat das Ziel dieses Programms. Wir werden nicht versuchen, große Muskelpakete aufzubauen; wir werden vielmehr das vorhandene Muskelgewebe formen, gestalten und trainieren. Statt den Muskel leer zu trainieren, werden Sie den Körper dazu bringen, mehr Fett effektiver zu verbrennen. Mit der empfohlenen geringen Belastung in diesem Programm sollten

Ihre Muskeln jedenfalls in der Lage sein, sich innerhalb von 24 Stunden zu erholen.

Wie ich bereits in Kapitel 1 erwähnt habe, handelt es sich hierbei nicht um ein Programm für Anfänger oder für Menschen mit schwachen Nerven. Sie sollten einigermaßen fit sein, bevor Sie mit dem Hauptprogramm beginnen. Es wäre ideal, wenn Sie bereits 6 Monate trainiert oder sogar schon das Sechs-Wochen-Programm aus meinem Buch *Sound Mind, Sound Body* absolviert hätten. Sie sollten imstande sein, 45 Minuten Herz-Kreislauf-Training (Cardio) zusammen mit gewöhnlichen Kraft- oder Straffungsübungen auszuführen. Viele der Übungen werden zudem auf einem Gymnastikball oder mit seiner Hilfe ausgeführt, was Rumpfstabilität und Balancegefühl voraussetzt. Ich würde Ihnen unbedingt empfehlen, mit einem Gymnastikball zu arbeiten und sich mit der Balance auf einem solchen Ball vertraut zu machen, bevor Sie das Programm in Angriff nehmen. In Kapitel 1 können Sie nachlesen, wie Sie im Bedarfsfall Ihren Körper auf dieses Programm vorbereiten können.

Ihr Tagesplan

In den nächsten 14 Tagen werden Sie täglich nach dem folgenden Plan trainieren:

Sie werden 45 Minuten muskelstraffendes Kraftausdauertraining durchführen (nachfolgend Cardio-Sculpting oder Cardio-Sculpting-Workout genannt), gekoppelt mit 45 Minuten eines von mehreren möglichen Herz-Kreislauf-Trainings (nachfolgend auch Cardio oder Cardio-Training genannt), Gesamtzeit also eineinhalb Stunden – und zwar drei Tage in der ersten und vier Tage in der zweiten Woche. Das Herzstück meines Ultimativen New York Body Plan, das 45-minütige Cardio-Sculpting (siehe oben) beinhaltet 35 Übungen, die nacheinander mit hoher Intensität ausgeführt werden. Ich spreche hier von einem einzigartigen Fett- und Kalorienverbrenner, der Ihr Herz auf Touren bringt und Ihnen den Schweiß aus jeder Pore treibt.

Ich habe bei allen meinen Klienten irgendwann im Verlauf des Trainingsprogramms Versionen des Cardio-Sculpting-Workouts eingesetzt, jeweils mit großartigen Ergebnissen. Bei Heidi Klum steht normalerweise das Trainieren der Hüften, des Gesäßes, der Oberschenkel und der unteren Bauchmuskeln im Vordergrund. Der Cardio-Sculpting-Workout, den ich für Heidi kreiert habe, betont und verstärkt ihre positiven Punkte (und davon hat sie einige). Ob Sie es glauben oder nicht, ihr Körper ist eigentlich birnenförmig und benötigt deshalb Übungen wie Sumo-Ausfallschritte mit Sidekicks und Plié Squats, die sich auf die Innen- und Außenseite der Oberschenkel, das Gesäß und die unteren Bauchmuskeln konzentrieren. Liv Tyler hingegen hat einen klassischen apfelförmigen Body mit viel Gewicht im Oberkörper. Ihre Beine sind wunderschön, ideal geformt und sexy. Als ich diesem Buch den letzten Schliff gab, war ich gerade aus Los Angeles zurückgekehrt, wo ich mit Liv trainierte hatte, um sie für den roten Teppich bei der Oscar-Verleihung 2004 fit zu machen. Wir konzentrierten uns natürlich auf das Ganzkörper-Cardio-Sculpting mit Schwerpunkt auf der oberen Rückenpartie, auf den Schultern und auf den Armen. Livs Cardio-Sculpting bestand grundsätzlich aus Übungen wie Kurzhantel-Wraparounds und Bauchpressen mit dem Medizinball, welche die Muskeln ihres Oberkörpers, ihrer Arme und ihres Bauches dehnten, kräftigten und strafften. Während der Schlussarbeiten an diesem Buch erfuhr ich auch, dass Liv und ihr Ehemann Roy ihr erstes Kind erwarteten. Da Liv jung, gesund und in guter Form ist, braucht ihr Workout nicht übermäßig geändert werden Das Ziel besteht darin, ihre Kondition aufrechtzuerhalten, die angenehmen Konturen zu bewahren und gleichzeitig die Gewichtszunahme (die natürlich zu erwarten ist) in gesunden Grenzen zu halten. Weil sie fest entschlossen ist, während der Schwangerschaft gesund und fit zu bleiben, sollte es für Liv (wie dies auch bei Heidi der Fall war) kein großes Problem sein, nach der Geburt die alte Figur wiederzuerlangen.

Da ich mir sicher bin, dass ein großer Teil meiner Leser »Apfelförmige« und »Birnenförmige« sind, habe ich diese zwei Grundtypen auch in das Cardio-Sculpting des Ultimativen New York Body Plan integriert. Sie werden also sowohl Ihre Muskeln kräftigen und straffen als auch Körperfett verbrennen. Sie können Ihr Cardio-Training und Ihr Cardio-Sculpting entweder in einer langen, eineinhalb Stunden dauernden einzigen Trainingseinheit absolvieren oder aufgeteilt auf zwei Einheiten, die eine morgens, die andere nachmittags oder abends. Wählen Sie die Variante aus, die sich am besten in Ihren Tagesablauf integrieren lässt. Ideal wäre es, wenn Sie das eine oder auch beide Programme gleich morgens auf nüchternen Magen absolvieren, weil dies zu einer maximalen Fettverbrennung führt und den Stoffwechsel für den Rest des Tages in Schwung bringt. Wenn Sie am Morgen allerdings keine Zeit für das Training haben, dann darf dies nicht als Entschuldigung dienen, es überhaupt nicht zu tun.

Vier Tage in der ersten und drei Tage in der zweiten Woche werden Sie (1) 15 Minuten lang Bein- und Gesäßübungen kombiniert mit 45 Minuten Herz-Kreislauf-Training (Cardio) oder (2) 15 Minuten lang Bauch-, Rumpf- und Rückenübungen kombiniert mit 45 Minuten Herz-Kreislauf ausführen (lesen Sie den »Kalender«-Abschnitt in diesem Kapitel oder den 14-Tage-Plan in Kapitel 5, um zu erfahren, welches Training an welchem Tag ausgeführt werden muss). Im Unterschied zum Cardio-Sculpting-Workout werden die Bein- und Bauchübungen Ihre Problemzonen durch wenig intensive Trainingseinheiten formen und straffen und gezielt Innen- und Außenseiten der Oberschenkel, die Hüften, das Gesäß, die untere Bauchmuskulatur, die Taille und den Bauch trainieren. Dieser unglaublich wirksame Workout wird Ihnen helfen, die kräftigen, formschönen Muskeln eines Tänzers oder eines Models auszuformen. Die Philosophie hier ist nicht ganz einfach: Sie führen mit leichten Gewichten eine große Anzahl von Wiederholungen aus, und Sie führen spezifische und exakte Bewegungsabläufe durch, die auf bestimmte Muskelfasern jeder Muskelgruppe abzielen. Während im Cardio-Sculpting mehrere Muskelgruppen gleichzeitig angesprochen werden, zielen diese Muskelstraffungsübungen auf ganz bestimmte Stellen

Ihres Körpers ab und kräftigen und formen sie. Ich behaupte nicht, dass jeder kleine Makel sofort verschwinden wird. Sie werden aber auf dem besten Weg sein, Ihren Wunschkörper zu formen. Erinnern Sie sich daran: Sie sind der Künstler, Ihr Körper ist das Rohmaterial.

Neben dem Cardio-Sculpting und dem Bein- und Bauchmuskeltraining werden Sie auch Vorschläge für verschiedene Aufwärm- und Cool-down-Übungen finden. Obwohl diese Übungen weder Kalorien verbrennen noch Muskeln formen, sind sie für Ihren Erfolg unerlässlich. Das Aufwärmen, das Warm-up, hilft dem Herzen, allmählich schneller zu schlagen. Dadurch wird die Durchblutung der Muskeln gefördert und das Risiko von Muskelzerrungen reduziert. Das Cool-down, das langsame »Herunterfahren« nach dem Training, schließt wichtige Stretching-Übungen ein, die nicht nur der Lockerung des Körpers, sondern auch der Muskeldehnung dienen. Das Aufwärmen sollte vor Beginn der Übungen, der Cooldown-Workout danach stattfinden.

Alles in allem werden Sie jeden Muskel Ihres Körper bearbeiten und sich lange, sexy, starke und straffe Muskeln formen. Viele Menschen konzentrieren sich auf nur eine Partie ihres Körpers, wie beispielsweise nur auf die Oberschenkel oder das Gesäß, und vernachlässigen den Rest. Das verhilft Ihnen kaum zum Erfolg. Vielmehr wird ihr Aussehen asymmetrisch – zum Beispiel ein straffer Po, aber schlaffe Arme. Es gibt nichts Schöneres als einen symmetrisch geformten Körper, dessen Muskeln alle gleich stark ausgeprägt sind. Mein Programm führt Sie zu genau diesem Ziel. Sobald Sie es ab-

IHR KALENDER
FÜR DEN ULTIMATIVEN NEW YORK BODY PLAN

Tragen Sie die Workouts der nächsten 14 Tage in Ihren eigenen Kalender ein.

WOCHE 1

MONTAG
Cardio-Sculpting 45 Min.
Cardio (Herz-Kreislauf-Training) 45 Min.

DIENSTAG
Bauch- und Rumpf-übungen 15 Min.
Cardio 45 Min.

MITTWOCH
Cardio-Sculpting 45 Min.
Cardio 45 Min.

DONNERSTAG
Bein- und Gesäßübungen 15 Min.
Cardio 45 Min.

FREITAG
Bein- und Rumpfübungen 15 Min.
Cardio 45 Min.

SAMSTAG
Cardio-Sculpting 45 Min.
Cardio 45 Min.

SONNTAG
Bein- und Gesäßübungen 15 Min.
Cardio 15 Min.

WOCHE 2

MONTAG
Cardio-Sculpting 45 Min.
Cardio (Herz-Kreislauf-Trai-
ning) 45 Min.

DIENSTAG
Bauch- und Rumpfübungen
15 Min.
Cardio 45 Min.

MITTWOCH
Cardio-Sculpting 45 Min.
Cardio 45 Min.

DONNERSTAG
Bein- und Gesäßübungen
15 Min.
Cardio 45 Min.

FREITAG
Bauch- und Rumpfübungen
45 Min.
Cardio 45 Min.

SAMSTAG
Cardio-Sculpting 15 Min.
Cardio 45 Min.

SONNTAG
Cardio-Sculpting 45 Min.
Cardio 45 Min.

geschlossen haben, werden sie einen harmonischen Körper haben.

Diese Ganzkörper-Workouts sind auch hilfreich, um bereits vorhandene Muskel-Asymmetrien auszugleichen. Viele Menschen haben auf der einen Körperseite stärkere Muskeln als auf der anderen. Die Ausrüstungsgegenstände, die Sie für dieses Programm einsetzen werden, zwingen Sie dazu, die schwächeren Muskeln genauso wie die stärkeren zu trainieren. Dadurch werden sie muskulären Unterschieden entgegenwirken.

Die Cardio-Sculpting-Revolution

Das Herzstück des Ultimativen New York Body Plan bildet das 45-minütige Cardio-Sculpting, das Sie an drei Tagen der ersten und an vier Tagen der zweiten Woche ausführen werden. Ich habe diese Fitnessmethode entwickelt, um die Muskeln zu stärken und zu straffen und gleichzeitig die Körperfettverbrennung zu aktivieren. Cardio-Sculpting, eine Mischung aus hochintensiven Aerobic-Übungen und muskelstraffenden Bewegungen, wird Ihr Herz 45 Minuten lang auf Touren halten.

Ich erwähnte bereits einige Male Heidi Klum und die Workouts mit ihr. Ich hatte das Glück, mit einer weiteren Schönheit zu arbeiten und ihr dabei zu helfen, ihren Körper in Bestform zu bringen: Linda Evangelista. Linda ist eine Model-Ikone und ist heute so schön wie damals, als ich sie in den 80er-Jahren das erste Mal auf dem Laufsteg und auf zahlreichen Titelblättern sah. Sie hat sich meine Cardio-Sculpting-Philosophie zu eigen gemacht. Sie brauchen nur einen Blick in die verschiedenen Modemagazine zu werfen, um sich davon zu überzeugen, dass sie nach wie vor eine Klasse für sich ist. Sie ist der beste Beweis gegen die gängige Klischeevorstellung, dass Models ab 30 nicht mehr konkurrenzfähig seien und ihre Figur nicht mehr halten könnten. Linda muss gezwungenermaßen sehr oft unterwegs und unter Zeitdruck trainieren. Ihre Workouts sind oft nur ein paar schnelle Cardio-Sculpting-Übungen in den schlecht eingerichteten Fitness-Räumlichkeiten eines Hotels (ähnlich denjenigen, die auch Sie öfter gezwungen sein werden zu benutzen). Stabile Stühle und das Bettende als Ersatz für die übliche Trainingsbank oder den Gymnastikball zu verwenden ist in Ordnung. Das Entscheidende an meinem Programm ist: Linda und auch Sie können es jederzeit und an jedem Ort absolvieren! Eines meiner strengsten und wichtigsten Prinzipien lautet dementsprechend: Es gibt keine Entschuldigung, das Training ausfallen zu lassen!

Der 45-minütige Cardio-Sculpting-Workout besteht aus folgenden Komponenten, die in ihrer spezifischen Zusammensetzung nirgends sonst zu finden sind:

• **Kombinierte Bewegungen:** Der Einsatz kombinierter Bewegungsabläufe gehört wahrscheinlich zu den wichtigsten Merkmalen dieser und vieler anderer meiner Übungen. Sie werden feststellen, dass Sie zwei Einzelübungen gleichzeitig ausführen werden. Ich kombiniere beispielsweise Jumping Jacks (Hampelmann) mit Schulter-Seitheben oder Schulterdrücken. Das ermöglicht Ihnen, gleichzeitig auf die Arme, die Bauchmuskulatur und/oder auf die Beine einzuwirken und einen wirksamen Workout zu gestalten. Viele Muskelgruppen gleichzeitig zu aktivieren hält die Pulsfrequenz auf Trab,

sodass Sie Körperfett verbrennen und Muskeln formen können. Zwei Bewegungsabläufe gleichzeitig auszuführen erfordert zudem Konzentration. Das ist wie Gehen und Kaugummi
kauen oder den Bauch reiben und gleichzeitig den Kopf tät-
scheln. Sie werden kaum vor sich hinträumen können, und
genau das hilft Ihnen, sich auf die Übung zu konzentrieren
und jede Sekunde optimal zu nutzen.

▪ **Selbst entwickelte Übungen:** Meine eigenen Übungen wie
Frog Jump, Kurzhantel-Wraparounds und Sumo-Ausfallschritte mit Sidekicks tragen dazu bei, Muskelmasse aufzu-
bauen, die für die Förderung des Stoffwechsels nach dem
Workout benötigt wird, während Sie gleichzeitig pro Workout zwischen 400 und 600 Kalorien verbrennen. Keine andere
Fitnessmethode kann auf die Schnelle derart beeindruckende
Ergebnisse liefern. Diese Bewegungsabläufe unterscheiden
sich von allem, was Sie bislang versucht haben. Sie sind anspruchsvoll und einzigartig – und vor allem machen sie Spaß.
Langeweile hat bei diesen Übungen todsicher keinen Platz.
Ich habe sie im Verlauf der Jahre entwickelt und optimiert,
um sie für die Bedürfnisse meiner Klienten einzusetzen. Viele
dieser Übungen machen sich das eigene Körpergewicht als
Widerstand zunutze, was sie auf Reisen ideal macht.

▪ **Hohe Wiederholungszahl, niedriges Gewicht:** Andere Fit-
nessprogramme ermuntern zum Heben von schweren Ge-
wichten mit nur 8 bis 12 Wiederholungen bei jeder Übung.
Ein solches Training ist großartig für Männer und Frauen, die
Muskelmasse zulegen möchten (denken Sie an Michel vor der
Rundumerneuerung ihres Körpers). Für Frauen aber, die sich

geschmeidige, sexy Muskeln wünschen, ist das sicher nicht der beste Weg. Um Muskeln zu formen, ohne an Masse zuzulegen, müssen Sie eine relativ hohe Wiederholungsanzahl (etwa 15 bis 20 pro Übung) mit kleinen Gewichten ausführen (in manchen Fällen dürfen die Kurzhanteln nicht schwerer als zwei Kilo sein) und sich auf Form und Technik konzentrieren.

Ausrüstung

Für dieses Programm benötigen Sie drei Ausrüstungsgegenstände – einen Gymnastikball, Kurzhanteln und einen Medizinball. Jedes dieser Geräte unterstützt Sie, die Hauptmuskeln des Bauchs, des seitlichen Rumpfes oder des Rückens zu belasten, während Sie andere Muskeln isoliert bearbeiten. Auf diese Weise werden Sie mindestens zwei Muskelgruppen gleichzeitig aktivieren – ein sehr wirkungsvolles Training. Die im Folgenden erwähnten Utensilien machen auch nicht viel Arbeit. Sie können sie unter dem Bett oder im Schrank verstauen und bei Bedarf hervorholen.

Gymnastikball

Der Gymnastikball – aus Vinyl und mit Luft gefüllt – kann Ihren Workout revolutionieren. Diese Bälle wurden ursprünglich in der Physiotherapie eingesetzt, um Patienten bei der Heilung einer breit gefächerten Palette von Beschwerden zu unterstützen – von Rückenschmerzen bis hin zu neurologischen Problemen. Die unstabile Oberfläche des Balls zwingt Sie dazu, zahlreiche Muskeln einzusetzen, um das Gleichgewicht zu halten. Untersuchungen haben gezeigt, dass diese Bälle fast jede Übung wirksamer gestalten. In einer Studie wurde anhand einer Übung, in der Personen Bauchpressen (Crunches) auf dem Ball machten, bewiesen, dass sie mehr Muskelfasern der Bauchmuskeln beanspruchten als Personen, welche die Übung am Boden ausführten. Und so funktioniert es: Nehmen wir an, Sie liegen auf dem Ball wie auf einer Bank und führen das traditionelle Brustdrücken aus. Erstens stärken Sie die Brustmuskeln, indem Sie die Kurzhanteln von sich weg nach oben bewegen. Aber auch die Oberschenkel- und Gesäßmuskeln werden gestrafft, da Sie die Hüften in Position halten müssen. Die Bauchmuskeln sind schließlich verantwortlich für die Wahrung des Gleichgewichts. Ist das nicht ein klasse Workout für den ganzen Körper?

Durchmesser des Balls	Körpergröße
53 cm	1,30 m bis 1,60 m
65 cm	1,61 m bis 1,80 m
75 cm	1,81 m +

Gymnastikbälle gibt es von zahlreichen verschiedenen Herstellern – von Gymnic über BodyTrends bis Duraball. Der Ball sollte von guter Qualität und Haltbarkeit sein, auch muss die Größe des Balls zu Ihrer Körpergröße passen.

Wenn Sie auf dem Ball sitzen, mit den Füßen auf dem Boden, sollten die Knie einen 90°-Winkel bilden. Die in der Tabelle angegebenen Balldurchmesser sind im Allgemeinen passend für die angegebenen Körpergrößen.

Kurzhanteln

Sie brauchen Kurzhanteln – zwischen ein und zweieinhalb Kilogramm (oder schwerer, wenn es Ihre Körperkraft erlaubt), um viele Übungen dieses Programms ausführen zu können. Ich arbeite gerne mit Kurzhanteln, weil sie die Verbindung zwischen Geist und Körper herstellen. Sie lassen Mobilität und Flexibilität zu, wodurch die Übungen optimal die spezifischen Bedürfnisse des Körpers abdecken. Durch das Trainieren mit Kurzhanteln ergibt sich zudem eine ausgeglichene Beanspruchung des Körpers. Die meisten von uns haben nämlich eine stärkere Körperhälfte. Wenn Sie beispielsweise Rechtshänder sind, dann ist Ihr rechter Arm vermutlich stärker als der linke. Wenn Sie mit beiden Händen eine Langhantel heben, wird Ihr rechter Arm mehr Kraft brauchen, um die Schwäche des linken zu kompensieren. Mit Kurzhanteln strengt sich dagegen Ihr linker Arm genauso an wie der rechte. Denken Sie daran, dass dieses Programm unzählige Wiederholungen erfordert. Auch wenn Zweieinhalb-Kilo-Kurzhanteln sich zunächst leicht anfühlen, werden sie Ihnen nach 20 Wiederholungen recht schwer erscheinen. Daher empfehle ich Ihnen, zu Beginn mit Kurzhanteln zu trainieren, die nicht mehr als ein bis eineinhalb Kilo wiegen, und erst zu zweieinhalb Kilo schweren Kurzhanteln zu wechseln, wenn Ihnen (falls das je vorkommen sollte) das Training zu leicht erscheint. Suchen Sie sich Kurzhanteln mit einem weichen Material aus und wählen Sie eine Farbe, die Sie mögen. Sie setzen sie so vielleicht lieber und vor allem öfter ein.

Medizinball

Dabei handelt es sich um eine neue, verbesserte Version des alten, schweren Lederballs, den Sie aus dem Sportunterricht Ihrer Schulzeit kennen. Die heutigen Medizinbälle bestehen aus weichem Kunststoff und sind in verschiedenen Gewichten und Farben erhältlich. Der Ball bringt Abwechslung und Spaß ins Training. Sie können ihn einsetzen, um jede Körperpartie zu stärken. Das Gewicht der Bälle bewegt sich zwischen ein und elf Kilo. Sie sollten einen Ball wählen, der zwischen ein und vier Kilo wiegt.

Die Wahl Ihres Herz-Kreislauf-Trainings

Ihr tägliches Cardio-Training wird dazu beitragen, Kalorien zu verbrennen, die Herz- und Lungenfunktion zu fördern, und auch dazu beitragen, dass Sie selbst das Ziel nicht aus den Augen verlieren. Um die höchste Wirksamkeit zu erreichen, sollten Sie ein Cardio-Training durchführen, das Ihre Herzfrequenz auf Trab bringt – und wenn ich auf Trab sage, dann meine ich das auch so.

Viele Menschen entscheiden sich für Walking als ihr Cardio-Training. Gut und recht für viele Programme, aber um den Körper in kürzester Zeit optimal zu formen – und da Sie dieses Buch lesen, nehme ich an, dass Sie genau das wollen –, wird durch die Gegend marschieren ganz sicher nicht ausreichen. Hin und wieder sehe ich einen echten Power-Walker, der kräftig schreitet, die Arme bewegt und schwer atmet. Das ist aber die Ausnahme von der Regel. Die meisten Walker träumen vor sich hin, bewundern die Landschaft und bewegen sich nicht sehr intensiv, weshalb sie kaum Kalorien verbrennen. Für unser Programm reicht Walking einfach nicht aus, um die Pulsfrequenz auf ein so hohes Niveau zu bringen, dass die gewünschten Mengen an Kalorien verbrannt und in der Folge Fettpolster zum Verschwinden gebracht werden.

Dasselbe gilt für Hometrainer auf Fahrradbasis. Die meisten Menschen strampeln gedankenlos vor sich hin, während sie gleichzeitig Musik hören oder fernsehen. Das genügt einfach nicht. Zudem bildet man mit Radfahren tendenziell massige Muskeln an den Oberschenkeln – ein weiterer Grund, warum ich es nicht empfehlen kann.

Wenn Sie ein Herz-Kreislauf-Training machen, dann müssen Sie das Gefühl bekommen, außer Atem zu sein. Sie müssen fühlen und hören, wie sich Herz- und Atemfrequenz steigern. Jede Minute zählt bei diesem Programm, und darum müssen Sie sich fordern. Aus diesem Grund schlage ich Ihnen die folgende Auswahl an Cardio-Trainings vor, die entweder den Oberkörper und den unteren Teil des Körpers gleichzeitig ins Training einbeziehen oder Sie einfach nur vor die Herausforderung stellen, Ihre Grenzen zu testen.

Treppensteiger (Gauntlet)

Eine Art Treppensteig-Gerät, das so funktioniert und aussieht wie eine Rolltreppe. Variieren Sie Ihren Schritt, indem Sie abwechselnd eine oder zwei Stufen nehmen. Bei zwei Stufen sollten Sie das Gefühl haben, dass Sie auf der Maschine einen Ausfallschritt ausführen. Strecken Sie das untere Bein, bevor Sie nach oben steigen. Wenn Sie kleinere Schritte machen, drehen Sie die Geschwindigkeit hoch (auf mindestens 10 oder 11) und wechsen Sie in Ein- oder Zwei-Minuten-Intervallen zwischen der Ein- und der Zwei-Stufen-Variante.

- **Der Ultimative Tipp:** *Während Sie auf der Maschine trainieren, verlagern Sie Ihr Gesäß nach hinten. Dies verlagert den Schwerpunkt von den Oberschenkeln und vom Quadrizeps (dem vorderen Oberschenkelmuskel) zum Gesäß und zu den Hüften und wirkt so mehr auf diese Bereiche ein. Wenn Sie bereits ein gutes Koordinations- und Gleichgewichtsgefühl haben, dann können Sie auch etwas ausprobieren, das ich kürzlich in die Workouts meiner Klienten eingebaut habe. Statt geradeaus zu schauen, drehen Sie den Körper komplett zur Seite und schreiten mit dem rechten Bein über Ihr linkes Bein. Wechseln Sie mit jeweils zehn Wiederholungen zwischen einem und zwei Schritten ab, und wechseln Sie dann die Seiten. Die Wirkung ähnelt dem eines diagonalen Ausfallschrittes, da Sie über und unter dem Gesäß trainieren. Um* den Oberkörper einzubeziehen *(Sie dachten bestimmt, dass ich das vergessen hätte!)*, halten Sie ein Paar Kurzhanteln und führen Schulterdrücken und Kurzhantel-Curls aus, während Sie auf der Maschine trainieren. Nehmen Sie die Kurzhanteln aber erst hinzu, sobald Sie (a) ein gutes Koordinationsgefühl erreicht haben und (b) mit dem Treppensteiger gut zurechtkommen.

Rudermaschine

Um auf der Rudermaschine die richtige Pulsfrequenz zu erreichen, stellen Sie die Maschine auf eine Stufe zwischen 5 und 7 ein. Rudern Sie nicht weniger als 2500 bis 5000 Meter, wofür Sie (wenn Sie gut in Form sind) 10 bis 30 Minuten brauchen werden.

▪ **Der Ultimative Tipp:** *Wenn Sie korrekt rudern, werden Sie ganz schön spüren, wie es im unteren Teil des Gesäßes brennt – es ist dieser Teil, der, wenn er nicht gestrafft wird, unter dem Badeanzug hängt. Legen Sie also Ihr Herz und Ihren Verstand in diese Stelle, und pressen Sie mit den Fersen, wenn Sie Ihre Beine strecken. Dabei muss der Bauch angespannt bleiben, während sich der Trapezmuskel (oberer Rücken zum Kopf) entspannt. So weit es den Oberkörper betrifft, liegt der Fokus dieser Übung im mittleren und oberen Teil des Rückens, wobei Sie von den Schulterblättern aus drücken. Zur Abwechslung können Sie auch mit Ober- oder Untergriff aufwärts oder abwärts Richtung Rumpf ziehen.*

Ellipsentrainer (Crosstrainer)

Meine bevorzugte Marke bei Ellipsentrainern ist der Cybex Arc Trainer. Ich mag die Bewegung und die Art, wie Quadrizeps, Hüften und Gesäß beansprucht werden, ohne die Knie zu belasten. Wie bei anderen Herz-Kreislauf-Maschinen sollten Sie auch hier keine allzu hohe Stufe einstellen. Schließlich wollen Sie Ihre Muskeln nicht verheizen, sondern einen konstant höheren Puls erreichen. Zunächst einmal stehen Zeit und Ausdauer im Vordergrund, erst dann folgt die Intensität.

▪ **Der Ultimative Tipp:** *Verlagern Sie bei dieser Maschine das Gewicht auf Ihre Fersen. Oft sehe ich Leute, die ihren Rumpf gerade aufrichten, was den Schwerpunkt zu stark auf den Quadrizeps legt. Strecken Sie das Gesäß so weit es geht nach hinten, weil dann Gesäß, Kniesehnen und die Innen- und Außenseiten der Oberschenkel einbezogen werden, ohne den Schwerpunkt auf den Quadrizeps zu verlegen. Nehmen Sie diesen Ratschlag bitte sehr ernst, es handelt sich wahrscheinlich um einen verbreiteten Fehler, den ich beim Ellipsentrainer immer wieder beobachte. Denken Sie daran, dass Sie keine dicken Muskeln an den Oberschenkeln wollen (außer, Sie möchten sich für einen Kniebeugen-Wettkampf qualifizieren).*

Sprungseil

Falls Sie gerne Seil springen, dann tun Sie das etwa 30 Minuten lang (oder wenn möglich länger). Falls Sie nicht so lange ununterbrochen Seil springen können, dann springen Sie eben in Intervallen und nehmen dafür die folgenden Übungen mit ins Spiel, um den Einsatz zu erhöhen.

▪ **Der Ultimative Tipp:** *Um das Cardio-Feuer weiter zu schüren, während Sie mit dem Seilspringen kurz aussetzen, machen Sie abwechselnd Liegestütze oder Jumping Jacks (Hampelmann) mit Schulterdrücken oder Frog Jumps (Strecksprünge).*

Laufen

Wenn Sie gerne laufen, hier dürfen Sie sich austoben! Aber kein Sightseeing-Jogging bitte! Zeit ist ein Luxus, den Sie nicht haben. Variieren Sie das Tempo, und versuchen Sie, falls sich Hügel in der Umgebung befinden, eine Art von Geländelauf zu absolvieren. Machen Sie Sprints über jeweils mindestens 400 Meter mit einer Geschwindigkeit von mindestens neun bis zehn Stundenkilometern. Falls Sie dieses Tempo weder einschlagen noch durchhalten können, dann versuchen Sie eine andere Form von Herz-Kreislauf-Training, die Ihrem Fitness-Niveau besser entspricht (Ellipsentrainer, Rudermaschine, Seilspringen oder auch Jumping Jacks mit Schulterdrücken).

▪ **Der Ultimative Tipp:** *Gestalten Sie Ihr Lauftraining etwas anspruchsvoller, indem sie hin und wieder rückwärts laufen – natürlich nicht auf verkehrsreichen Straßen oder an einem Ort, wo Sie riskieren, in etwas oder in jemanden hineinzulaufen. Sie können auch seitlich versetzt laufen, rechter Fuß über den linken, linker Fuß über den rechten. In den USA kennt man diese Übung vom Football, Baseball oder Feldhockey her. Sie ist extrem anspruchsvoll, aber auch sehr effektiv.*

Machen Sie das Beste aus jedem Workout

Damit Sie beim Übungsteil des Ultimativen New York Body Plan das Optimum erreichen, hier ein paar wichtige Ratschläge:

• **Trainieren Sie bewusst:** Der Geist ist bei Workouts ein mächtiger Verbündeter. Die meisten Menschen trainieren unbewusst und schalten irgendwie ab, wenn sie trainieren. Natürlich kann man trainieren, ohne wirklich bei der Sache zu sein. Aber seine Ziele erreicht man auf diese Weise nicht. Falls Sie während des Trainings fernsehen, vor sich hinträumen oder mit einem Freund plaudern, werden Sie die feinen, aber wichtigen Signale, die Ihr Körper aussendet, kaum wahrnehmen. Wenn Sie nicht bewusst trainieren, sondern stattdessen lediglich die Bewegungsabläufe eines dann wenig inspirierenden Workouts »abhaken«, dann stumpft das sowohl Geist als auch Muskeln ab. Sobald Sie aber mit Leib und Seele dabei sind, jeden Atemzug hören, jede Muskelbewegung spüren, schaffen Sie auch ein paar zusätzliche Wiederholungen und können sich bis an Ihre Grenzen treiben. Wo die unbeteiligte Seele das Handtuch wirft, steht dem bewussten Geist der Sinn nach mehr. Indem Sie sich wirklich engagieren und »bewusst in der Gegenwart« bleiben, können Sie Ihre Grenzen gefahrlos nach vorne schieben und Schritt für Schritt jede Herausforderung annehmen. Sie werden Ihre körperliche Verfassung nach und nach verbessern und damit jede Bewegung wirksamer machen. Sie werden sich zudem mit mehr Power und Energie bewegen. Nehmen Sie also den Rat der Yoga-Meister an, und trainieren Sie immer bewusst. Spüren Sie jede Bewegung, jeden Atemzug und jeden Herzschlag. Wenn Sie sich bewusst auf die Übungen konzentrieren, werden Sie tatsächlich fühlen, wie sich das Muskelgewebe verändert, wie es Form annimmt und sich in die Länge strafft. Nochmals: Denken Sie daran, Sie sind der Künstler, und Ihr Körper ist das Rohmaterial.

Kürzlich nahm ich eine Klientin zur Seite, die meiner Meinung nach nicht wirklich alles aus Ihrem Training herausholte. Ich hatte eines dieser in solchen Situationen notwendige Gespräche mit ihr und teilte ihr mit, was meiner Meinung nach bei ihren täglichen Trainingseinheiten geschah beziehungsweise nicht geschah. Während ihres Herz-Kreislauf-Trainings, das oft eine Stunde dauerte, kam sie zwar definitiv ins Schwitzen und verbrannte Kalorien, nahm aber nicht ab und erzielte nicht die Ergebnisse, die sie meiner Meinung nach hätte erreichen müssen. Ich bohrte nach und fand heraus, dass sie nicht nur ein portables E-Mail-Gerät bei sich hatte, sondern auch ihr Handy benutzte, Musik hörte und sich durch das Fernsehprogramm zappte. Ein ziemlich klarer Fall von Teilnahmslosigkeit und Trennung von der inneren Stimme! Darüber hinaus brachte sie auch zu viel Stress aus ihrer Arbeit und ihrem Privatleben mit in den Fitnessraum.

Ich sagte ihr, dass alles seine Zeit und seinen Platz habe. Um aber ihre Trainingseinheiten optimieren zu können, müsse sie ihr ganzes Klimbim am Eingang abgeben! Seit diesem Gespräch habe ich große Fortschritte festgestellt, was ihre Konzentration auf die Trainingseinheiten angeht – auch die

TV-Fernbedienung umklammert sie nur noch beim Cardio-Training. Sie ist jetzt auf dem richtigen Weg, um ihre Workouts konzentrierter und weit wirkungsvoller auszuführen.

- **Spüren Sie die Intensität:** Für jede Übung dieses Programms habe ich eine Anzahl von Wiederholungen (wie oft eine bestimmte Bewegung wiederholt werden sollte) und »Sets« oder »Sätze« (wie oft eine Übung als solche wiederholt werden sollte) vorgeschlagen. Noch lieber wäre mir aber Folgendes: Tauchen Sie ein in die Einheit von Geist und Körper, und finden Sie selbst diejenige Anzahl von Wiederholungen und Sätzen heraus, die Ihrer individuellen körperlichen Verfassung und Ihrem Fitness-Niveau am besten entspricht. Kein Mensch gleicht völlig einem anderen. Zwölf Frog Jumps (Strecksprünge) zwingen den einen für den Rest des Tages auf die Couch, lassen einen anderen dagegen völlig kalt. Und: Auch wenn Sie sich am Montag stark fühlen, könnte sich dies am Dienstag oder Mittwoch ändern. Vielleicht brauchen Sie einmal mehr, einmal weniger Wiederholungen oder Sätze, je nachdem, wie Ihr Körper jeweils reagiert.

Hören Sie auf Ihren Körper, um die individuelle Anzahl von Wiederholungen und Sätzen herauszufinden. Nehmen Sie sich vor, die Muskeln auf eine gesunde Art auszupowern, indem sie Ihre individuellen »Anstrengungsgrenzen« wahrnehmen. Wenn Sie mit einer Trainingseinheit fertig sind, sollten Sie sich so fühlen, als hätten Sie mit den entsprechenden Muskelgruppen bis ans Limit trainiert. Das könnte mit 15, aber auch erst mit 20 Wiederholungen erreicht sein. Es spielt keine Rolle, wie lange Sie dazu brauchen, wichtig ist, dass Sie den Ehrgeiz entwickeln, so weit zu kommen. Das 45-minütige Cardio-Sculpting ist vor allem eines: eine immer größer werdende Anhäufung von Wiederholungen. Am Anfang mag Ihnen das harmlos erscheinen, aber nur zu bald wird es Ihren Körper zum Sieden bringen und Ihr Herz wie wild pochen lassen. Sie werden nur so sprühen vor Energie. Bleiben Sie stark, konzentriert und beharrlich, dann werden Sie keine großen Probleme haben.

■ **Halten Sie Ihre Gelenke locker:** Wenn Sie aufrecht stehen, strecken Sie nie Ihre Knie oder Ellbogen durch. Lassen Sie sie immer locker. Das heißt nicht, dass Sie wie ein Fisch auf dem Trockenen herumzappeln sollen. Die Gelenke sollen einfach in leichter Beugehaltung und dennoch fest und federnd flexibel sein. Auf diese Weise können Sie die Muskeln um die Gelenke gut trainieren, ohne diese zu belasten. Dies ist besonders wichtig, wenn Sie springen, wie beispielsweise bei gesprungenen Ausfallschritten, Frog Jumps oder Jumping Jacks. Landen Sie federnd, konzentrieren Sie sich auf Ihr Gesäß, und fangen Sie den Aufprall auf den Fersen entlang der Kniesehnen und durch die Beine hindurch auf. Wenn Sie mit steifen Beinen auf dem Boden landen, dann fühlen Sie unweigerlich einen Schlag in den Gelenken – was Sie ja nicht wollen.

■ **Benutzen Sie einen Spiegel:** Sie werden vielleicht beim ersten oder sogar auch beim zweiten Trainingsdurchgang etwas länger als angegeben brauchen, je nachdem, wie vertraut Sie mit dem Gymnastikball sind – es kann eine Weile dauern, bis Sie sich daran gewöhnen. Am besten üben Sie vor einem Spiegel, weil Sie dann die Form der Ausführung beobachten können. Wenn Sie eine Bewegung ausführen, sollten Sie bewusst wahrnehmen, wo in Ihrem Kopf sie stattfindet. Fühlen Sie sie an der richtigen Stelle? Wenn nicht, dann versuchen Sie herauszufinden, wie Sie Ihre Bewegungsabläufe korrigieren können. Fassen Sie zum Beispiel während der Übung den Muskel an, den Sie bei Ihrer Bewegung aktivieren wollen. Das hilft Ihnen, die Körpermechanik zu überwachen und kleine Korrekturen vorzunehmen, die zur Optimierung der Resultate beitragen. In diesem Fall hat der Blick in den Spiegel nichts mit Eitelkeit zu tun. Obwohl manche von uns hin und wieder gerne in den Spiegel schauen, liegen die Prioritäten hier anders: Überprüfen Sie die Form der Ausführung, und stellen Sie eine ganzheitliche Geist-Körper-Verbindung her. So können Sie gewährleisten, dass Form und Technik stimmen, wenn Sie Ihre Übungen ausführen.

▪ **Machen Sie es richtig:** Ich habe es zwar bereits erwähnt, sage es aber nochmals: Ihr Herz und Ihr Verstand müssen an der Stelle sein, die Sie gerade trainieren. Das ist nicht kitschig gemeint. Denken Sie daran, wenn Sie auch nur einen Ausfallschritt machen, und lassen Sie das Ihr Mantra werden. Nur wenn Sie Kopf und Körper gleichzeitig einsetzen, werden Sie die Übung korrekt machen. Und deswegen habe ich für meinen 14-tägigen Ultimativen Body Plan für jeden Moment und für jede Bewegung auch explizite Beschreibungen erarbeitet. Es gibt einige Dinge im Leben, die nicht zwingend schwarz oder weiß sind. Wenn es aber um Übungsform und -technik geht, dann gibt es nur einen einzigen akzeptablen Weg, um das Training auszuführen, nämlich meinen! Ich habe dieses Training und die geeignete Ausführungsform für jede Übung kreiert und getestet. Wenn Sie beispielsweise Ausfallschritte machen, müssen Sie den Halt auf die Ferse des vorderen Beins verlagern und darauf achten, dass das Knie nicht zu stark gebeugt wird. Wenn Sie sich vorstellen, wie Ihre Ferse diese Bewegung stützt, dann fällt es Ihnen leicht, zu verstehen, wie die Kraft des Ausfallschrittes von den Fersen her hinauf durch die Kniesehnen und Hüften zum Gesäß wandert. Folglich werden Sie es merken, wenn Sie die Bewegung falsch ausführen, und dann wissen, wie Sie dies korrigieren können.

Ihnen stehen nur 14 Tage zur Verfügung, um den Traumkörper Ihres Lebens zu formen. Da müssen Sie alles richtig machen. Die richtige Grundhaltung des Körpers ist bei jeder Übung identisch. Um sich diese anzueignen, konzentrieren Sie sich im Stand auf Ihren Bauch. Spannen Sie Ihren Unterleib an, und ziehen Sie ihn nach innen. Spannen Sie gleichzeitig das Gesäß an. So ist das Becken nach hinten gekippt, was den unteren Teil des Rückens flach hält und stützt. Verlagern Sie Ihr Gewicht weg von den Fußballen auf die Fersen. Ziehen Sie Ihre Schulterblätter zurück, sodass sie näher zusammen kommen und der Brust mehr Dehnung ermöglichen. Konzentrieren Sie sich auf Ihren Kopf, richten Sie ihn auf den Körper aus, und halten Sie ihn mittig zwischen den Schultern.

Sobald Sie diese Position eingenommen haben, schließen Sie die Augen, und spüren Sie, wie es sich anfühlt. Diese Grundhaltung werden Sie immer wieder annehmen, egal ob Sie stehen, sitzen oder liegen: Schultern nach hinten, Bauchmuskeln und Gesäß straff.

▪ **Bleiben Sie in Ihrer Einstellung positiv:** Ein Klient erzählte mir einmal, dass ich wie Yoda aus »Krieg der Sterne« aussähe. Ich war gleichzeitig amüsiert und irgendwie beleidigt. Als ich darüber nachdachte, wurde mir aber klar, dass Yoda und ich tatsächlich viele Prinzipien und Glaubenssätze teilen. Yoda war ein passionierter Lehrer. Ich spüre diese Passion ebenfalls. Er glaubte an die Kraft der positiven Energie. Seine Anweisung »Versuche es nicht... tu es!« entspricht genau meiner Einstellung. Ich habe dieses Mantra in mein Leben eingeflochten und gebrauche es immer, wenn ich meine Klienten beim Training instruiere. Alles ist möglich, wenn wir es wollen und an unsere Unbezwingbarkeit glauben. Das macht dieses Programm natürlich nicht weniger anspruchsvoll. Vielleicht ist es sogar das physisch und mental Anstrengendste, was Sie je gemacht haben. Nach diesen 14 Tagen werden Sie spüren, wie sehr Sie stärker sind und an Ausdauer und Selbstvertrauen gewonnen haben, weit mehr, als Sie ohne dieses Programm je erreicht hätten. Wenn Sie die Bedeutung des positiven Denkens verstanden haben, dann können Sie auch nachvollziehen, dass das Gegenteil – negative Energie – Sie von positiven Dingen abhalten und daran hindern würde, sowohl bei diesem Programm als auch überhaupt im Leben erfolgreich zu sein.

- **Glauben Sie an sich selbst:** Diese Übungen dürfen Ihnen ruhig schwierig vorkommen. Man muss hart an sich arbeiten, um einen tollen Körper zu bekommen. Seien Sie nicht deprimiert oder enttäuscht, wenn Ihnen die Workouts Ihre Grenzen aufzeigen. Kopf hoch! In zwei Wochen werden Sie stärker, schlanker und straffer sein, als Sie es seit langer Zeit oder überhaupt je im Leben gewesen sind. Und erinnern Sie sich daran, während Sie sich auf dieses Programm vorbereiten, dass sich der Unterschied zwischen Erfolg und Misserfolg nicht allein in Zentimetern, Kilos und Fettanteil-Prozenten messen lässt. Auf dem Weg zum knackigen Po dürfen Sie nie vergessen, worum es wirklich geht, nämlich dass Sie selbst stark werden. Alles ist erreichbar.

Nicht alle meiner Klientinnen tragen Größe 34. Nicht alle können so zierlich sein. Bedenken Sie immer, dass wir zusammen das erreichen wollen, was das Beste für Sie persönlich ist, und nicht das, was jemand anderer dafür hält.

Das Ultimative Warm-up

Die folgende Übungsserie wird Sie drei bis fünf Minuten beschäftigen. Führen Sie diese Aufwärmübungen vor dem Cardio-Sculpting-, den anderen Workouts und dem Cardio-Training aus. Das Warm-up bereitet Herz, Lungen, Muskeln und Geist auf das Training vor. Es steigert die Herzfrequenz allmählich, sodass die Muskeln gut durchblutet und vor plötzlicher Überdehnung geschützt werden.

Stretching des ganzen Oberkörpers

A. Sie stehen hüftbreit, heben die Arme über den Kopf und ziehen den ganzen Körper mit Ihren Fingerspitzen nach oben in die Länge.

B. Entspannen Sie Ihre linke Körperhälfte leicht und halten Sie den linken Arm über den Kopf. Strecken Sie nun den rechten Arm über die Fingerspitzen nach oben. Dann entspannen Sie die rechte Körperhälfte und strecken den linken Arm über die Fingerspitzen nach oben. Dehnen Sie abwechselnd für 30 Sekunden Ihre linke und rechte Seite.

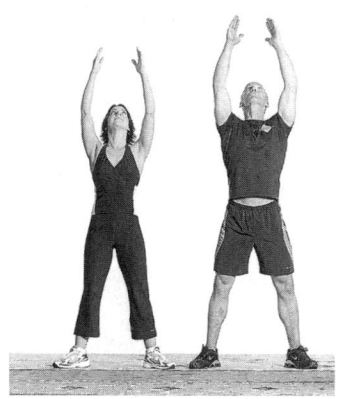 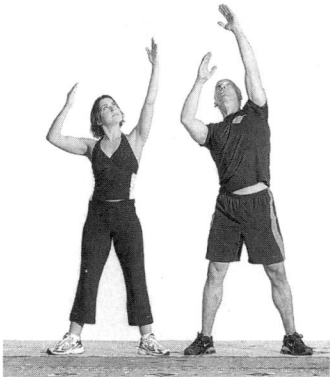

Stretching des seitlichen Rumpfes

A. Sie stehen hüftbreit, heben die Arme über den Kopf und strecken den ganzen Körper bis in die Fingerspitzen.

B. Spannen Sie die Bauchmuskulatur an, und nehmen Sie die Brust raus. Strecken Sie sich nach oben, und beugen Sie sich nach links in die Seitneigung, wobei Sie die rechte Seite Ihres Oberkörpers verlängern und die Streckung durch die Rippen auf der rechten Körperseite und in der rechten Hälfte des Rückens spüren. Dann neigen Sie den 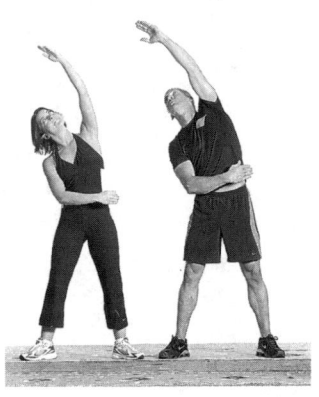 Rumpf nach rechts, wobei Sie die linke Körperseite verlängern. Dehnen Sie Ihre linke und rechte Rumpfseite abwechselnd insgesamt 30 Sekunden lang.

Stretching der Oberschenkelinnenseite

A. Sie stehen in einem breiten Winkel von ungefähr einer Beinlänge auseinander.

B. Beugen Sie das rechte Knie, verlagern Sie das Körpergewicht auf die rechte Seite und legen Sie beide Handflächen auf den rechten Oberschenkel. Halten Sie Ihr linkes Bein für

20 Sekunden ge-
streckt. Nun gehen
Sie in die Ausgangs-
position zurück und
wiederholen die
Übung auf der lin-
ken Seite.

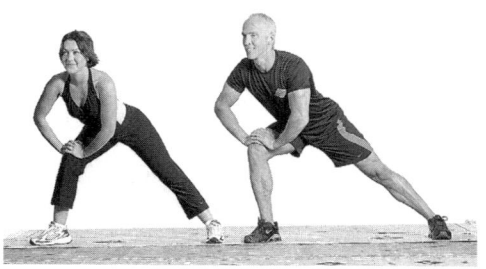

Aufwärmen mit Plié Squat (Plié Squat Warm-up)

A. Sie stehen in einem breiten Winkel von ungefähr einer
Beinlänge auseinander. Drehen Sie die Fußspitzen um 45°
nach außen und die Fersen nach innen. Beugen Sie die Knie,
und gehen Sie in eine halbe Hocke. Kippen Sie das Becken
nach vorne und nehmen Sie die Knie seitlich zurück (Knie
dürfen nicht nach vorne fallen).

B. Mit aufrechtem Rumpf, angespannten Bauchmuskeln und
den Handflächen auf den Oberschenkeln heben Sie Ihre linke
Ferse an, sodass Sie
auf dem linken Fuß-
ballen stehen. Sen-
ken Sie die linke
Ferse. Nun abwech-
selnd rechte und lin-
ke Ferse anheben,
insgesamt 30 Sekun-
den lang.

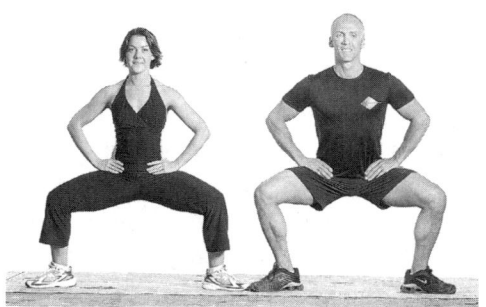

Rumpf-Rotation mit Medizinball

A. Ihre Füße stehen etwas mehr als eine Hüftbreite voneinander entfernt. Halten Sie einen Medizinball mit beiden Händen. Die Arme sind dabei von der Brust weggestreckt.

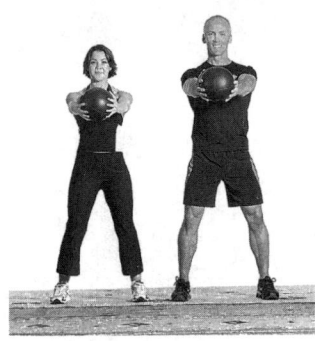 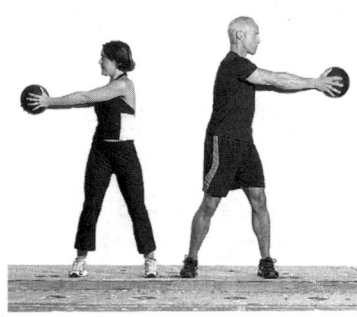

B. Drehen Sie den Oberkörper nach rechts, und halten Sie den Ball weiterhin mit gestreckten Armen von der Brust weg. Gehen Sie in die Ausgangsposition zurück, und drehen Sie sich dann nach links. Zwischen links und rechts abwechseln, insgesamt 30 Sekunden lang.

Around the World

A. Ihre Füße stehen etwas mehr als eine Hüftbreite voneinander entfernt. Platzieren Sie einen Medizinball etwas seitlich versetzt vor Ihren rechten Fuß. Beugen Sie sich dann aus den Hüften nach vorne, und nehmen Sie den Ball (der am rechten Fuß liegt) in beide Hände.

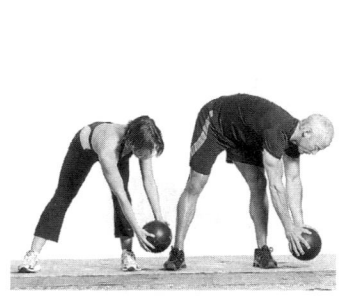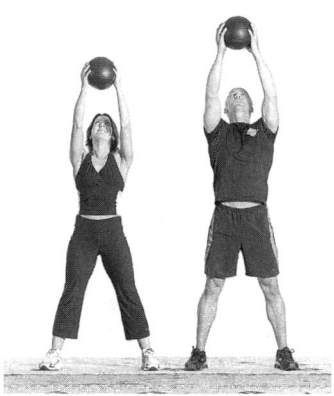

B. Heben Sie den Ball in einem Halbkreis rechts vom Körper nach oben über den Kopf hoch und links am Körper wieder nach unten, bis Sie am Boden nahe der Außenseite Ihres
linken Fußes landen. Wiederholen Sie den Halbkreis auf der
rechten Seite. Kreisen Sie rechts und links, links und rechts,
30 Sekunden lang.

45 Minuten Cardio-Sculpting-Workout

Führen Sie die folgende Übungsserie drei- beziehungsweise
viermal pro Woche durch (wie im Abschnitt »Ihr Kalender
für den Ultimativen New York Body Plan« ausgeführt). Ich
habe diese Übungen mit strategischen Erholungspausen konzipiert. Sie werden Bewegungsabfolgen machen, die Ihr Herz
auf Trab bringen, und dann wieder Kräftigungsübungen, die
Ihre Pulsfrequenz reduzieren und auf einem niedrigeren Level

einpendeln. Anschließend wird die Pulsfrequenz erneut beschleunigt. Setzen Sie sich das Ziel, die Übungen ohne Unterbrechungen durchzuführen. Zu Beginn werden sie vielleicht
das Gefühl haben, ab und an verschnaufen zu müssen. Versuchen Sie, sobald Sie etwas fortgeschritten sind, Ihre Pausen
auf ein Minimum zu beschränken.

Viele Übungen in diesem Programm verlangen ein gutes
Balancegefühl, Koordination, Ausdauer und Kraft. Nehmen
Sie dieses Programm nicht in Angriff, ehe Sie den Fitnesstest in Kapitel 1 und, wenn nötig, das Fitness-Vorprogramm
absolviert haben. Das Fitness-Vorprogramm fördert Balancegefühl, Koordination, Kraft und Herz-Kreislauf-Fitness und
versetzt Sie in die Lage, das Cardio-Sculpting ohne gesundheitliche Schäden auszuführen.

Kniebeuge auf Gymnastikball (Ball Tap)

A. Sie stehen hüftbreit, gleich hinter Ihnen liegt der Gymnastikball.

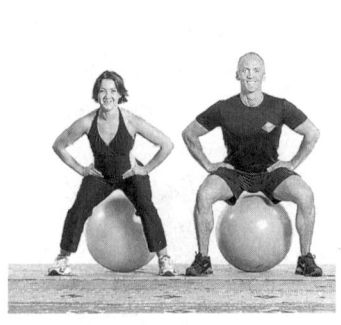
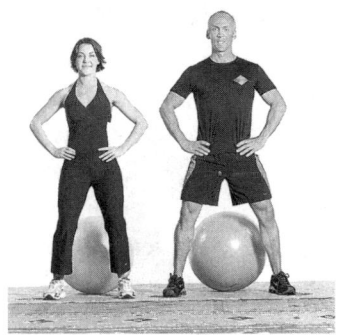

B. Gehen Sie in die Kniebeuge, und setzen Sie sich auf den Ball. Das Gesäß berührt den Ball, dann geben Sie von den Fersen her Druck und stehen wieder auf. Vermeiden Sie es, den Trampolineffekt des Balles auszunutzen. Wiederholen Sie diese Übung 20- bis 30-mal.

Ball Tap mit Medizinball

A. Sie stehen hüftbreit, gleich hinter Ihnen liegt der Gymnastikball. Nehmen Sie den Medizinball in beide Hände, und halten Sie ihn mit gebeugten Armen vor der Brust.

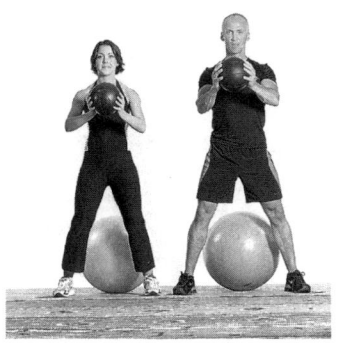 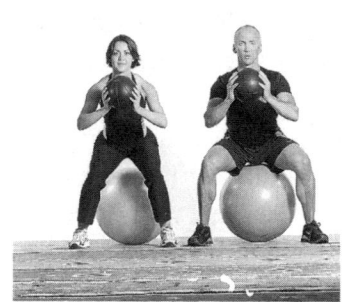

B. Gehen Sie in die Kniebeuge, und setzen Sie sich auf den Gymnastikball. Das Gesäß berührt den Ball. Dann geben Sie von den Fersen her Druck und erheben sich in den Stand.

C. Heben Sie den Medizinball über den Kopf, indem Sie die Arme strecken. Bringen Sie den Ball wieder auf Brusthöhe. Wiederholen Sie diese Übung 20- bis 30-mal.

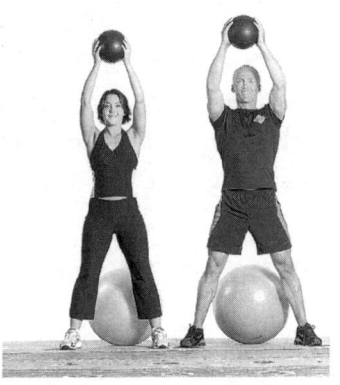

Seitlicher Ausfallschritt mit Medizinball (Holzhacker)

A. Ihre Füße stehen etwas mehr als eine Hüftbreite voneinander entfernt. Nehmen Sie den Medizinball mit beiden Händen, und halten Sie ihn über Ihre rechte Schulter, als wäre er eine Axt, die Sie gleich schwingen werden.

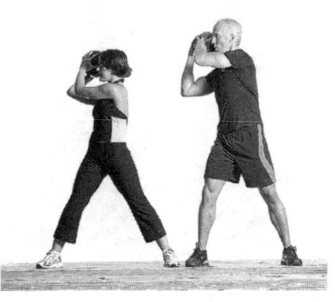

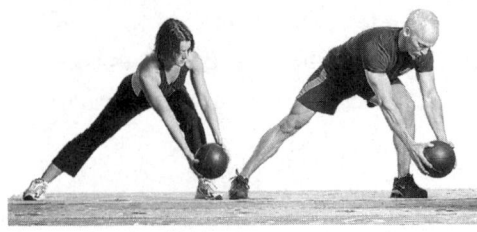

B. Beugen Sie das linke Knic, senken Sie sich in eine halbe Kniebeuge, und halten Sie das rechte Bein gestreckt. Während Sie das Knie beugen, schwingen Sie Ihre Axt (den Medizinball) mit einer diagonalen Holzhacker-Bewegung und führen den Ball in Richtung linkes Knie und daran vorbei. Gehen Sie zurück zur Ausgangsposition. Nach 20 bis 30 Wiederholungen links wiederholen Sie die Übung auf der rechten Seite.

Laufen auf der Stelle mit dem Medizinball

A. Sie stehen hüftbreit. Nehmen Sie den Medizinball in beide Hände. Strecken Sie die Arme auf Brusthöhe nach vorn.

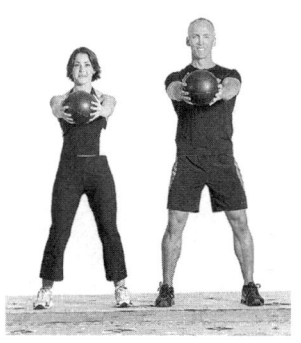

B. Joggen Sie für 30 Sekunden auf der Stelle, wobei Sie den Medizinball auf Brusthöhe nach vorne strecken. Verlagern Sie nicht das ganze Gewicht auf Ihre Zehen, weil dies Ihre Kniegelenke zu sehr belasten würde. Ich empfehle Ihnen wie immer, das Körpergewicht so zu verteilen, dass eine übermäßige Belastung der Knie vermieden wird. Bei dieser Übung sollten Sie das Gewicht auf die Fußballen verlagern.

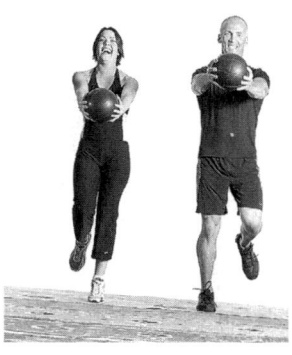

C. Joggen Sie weiterhin auf der Stelle, während Sie mit gestreckten Armen den Rumpf nach links drehen. Joggen Sie weitere 30 Sekunden. Dann drehen Sie den Rumpf nach rechts und joggen wieder 30 Sekunden.

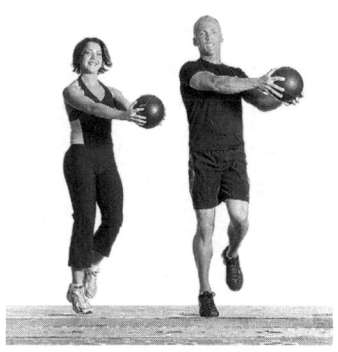

Jumping Jacks (Hampelmann) mit Schulterdrücken

A. Sie stehen hüftbreit. Sie nehmen eine Kurzhantel in jede Hand. Beugen Sie die Ellbogen, und halten Sie die Hände auf Ohrenhöhe.

B. Springen Sie mit beiden Füßen in eine weite Beinstellung. Drücken Sie die Kurzhanteln gleichzeitig über den Kopf, und

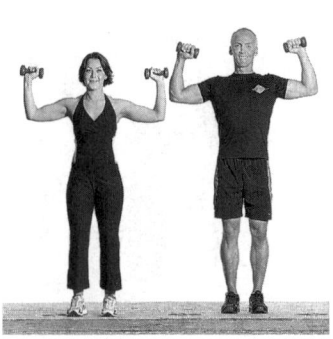
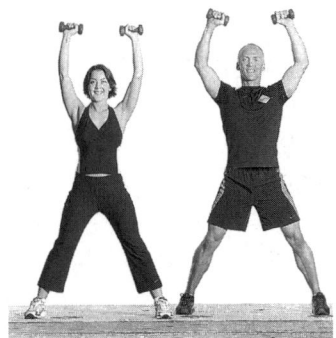

halten Sie sie über den Schultern. Springen Sie dann wieder in die Ausgangsposition zurück, während Sie die Kurzhanteln auf Ohrenhöhe absenken. Machen Sie 20 bis 30 Wiederholungen.

Jumping Jacks mit Schulterseitheben

A. Sie stehen hüftbreit. Nehmen Sie eine Kurzhantel in jede Hand, halten Sie die Arme seitlich am Körper und drehen Sie die Handflächen nach innen.

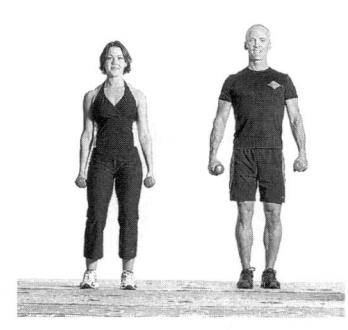

B. Springen Sie mit beiden Füßen in eine weite Beinstellung, und heben sie gleichzeitig die Arme gestreckt bis auf Schulterhöhe nach außen. Springen Sie dann wieder in die Ausgangsposition zurück, während Sie die Arme senken. Machen Sie 20 bis 30 Wiederholungen.

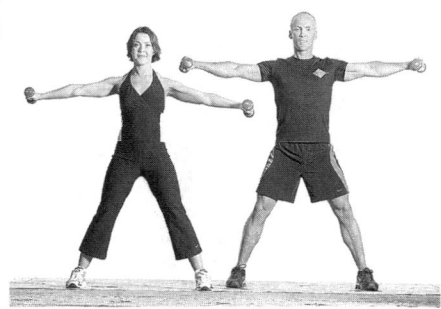

Schattenboxen mit Kurzhanteln

A. Nehmen Sie in jede Hand eine Kurzhantel, und stehen Sie mit angespannten Bauchmuskeln und geradem Rücken. Boxen Sie mit der linken Faust diagonal, und führen Sie einen Punch auf Rumpfhöhe nach rechts aus. Gehen Sie dann mit einer Kniebeugung in eine geduckte Haltung, als 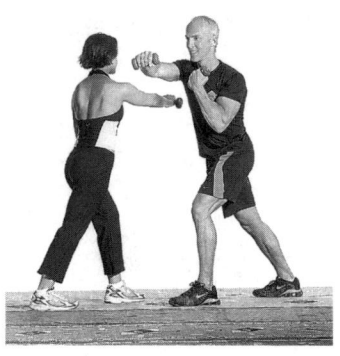 wollten Sie einen entgegenkommenden Punch ausweichen. Wiederholen Sie die Übung auf der anderen Seite, wobei Sie das gebeugte Bein von den Fersen her bis ins Gesäß strecken. Wiederholen Sie diesen Bewegungsablauf 20- bis 30-mal.

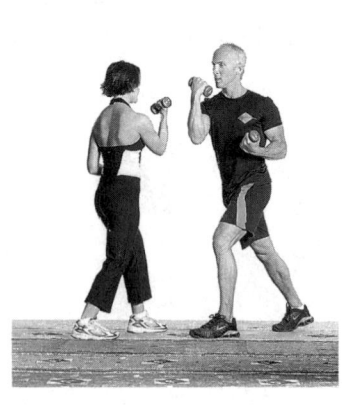

B. Während der linke Ellbogen an den Rippen anliegt und die Fingerknöchel nach oben zeigen, schlagen Sie mit der Faust aufwärts, als würden Sie jemandem einen Kinnhaken verpassen und versuchen, ihn vom Boden hochzuheben. Weichen Sie mit einer Kniebeugung zurück, wobei Sie das Gewicht auf die Fersen verlagern. Wiederholen Sie diesen Bewegungsablauf mit dem anderen Arm, während Sie die Beine strecken. 20 bis 30 Wiederholungen auf jeder Seite.

C. Heben Sie Ihren gebeugten Arm an, sodass der Oberarm parallel zum Boden ist. Führen Sie einen Seitwärtshaken aus, als würden Sie jemandem einen Schlag seitlich am Kiefer versetzen. Weichen Sie mit einer Kniebeugung zurück, wobei Sie das Gewicht auf die Fersen verlagern. Wiederholen Sie diesen Bewegungsablauf mit dem anderen Arm, während Sie die Beine strecken. 20 bis 30 Wiederholungen auf jeder Seite.

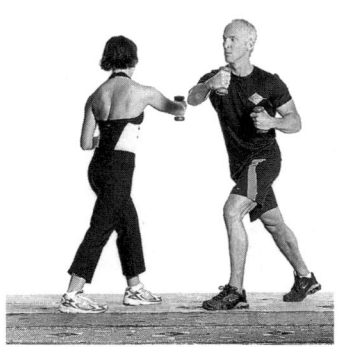

Wadenheben mit Kurzhanteldrücken

A. Sie stehen hüftbreit. Nehmen Sie eine Kurzhantel in jede Hand. Sie platzieren Ihre Hände auf Ohrenhöhe, die Ellbogen sind nach außen gedreht.

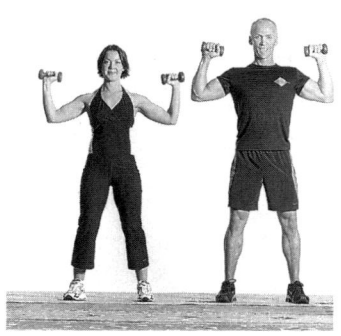

B. Heben Sie Ihre Fersen an und stellen Sie sich auf die Fußballen, gleichzeitig drücken Sie die Kurzhanteln über den Kopf gerade nach oben und wieder zurück auf Brusthöhe. Bringen Sie die Fersen wieder zu Boden, und wiederholen Sie die Übung 20- bis 30-mal.

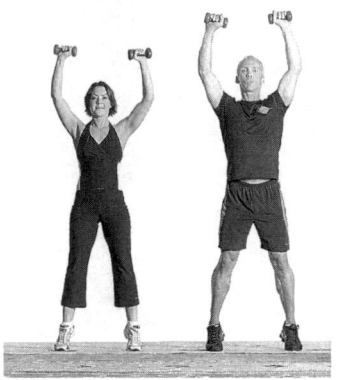

Strecksprung nach hinten mit Medizinball (Squat Thrusts with Medicine Ball)

A. Sie stehen etwas weiter als Hüftbreite. Halten Sie den Medizinball beidhändig mit gebeugten Ellbogen auf Brusthöhe.

B. Beugen Sie Ihre Knie, strecken Sie Ihr Gesäß nach hinten, und kommen Sie in eine Hocke.

C. Halten Sie die Knie nach wie vor gebeugt, während Sie sich von den Hüften aus nach vorn beugen und den Medizinball auf den Boden unter Ihrem Brustbein ablegen.

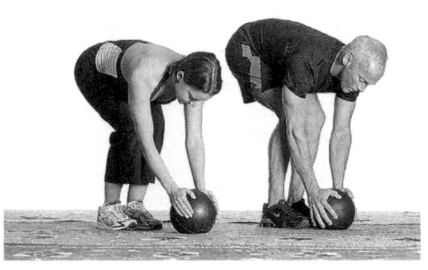

D. Drücken Sie jetzt die Hände auf den Medizinball, während Sie mit einem Sprung Ihre Beine nach hinten strecken, sodass Sie in die Liegestütz-Posi-

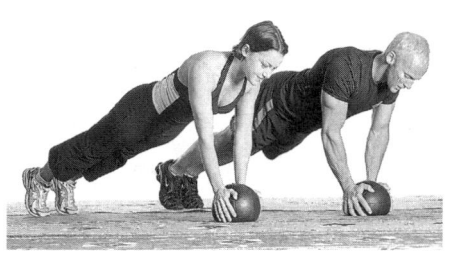

tion kommen. Die Bauchmuskeln bleiben die ganze Zeit angespannt. Stoßen Sie Ihre Beine in die Ausgangsposition zurück. Führen Sie 10 bis 15 Wiederholungen aus. Bleiben Sie während der letzten Wiederholung in dieser modifizierten Liegestütz-Stellung, und gehen Sie weiter zum »Bergklettern«.

»Bergklettern« mit Medizinball

A. Gehen Sie von der modifizierten Liegestütz-Position in eine Strecksprung-Position über, beugen Sie das rechte Knie und ziehen es an. Der rechte Oberschenkel befindet sich nun unter der rechten Rumpfseite.

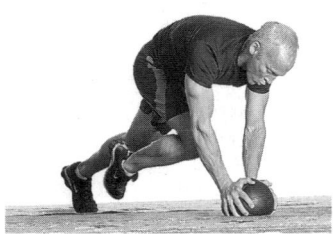 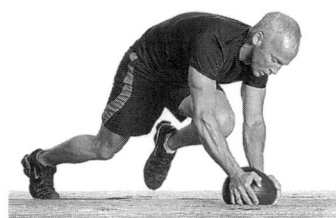

B. Springen Sie mit dem rechten Bein zurück, während Sie gleichzeitig das linke Knie beugen. Fahren Sie 15 bis 30 Sekunden links und rechts abwechselnd fort. Kehren Sie dann zu den Strecksprüngen (Squat Thrusts) für einen zusätzlichen Satz (10 bis 15 Wiederholungen) zurück. Dann wechseln Sie wieder zum »Bergklettern« und wiederholen dort eine zusätzliche Einheit, bevor Sie zu den nun folgenden Liegestützen übergehen.

Liegestütze mit Gymnastikball

A. Liegestütze wirken sowohl auf Arme und Brust als auch auf die Bauchmuskeln ein und ermöglichen einen reibungslosen Übergang zu den folgenden Übungen. Wir werden auf diesen Seiten Liegestütze, Ball Tucks und Pikes in ein eigenständiges Mini-Training zusammenführen.

Legen Sie als Erstes Ihren Bauch auf den Gymnastikball und Ihre Handflächen auf den Boden vor dem Ball. Bewegen Sie sich mit den Händen vorwärts, indem Sie mit dem Rumpf nach vorne gleiten, bis Sie in die Liegestütz-Position kommen; Oberschenkel, Unterschenkel oder Fußballen bleiben auf

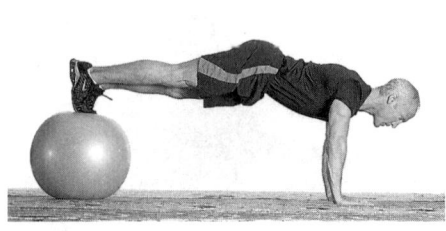

dem Ball (Anmerkung: Mit den Oberschenkeln auf dem Ball ist die Ausführung leichter, mit den Unterschenkeln mittelschwer, mit den Fußballen oder Zehen am schwersten). Stützen Sie Ihre Handflächen auf den Boden unterhalb Ihrer Brust. Die Bauchmuskeln müssen angespannt und der Rücken gerade sein. Senken Sie die Hüften nicht ab.

B. Beugen Sie Ihre Ellbogen seitlich nach außen, während Sie Gesicht und Brust zum Boden absenken. Atmen Sie aus, während Sie die Ellbogen stre- 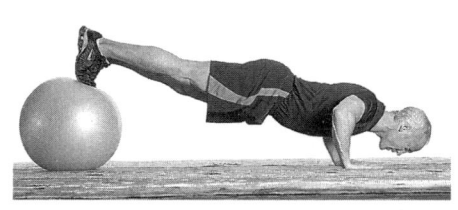 cken, und drücken Sie sich zurück zur Ausgangsposition. Führen Sei 10 bis 15 Wiederholungen aus. Bleiben Sie in der Liegestütz-Position, und gehen Sie direkt zur nächsten Übung (Ball Tucks) über.

Liegestütze mit Heranziehen des Gymnastikballs (Ball Tucks)

A. Mit den Fußballen auf dem Gymnastikball, in der Liegestütz-Position, beugen Sie die Knie und bewegen sie zur Brust.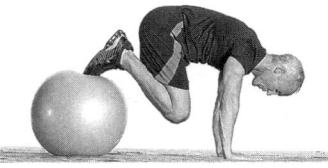

B. Strecken Sie Ihre Beine, während Sie den Ball in die Ausgangsposition zurückrollen. Die Bauchmuskeln bleiben die ganze Zeit angespannt. 10 Wiederholungen.

C. Bewegen Sie die Knie in Richtung der rechten Achselhöhle. Strecken Sie die Beine, während Sie den Ball in die Ausgangsposition zurückbringen. Die

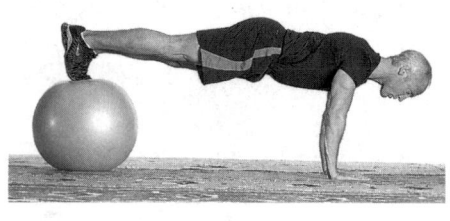

Bauchmuskeln bleiben die ganze Zeit angespannt. 10 Wiederholungen.

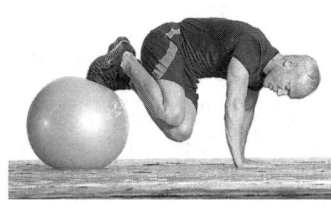

D. Bewegen Sie die Knie in Richtung der linken Achselhöhle. Strecken sie die Beine, während Sie den Ball in die Ausgangsposition zurückbringen. Die Bauchmuskeln bleiben die ganze Zeit angespannt. 10 Wiederholungen. Bleiben Sie in der Liegestütz-Position und gehen Sie über zu den Pikes.

Liegestütze auf Gymnastikball mit Hüftbeugung nach oben (Pikes)

A. Von der Liegestütz-Position aus mit den Fußballen auf dem Gymnastikball heben Sie die Hüften gegen die Decke an. Während Sie den Ball Richtung Körpermitte bewe-

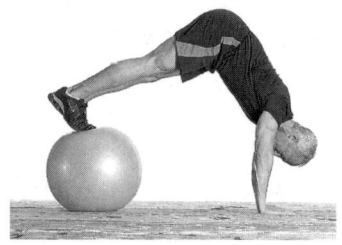

gen, bleibt die Bauchmuskulatur angespannt, und die Beine sind gestreckt. Ihr Oberkörper sollte ein umgedrehtes »V« bilden. Halten Sie diese Stellung 10 bis 15 Sekunden.

B. Kehren Sie zu den Liegestützen zurück und wiederholen Sie ein oder zwei Mal Liegestützen, Ball Tucks und Pikes in Folge.

Platypus Walk (Schnabeltier-Gang) mit Medizinball

A. Nehmen Sie einen Medizinball in beide Hände, und strecken Sie die Arme über den Kopf. Gehen Sie in die Sitzhocke, bis die Knie vertikal auf Höhe der Zehen sind, und strecken Sie das Gesäß so weit wie möglich nach hinten.

B. Behalten Sie eine gerade Oberkörperhaltung bei, und bewegen Sie sich nach vorn, wobei Sie sich jeweils mit den Fersen

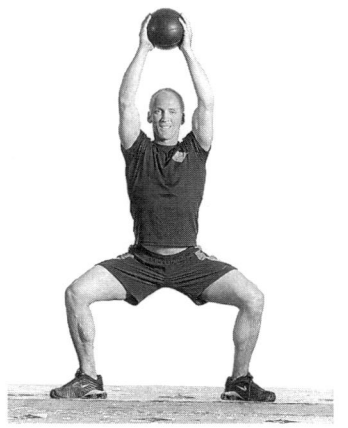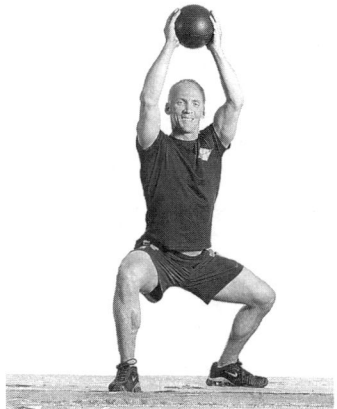

abstoßen. Wenn Sie diese Übung korrekt ausführen, werden Ihr Gesäß und die Innenseite der Oberschenkel wie ein Fegefeuer brennen. Bewegen Sie sich auf diese Weise durchs Zimmer, drehen Sie sich um, und marschieren Sie zurück. Falls es sich um ein kleines Zimmer handelt, sollten Sie diese Übung gleich noch einmal machen, bevor Sie zu den Ausfallschritten übergehen.

Gesprungener Ausfallschritt

A. Sie stehen hüftbreit und machen mit dem rechten Fuß einen großen Schritt nach vorn. Dann senken Sie sich in einen Ausfallschritt hinab, bis Sie mit beiden Beinen einen rechten Winkel bilden.

B. Stoßen Sie sich mit beiden Füßen ab, sodass beide Beine kurz in der Luft sind, und wechseln Sie die Positionen der Beine. Jetzt ist der linke Fuß vorne und das rechte Bein ist hinten. Sie landen wieder in einem Ausfallschritt. 10- bis 15-mal wechselweise rechts und links wiederholen.

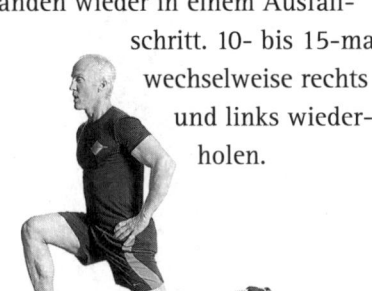
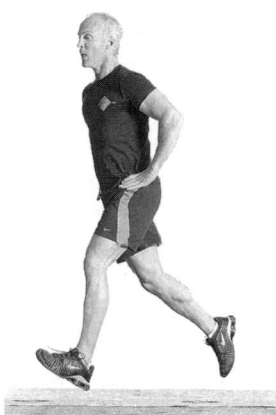

Seitlicher Ausfallschritt mit Medizinball

A. Sie stehen etwas weiter als hüftbreit. Nehmen Sie den Medizinball in beide Hände auf Brusthöhe, die Ellbogen sind gebeugt.

B. Beugen Sie das linke Knie, machen Sie einen halben Ausfallschritt und halten Sie das rechte Bein gestreckt. Drücken Sie im Ausfallschritt mit gestreckten Armen den Ball von der Brust weg, die Arme sind dabei parallel zum Boden ausgerichtet. In dieser Position zählen Sie bis fünf. Gehen Sie wieder in die aufrechte Position, und ziehen Sie den Ball zurück zur Brust. Wiederholen Sie diese Übung 15-mal, und wechseln Sie dann die Seite.

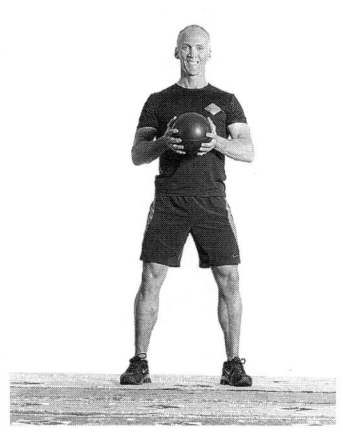
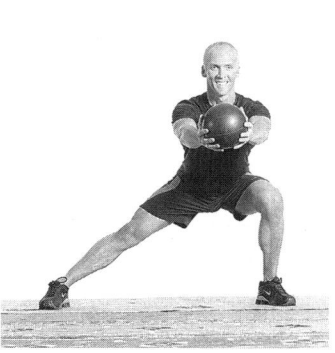

Tiefes Körperbrett auf dem Gymnastikball

Sie legen den Ball auf den Boden, legen sich mit dem Bauch darauf und bringen sich wie vorher beschrieben in die Liegestütz-Position, wobei die Fußballen 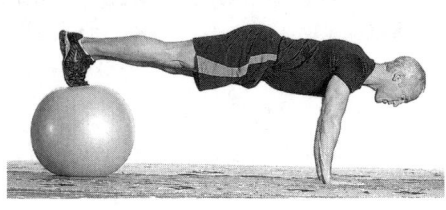 auf dem Ball und die Handflächen unter Ihrer Brust auf dem Boden sind. Spannen Sie die Bauchmuskeln an, und achten Sie darauf, die Hüften nicht abzusenken. Bleiben Sie etwa 15 Sekunden in dieser Position.

Hohes Körperbrett auf dem Gymnastikball

Nehmen Sie eine Liegestütz-Position ein, bei der die Handflächen auf dem Ball ruhen und die Fußballen auf den Boden gestellt sind. Die Beine sollten gestreckt sein, und Ihr Körper sollte zwischen Fersen und Kopf eine Diagonale bilden. Halten Sie diese Position für 15 Sekunden. Gehen Sie zum tiefen Körperbrett zurück und wiederholen Sie erst das tiefe und dann das hohe Körperbrett ein- oder zweimal.

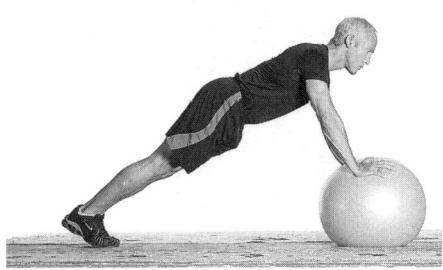

Vom einbeinigen Liegestütz in die T-Stellung

A. Nehmen Sie die Liegestütz-Position ein,
mit den Handflächen
auf dem Boden unter-
halb der Schultern und

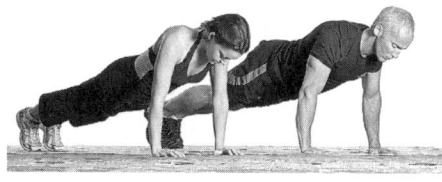

den Fußballen ebenfalls auf dem Boden.

B. Heben Sie das linke Bein vom Boden weg. Beugen Sie die
Ellbogen seitlich nach
außen, während Sie
Kopf und Brust zum
Boden senken. Sobald
der Kopf knapp über
dem Boden ist, atmen

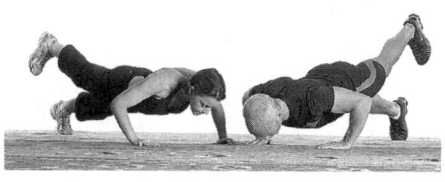

Sie unter gleichzeitigem Zurückdrücken nach oben aus.

C. Drehen Sie den Rumpf nach links und legen Sie das rechte
Bein und den rechten Fuß über das
linke Bein. Heben Sie den rechten
Arm hoch. Nun sollten Sie auf der
linken Handfläche und dem äuße-
ren Rand des linken Fußes das
Gleichgewicht halten kön-
nen. Die Bauchmuskeln
sollten angespannt,
das Steißbein

leicht angezogen und die Taille und der Rumpf gerade sein, während Sie mit gestrecktem Arm zur Decke greifen. Bleiben Sie zwei Sekunden in dieser Position. Senken Sie sich in die Liegestütz-Position ab, und wiederholen Sie die Übung mit angehobenem rechten Bein, dann erst die T-Stellung mit dem angehobenen linken Arm. Fahren Sie mit der Übung fort, indem Sie wechselweise Arme und Beine bei insgesamt 10 Liegestützen und 5 T-Stellungen einsetzen.

Sumo-Ausfallschritt mit Sidekick und Frog Jump (Strecksprung)

A. Sie stehen in einer »Sumo«-Position, die Beine etwas mehr als eine Schulterbreite voneinander entfernt, die Knie gebeugt und das Körpergewicht über den Fersen.

B. Machen Sie mit dem rechten Bein einen großen Schritt seitwärts, führen Sie das rechte Knie gebeugt zur Brust und strecken Sie dann das Bein nach rechts, alles in einer einzigen durchgehenden Bewegung.

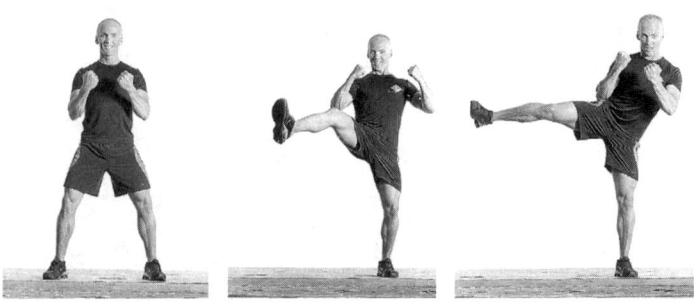

C. Sobald der rechte Fuß den Boden berührt, führen Sie das Knie zurück zur Brust und vollenden den Sidekick, indem Sie einem imaginären Gegner seitlich mit der rechten Ferse in den Magen treten (oder ans Kinn, je nach Körpergröße des imaginären Gegners).

D. Senken Sie das rechte Bein zum Boden, und gehen Sie in die Sumo-Position. Gehen Sie in eine Kniebeuge, und strecken Sie das Gesäß nach hinten. Die Knie müssen über und nicht vor den Zehen sein.

E. Jetzt springen Sie auf und stoßen die Arme über den Kopf nach oben. Sie landen auf den Fersen und rollen nach vorn auf die Zehen. Wiederholen Sie den Sumo-Ausfallschritt mit Sidekick mit dem linken Bein, wiederum mit einem Frog Jump zum Abschluss. Danach immer links und rechts abwechselnd, bis Sie auf jeder Seite 10 Sumo-Ausfallschritte und 10 Frog Jumps ausgeführt haben.

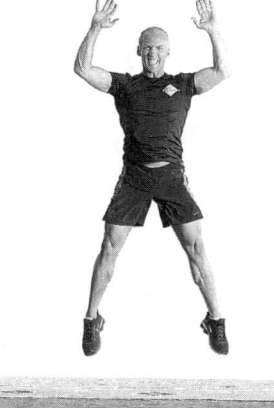

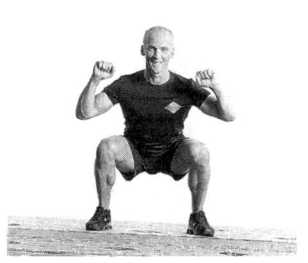

Gesprungene Kniebeuge mit breiter Beinstellung (Jump Squats)

A. Sie stehen etwas breiter als Schulterbreite. Gehen Sie in die Hocke, und strecken Sie das Gesäß heraus. Halten Sie Ihre Knie über – und nicht vor – die Fußspitzen.

B. Springen Sie auf, und stoßen Sie die Arme über den Kopf nach oben, wobei sich die beiden Fersen kurz berühren. Bringen Sie die Füße wieder auseinander, ehe Sie auf dem Boden aufkommen und sich nach vorn auf die Zehen abrollen. Führen Sie 15 Wiederholungen aus.

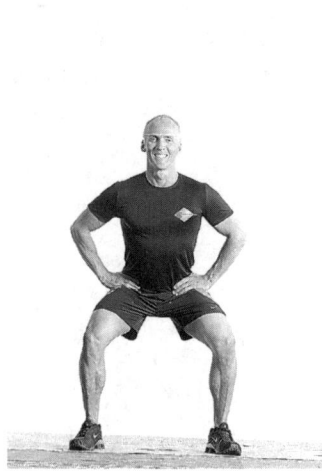 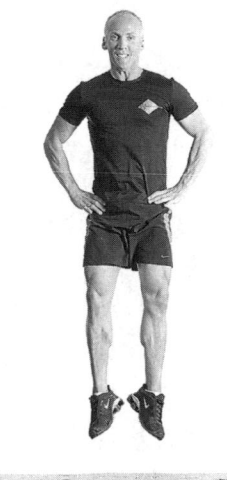

Ausfallschritt nach hinten mit Frontkick

A. Sie stehen schulterbreit. Halten
Sie Ihren Rumpf stabil, und verlagern Sie das Gewicht auf die Fersen. Machen Sie einen großen
Schritt mit dem rechten Fuß nach
hinten, stehen Sie fest, und senken
Sie dann Ihren Körper, bis beide
Beine in einem rechten Winkel gebeugt sind (Anmerkung: Wie Sie

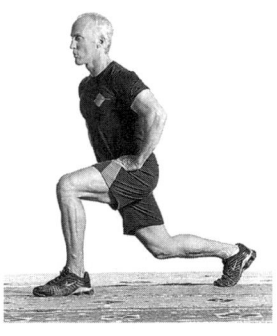

auf dem linken Foto sehen, neige ich mich im unteren Teil
des Ausfallschrittes mit dem Körper leicht nach vorne. Diese
Variante verteilt die Belastung besser auf Gesäß und Hüften,
was die Übung effektiver macht).

B. Atmen Sie aus, während Sie die Beine ausstrecken. Heben
Sie den rechten Fuß an, führen Sie das rechte Knie zur Brust
und holen Sie zu einem Frontkick
aus, den Sie einem imaginären Gegner versetzen, der gerade vor Ihnen
steht. Machen Sie 15 Ausfallschritte
und Frontkicks mit dem rechten
Bein, und wiederholen Sie auf der
linken Seite. Dann gehen Sie wieder zurück zu den Jump Squats
und machen von jeder der beiden
Übungen nochmals je einen Satz.

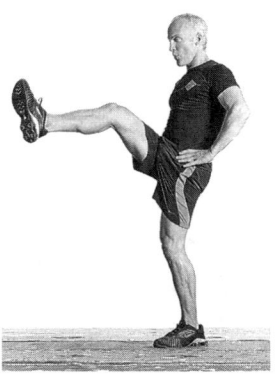

Davids Kurzhantelkreisen auf dem Gymnastikball (David's Dumbbell Wraparound)

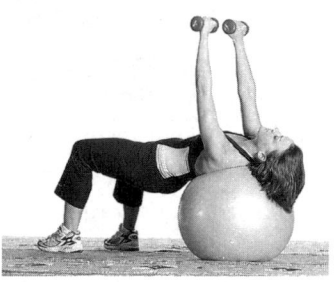

A. Von der sitzenden Position auf dem Gymnastikball aus laufen Sie mit den Füßen vorwärts und gleiten mit dem Rumpf den Ball entlang, bis Sie in die »Bankdrück-Position« kommen. Nun liegen Sie mit dem oberen Teil des Rückens und dem Kopf auf dem Ball, die Knie sind im rechten Winkel gebeugt und die Füße auf den Boden gestellt. Sie halten in jeder Hand eine Kurzhantel und strecken die Arme zur Decke.

B. Senken Sie die Arme hinter Ihren Kopf.

C. Sobald Ihre Arme parallel zum Boden ausgerichtet sind und die Handflächen nach oben zeigen, führen Sie mit den Armen einen Halbkreis nach unten zur Hüfte aus, die Arme bleiben stets parallel zum Boden.

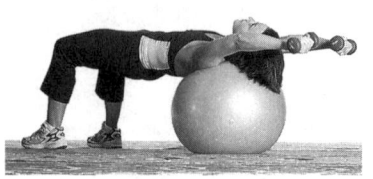
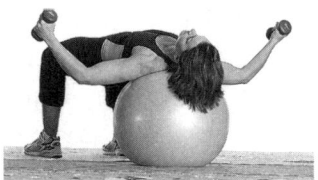

D. Beugen Sie die Ellbogen und drücken Sie die Hände über Ihrem Nabel zusammen, als würden Sie eine dicke Eiche umarmen. Zurück zur Ausgangsposition. Führen Sie 20 bis 30 Wiederholungen aus. Bleiben Sie dann in der

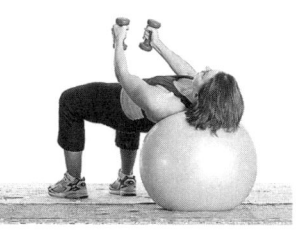

Bankdrück-Position, und gehen Sie zur nächsten Übung über.

Davids eindrehendes Kurzhantel-Brustdrücken (David's Inverted Dumbbell Chest Press)

A. Auf dem Gymnastikball beugen Sie von der Bankdrück-Position aus die Ellbogen nach außen, mit einer Kurzhantel in jeder Hand. Die Arme sollten in einem rechten Winkel gebeugt sein. Drehen Sie die Hände, sodass die Handflächen zum Kopf gerichtet sind.

B. Drücken Sie die Hände Richtung Decke. Während Sie die Arme strecken, drehen Sie die Hände, sodass die Handflächen

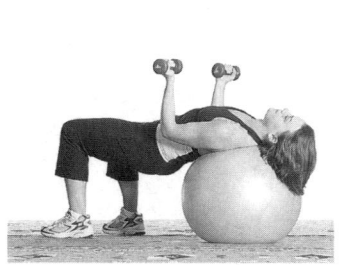 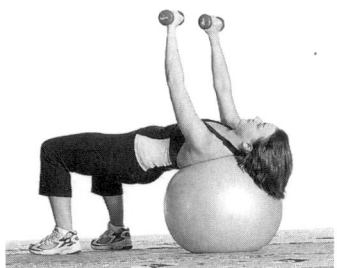

zu den Füßen gerichtet sind. Während Sie die Arme senken, drehen Sie die Hände wieder zurück zur Ausgangsposition. Führen Sie 20 bis 30 Wiederholungen aus. Bleiben Sie in der Bankdrück-Position, und fahren Sie mit der nächsten Übung fort.

Trizepsdrücken liegend auf dem Gymnastikball

A. Nehmen Sie von Ihrer Bankdrück-Position aus in jede Hand eine Kurzhantel, und beugen Sie den rechten Ellbogen Richtung Boden, bis er über Ihrem Kopf ist.

B. Halten Sie den rechten Ellbogen gebeugt, und senken Sie jetzt Ihre rechte Hand hinter Ihrem Kopf in Richtung Boden bis auf Ohrenhöhe ab (Anmerkung: Der linke Arm muss unbedingt gestreckt über der Brust bleiben).

C. Strecken Sie Ihren Arm und beugen Sie dann den Ellbogen erneut, wobei Sie dieses Mal aber Ihre linke Hand in Richtung rechter Brust senken. Führen Sie Position B und C abwech-

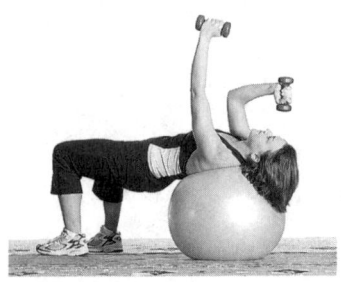 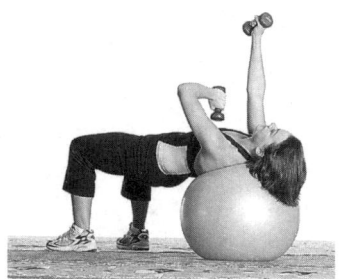

selnd 20- bis 30-mal aus. Wiederholen Sie dann die Übung mit dem anderen Arm. Fahren Sie von der Bankdrück-Position aus mit der nächsten Übung fort.

Schrägbankdrücken mit Kurzhanteln auf dem Gymnastikball

A. Gleiten Sie mit dem Rumpf langsam von der Bankdrück-Position herab, bis Sie eine gewisse Neigung (siehe Bild) erreichen, wobei Ihre Knie 90° gebeugt sind, die Füße auf dem Boden unter den Knien stehen und der untere sowie der mittlere Teil des Rückens auf dem Ball liegen. Nehmen Sie in jede Hand eine Kurzhantel, beugen Sie die Ellbogen, und bringen Sie die Hände an die Schultern.

B. Strecken Sie die Arme, während Sie die Kurzhanteln langsam in einer geraden Linie von der Brust wegdrücken. Gehen Sie dann in die Ausgangsposition zurück, und wiederholen Sie die Übung 20- bis 30-mal.

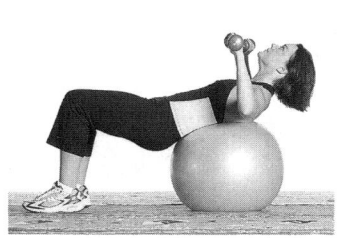 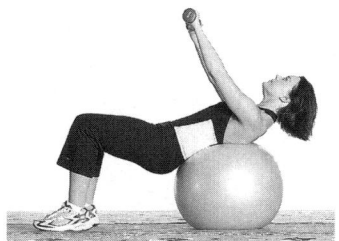

Trizepsdrücken auf dem Gymnastikball (Bench Dips)

A. Setzen Sie sich auf den Boden. Legen Sie die Fersen oder Waden oben auf den Gymnastikball und die Handflächen – mit nach vorne gerichteten Fingern – auf den Boden hinter Ihren Hüften.

B. Drücken Sie Ihr Körpergewicht in die Handflächen, während Sie die Ellbogen strecken und das Gesäß anheben. Beugen Sie die Ellbogen, während Sie das Gesäß wieder zu Boden senken, ohne aber den Boden zu berühren. Dann strecken Sie die Ellbogen erneut und wiederholen die Übung 20- bis 30-mal. Mit den Fersen auf dem Ball fahren Sie mit der nächsten Übung (Reverse Plank) fort.

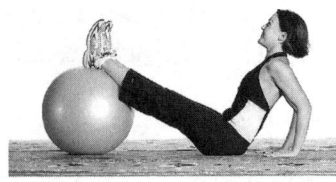 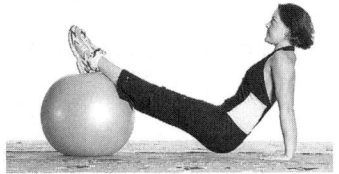

Umgedrehtes Körperbrett mit Füßen auf dem Gymnastikball (Reverse Plank)

Ihre Fersen sind auf dem Ball, Ihre Handflächen liegen auf dem Boden. Stützen Sie sich jetzt mit den Händen ab, während Sie Arme und Beine strecken und so in die Position eines

umgedrehten Körper-
bretts kommen. Rich-
ten Sie Hüften und
Brustbein auf, und blei-
ben Sie 15 Sekunden
in dieser Stellung. Sen-
ken Sie Ihren Körper,
und führen Sie wieder
Bench Dips (vorherige

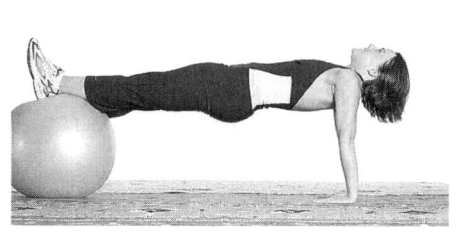

Seite) aus. Führen Sie von beiden Übungen je zwei oder mehr
Sätze aus.

Schulter-Frontheben mit Schulterrotationen zur Seite (David's Ultimate Shoulder Shaper I)

A. Sie liegen mit der Brust oder dem Bauch auf dem Gymnastikball (was immer für Sie bequemer ist). Stützen Sie die Fußflächen gegen eine Wand (sobald Sie kräftiger sind, können
Sie bei dieser Übung auch ohne Wand auskommen; dadurch
wird die Übung anspruchsvoller). Nehmen Sie in jede Hand
eine Kurzhantel, und halten Sie diese mit gestreckten Armen
knapp über dem Boden.

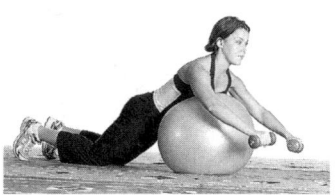 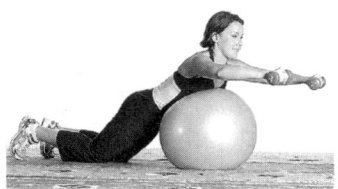

B. Heben Sie die Kurzhanteln
an, bis sich die Arme parallel
zum Boden und in einer Linie
zur Schulter befinden.

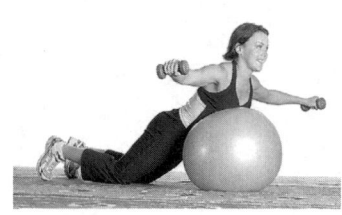

C. Führen Sie einen Halbkreis
mit den Armen aus. Die Arme
bleiben gestreckt und bilden mit dem Rumpf jeweils einen
rechten Winkel.

D. Senken Sie die Kurzhanteln zu Boden Dann verfahren Sie
umgekehrt, indem Sie die Kurzhanteln in einem rechten Winkel zum Rumpf auf Schulterhöhe anheben und sie in einem
Halbkreis nach vorne bringen. Führen Sie 20 bis 30 Wiederholungen aus.

Schulter-Seitheben auf dem Gymnastikball (David's Ultimate Shoulder Shaper II)

A. Sie liegen mit der linken Körperseite auf dem Gymnastikball. Stellen Sie die Beine in eine Scherenposition, um sich

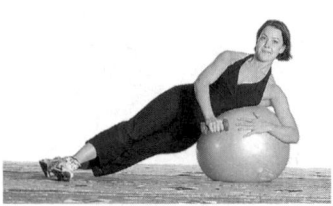
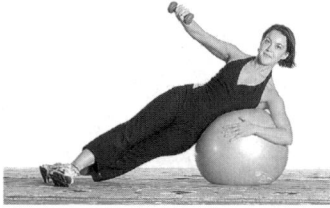

besser abstützen zu können, und legen Sie den linken Arm um den Ball, um das Gleichgewicht zu halten. Nehmen Sie eine Kurzhantel in die rechte Hand und legen Sie den Oberarm auf die rechte Körperseite.

B. Heben Sie die Kurzhantel gegen die Decke an, bis der Arm von der Schulter aus gestreckt ist. Senken Sie die Kurzhantel wieder, und wiederholen Sie die Übung 20- bis 30-mal.

Rumpfstrecken (Hyperextensions)

A. Legen Sie Ihren Bauch auf den Gymnastikball. Stützen Sie die Fußflächen gegen eine Wand (sobald Sie kräftiger sind, können Sie bei dieser Übung auch ohne Wand auskommen; dadurch wird die Übung anspruchsvoller). Nehmen Sie in jede Hand eine Kurzhantel, und beugen Sie die Ellbogen nach außen, die Hände sind nahe bei den Ohren.

B. Strecken Sie den Rücken, während Sie Kopf, Schultern und Ellbogen zur Decke aufrichten. Legen Sie sich wieder ab, und machen Sie 15 bis 20 Wiederholungen. Bleiben Sie für die nächste Übung in dieser Position.

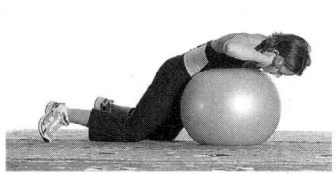 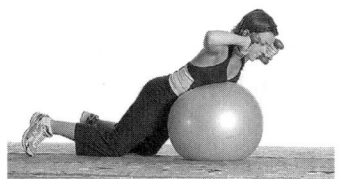

Kurzhantel-Rudern nach hinten auf dem Gymnastikball

A. Legen Sie Ihren Bauch oder Ihre Brust auf den Gymnastikball, und stützen Sie die Füße mit den Fußflächen gegen eine Wand. Nehmen Sie in jede Hand eine Kurzhantel, und platzieren Sie Ihre Hände am Boden unter den Schultern.

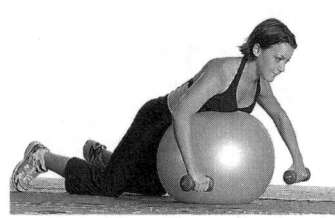

B. Beugen Sie die Ellbogen seitlich nach außen, während Sie die Kurzhanteln anheben, als würden Sie rudern. Gehen Sie dann zurück zur Ausgangsposition.

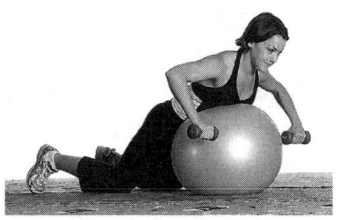

C. Heben Sie die Kurzhanteln wieder an, die Ellbogen bleiben dieses Mal aber nahe beim Rumpf. Führen Sie Position B und C jeweils 15- bis 20-mal abwechselnd aus. Kehren Sie dann zur Rumpfstreck-Übung zurück, und führen Sie von jeder Übung (Rumpfstrecken und Kurzhantel-Rudern) ein oder zwei weitere Sätze aus.

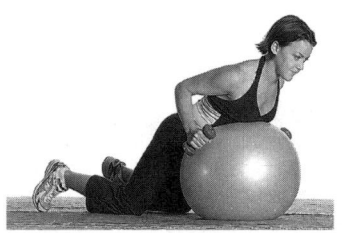

Spiderman-Liegestütz

A. Ehre, wem Ehre gebührt. Ronnie ist einer meiner Trainer im Madison Square Club, und ich habe gesehen, wie er diese Übung mit seinen Klienten durchgeführt hat. Eine recht demütigende und mühselige Übung, aber dafür sehr effizient. Sie gehen in eine kriechende Position und bringen die Knie unter die Hüften und die Hände unter die Brust. Strecken Sie den rechten Arm und das linke Bein aus.

B. Kriechen Sie vorwärts, als wären Sie Spiderman, der eine Wand hinaufkrabbelt, wobei jeweils das linke Bein und der rechte Arm bzw. das rechte Bein und der linke Arm gestreckt werden. Senken Sie jedes Mal, wenn Sie vorwärts kriechen, den Oberkörper ab und führen Sie einen seitlich versetzten Liegestütz aus. Wenn beispielsweise der rechte Arm und das linke Bein ausgestreckt sind, beugen Sie beide Ellbogen und senken die Brust Richtung Boden. Führen Sie 20 Wiederholungen aus.

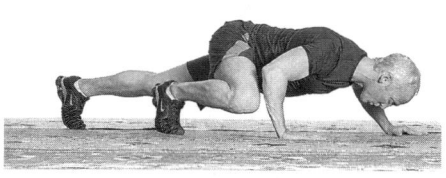

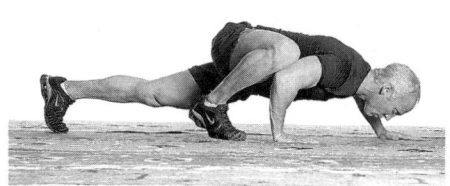

Gesprungener Liegestütz (Plyometrischer Liegestütz)

A. Nehmen Sie die Liegestütz-Position ein, mit den Knien und den Schienbeinen auf dem Boden und den Handflächen unterhalb der Brust (sobald Sie kräftiger sind, können Sie diese Übung mit gestreckten Beinen machen). Beugen Sie die Ellbogen, und machen Sie einen Liegestütz.

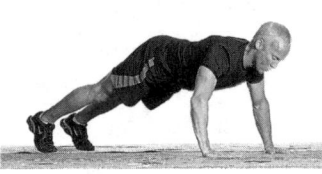

B. Stoßen Sie sich explosiv vom Boden ab und klatschen Sie in die Hände. Machen Sie 10 bis 15 Wiederholungen. Absolvieren Sie dann noch je einen Satz von Ronnies Spidermans und von diesen plyometrischen Liegestützen, ehe Sie zur nächsten Übung weitergehen.

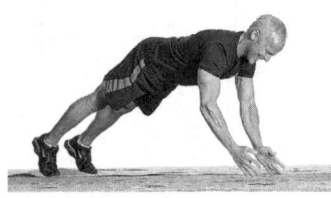 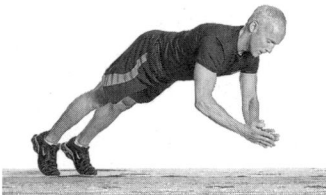

Crossover-Aufallschritte vorwärts und rückwärts mit Bizeps-Curls

A. Sie stehen schulterbreit und nehmen in jede Hand eine Kurzhantel. Arme an den Seiten nach unten strecken.

B. Machen Sie einen großen Schritt mit dem rechten Fuß diagonal nach vorne, sodass Sie etwa in einer Elf-Uhr-Stellung stehen. Während Sie die Knie beugen, führen Sie einen sogenannten Bizeps-Curl aus, wobei Sie die Kurzhanteln in Richtung Oberarme nach oben bringen.

C. Strecken Sie die Beine, dann heben Sie da rechte Knie an und bewegen es in Richtung Brust, während Sie gleichzeitig die Arme senken. Machen Sie mit dem rechten Bein jetzt einen Ausfallschritt rückwärts, sodass Sie in einer Acht-Uhr-Stellung stehen. Zu diesem Ausfallschritt nach hinten füh-

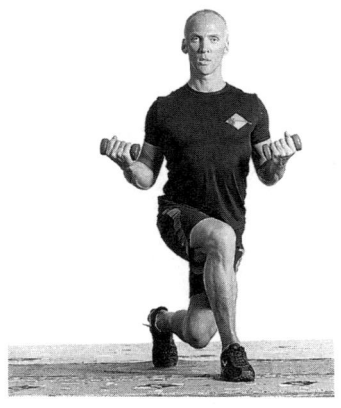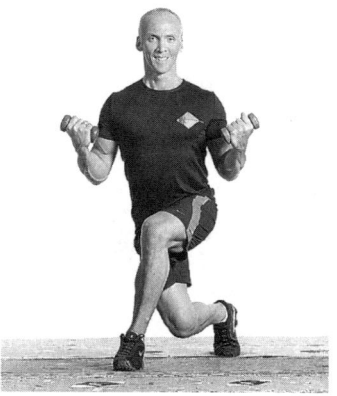

ren Sie gleichzeitig einen Bizeps-Curl aus. Machen Sie 15 bis 20 Wiederholungen mit dem rechten Bein, und wechseln Sie dann zum Ausfallschritt mit dem linken Bein. Beim Ausfallschritt nach vorn kommen Sie dabei in die Ein-Uhr-Stellung, beim Ausfallschritt nach hinten in die Fünf-Uhr-Stellung.

Plié Squats mit Bizeps-Konzentrations-Curls (Plié Squat = Kniebeuge mit seitwärts ausgestellten Füßen und Knien)

A. Ihre Füße stehen etwas mehr als eine Hüftbreite voneinander entfernt. Drehen Sie die Fußspitzen nach außen und die Fersen nach innen. Nehmen Sie in jede Hand eine Kurzhantel, die Hände sollten auf Hüfthöhe sein.

B. Verlagern Sie das Gewicht auf die Fersen, beugen Sie die Knie, und strecken Sie das Gesäß nach hinten.

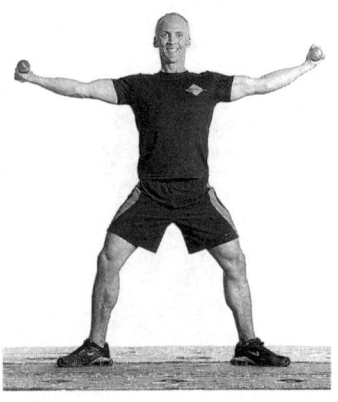 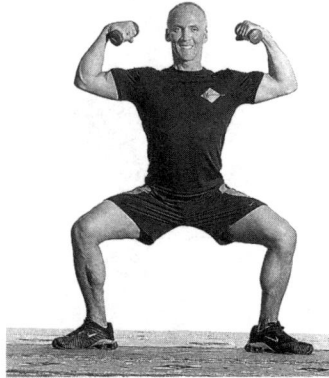

C. Bleiben Sie in dieser Stellung, und strecken Sie die Arme seitlich bis auf Schulterhöhe. Bringen Sie die Hände Richtung Schultern, die Oberarme bleiben stets parallel zum Boden. Führen Sie 20 bis 30 Bizeps-Curls mit gleichzeitigen Kniebeugen aus.

Beinschere

A. Setzen Sie sich auf den Boden und strecken Sie die Beine von sich, Ihre Hände liegen etwa 30 cm hinter dem Gesäß, die Finger sind nach vorne gerichtet. Lehnen Sie sich leicht zurück, sodass sich zwischen Ihrem Rumpf und dem Boden ein 45°-Winkel ergibt. Beugen Sie die Knie Richtung Brust, sodass Sie den Oberkörper stabilisieren können (Anmerkung: Sollten Sie mit dem unteren Teil des Rückens Probleme haben, dann halten Sie diese Position und führen den Scherenteil nicht aus).

B. Strecken Sie die Beine, bis sie wieder einen 45°-Winkel zum Boden bilden.

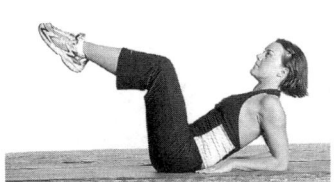 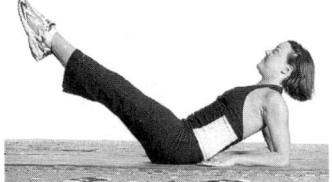

C. Machen Sie hin und her Beinscheren – zunächst das rechte Bein über das linke führen, dann das linke über das rechte. Bewegen Sie die Beine während der Scheren-bewegungen gleichzeitig rauf

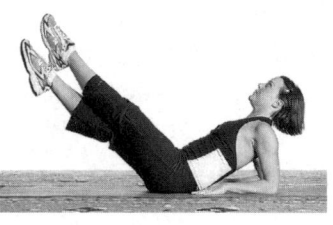

und runter, so als stiegen Sie eine imaginäre Treppe hinauf und hinunter, wobei Sie die Scherenbewegungen so hoch und so niedrig wie möglich sowie in allen Bereichen dazwischen ausführen. Machen Sie die Beinscheren 30 Sekunden lang.

Rumpf–Seitneigung mit Medizinball (Side Crunch on Ball)

A. Sie liegen mit der linken Körperseite auf dem Gymnastik-ball. Schlagen Sie die Beine übereinander, das rechte Bein liegt über dem linken, sodass Sie einen guten Halt haben. Legen Sie die linke Handfläche auf den Bauch oder auf die Taille. Neh-men Sie einen kleinen Medizinball in die rechte Hand, und he-ben Sie ihn auf Augenhöhe, der Ellbogen ist gebeugt.

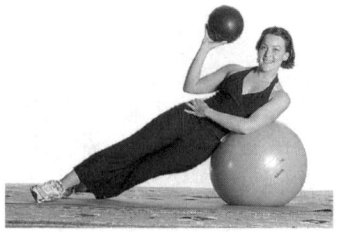
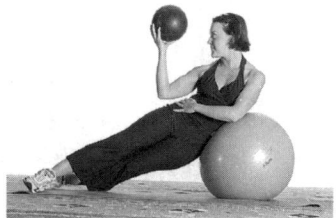

B. Führen Sie jetzt seitliche Bauchpressen aus, in kleinen Bewegungen aufwärts, während Sie die Bewegungen des Medizinballs mit den Augen verfolgen. Zurück zur Ausgangsposition, 15 bis 20 Wiederholungen, dann Seite wechseln.

Crunch auf Gymnastikball mit Medizinball

A. Legen Sie sich mit dem unteren Teil des Rückens auf den Gymnastikball, die Knie im rechten Winkel gebeugt und die Füße flach auf den Boden gestellt. Die obere Rumpfpartie sollte nicht auf dem Ball liegen, sondern nur der untere Rückenteil und der Gesäßansatz. Halten Sie über der Brust einen Medizinball in beiden Händen. Kippen Sie das Becken nach vorne.

B. Schauen Sie nach oben, während Sie den Oberkörper aufrollen, und stellen Sie sicher, dass das Steißbein eingezogen und das Gesäß straff ist. Gehen Sie zurück in die Ausgangsposition, und führen Sie 15 bis 20 Wiederholungen aus.

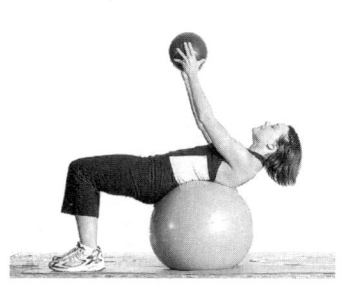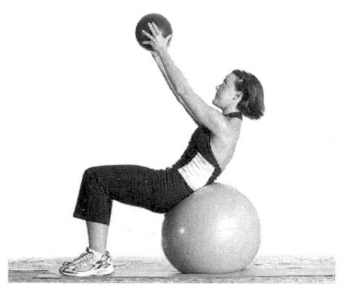

Einrollender Crunch mit Gymnastik- und Medizinball

A. Sie liegen mit dem Rücken auf dem Boden. Umklammern Sie einen Gymnastikball mit den Knien und Unterschenkeln. Die Arme sind hinter den Kopf gestreckt, in den Händen halten Sie einen Medizinball. Ziehen Sie die Knie an, und heben Sie die Füße vom Boden ab, bis Ihre Oberschenkel senkrecht zum Rumpf stehen.

B. Atmen Sie aus, während Sie das Gesäß anheben und den Gymnastikball zur Decke heben. Rollen Sie den Oberkörper nach oben, und führen Sie den Medizinball zu den Knien, als würden Sie diesen gegen den Gymnastikball werfen (den Gymnastikball aber weiter gut festhalten). Gehen Sie zurück in die Ausgangsposition, und führen Sie 15 bis 20 Wiederholungen aus.

Nach dem Training machen Sie mindestens 3 bis 5 Minuten lang Dehnübungen.
Diese Cool-down-Übungen finden Sie weiter hinten in diesem Kapitel.

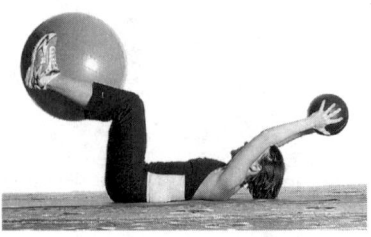 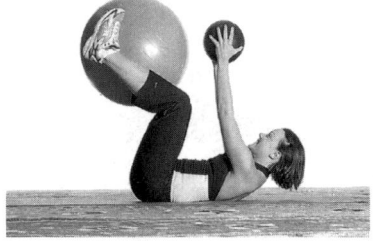

Das Ultimative Body-Shaping für Bauch, Rücken und Rumpf

Führen Sie die folgende Übungsserie zur Muskelstraffung 15 Minuten lang an zwei Tagen pro Woche durch (wie im Abschnitt »Ihr Kalender für den Ultimativen New York Body Plan« ausgeführt), um den Bauch, die Taille und den unteren Teil des Rückens zu straffen, zu formen und den Umfang dieser Zonen zu reduzieren. Ich habe dazu einige der anspruchsvollsten – und wirksamten – Übungen ausgewählt, die je konzipiert wurden und genau auf die Bauchmuskeln abzielen. Die meisten dieser Übungen habe ich selbst im Lauf der Jahre für meine Klienten kreiert, die den Bereich um Bauch und Hüften als ihre größte Problemzone einstuften.

Halten Sie sich an dieses Straffungstraining, und Sie werden garantiert gute Resultate erzielen. Vergessen Sie nicht, die besprochene Verbindung zwischen Geist und Körper aufrechtzuerhalten. Die Konzentration kann schnell nachlassen. Wehren Sie sich dagegen, und trainieren Sie immer bewusst – seien Sie also auch gedanklich bei Ihren Bauchmuskeln, Ihren Hüften und Ihrem Rücken, wenn Sie trainieren.

Rumpfbeugen im Stand (Good Mornings)

A. Sie stehen hüftbreit. Halten Sie den Gymnastikball mit beiden Händen über Ihren Kopf.

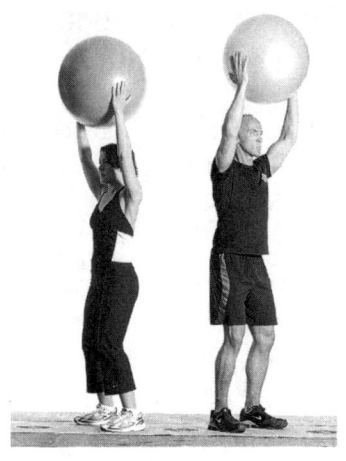

B. Beugen Sie sich mit leicht gebeugten Knien von den Hüften aus vor, die Arme bleiben dabei auf Ohrenhöhe. Sie stoppen, sobald der Rumpf eine Hüftbeugung von 90° erreicht hat. Strecken Sie sich von den Fingerspitzen über den Kopf bis zum Steißbein durch. Der Rücken ist gerade, und die Bauchmuskeln sind angespannt. Bleiben Sie 20 bis 30 Sekunden in dieser Position.

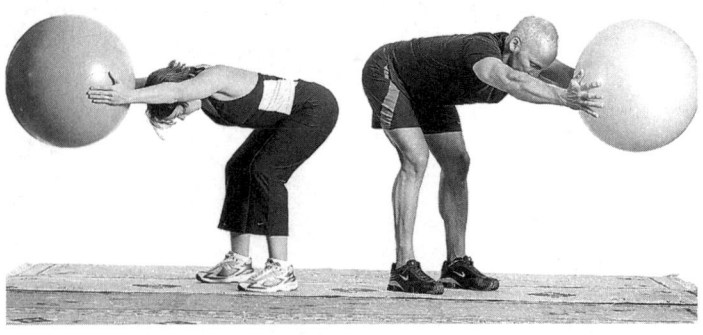

Rotierende Rumpfbeugen aus dem Stand (Good Mornings with Rotation)

A. Sie stehen hüftbreit. Halten Sie den Gymnastikball mit beiden Händen über Ihren Kopf. Beugen Sie sich mit leicht gebeugten Knien von den Hüften aus vor, die Arme bleiben dabei auf Ohrenhöhe. Sie stoppen, sobald der Rumpf eine Hüftbeugung von 90° erreicht hat. Strecken Sie sich von den Fingerspitzen über den Kopf bis zum Steißbein durch. Der Rücken ist gerade, und die Bauchmuskeln sind angespannt.

B. Heben Sie das rechte Schulterblatt an und senken Sie das linke gegen den Boden, während Sie in den Hüften rotieren. Strecken Sie sich nach wie vor von den Fingerspitzen über den Kopf bis zum Steißbein durch. Bleiben Sie 15 Sekunden in dieser Position, dann wechseln Sie die Seite.

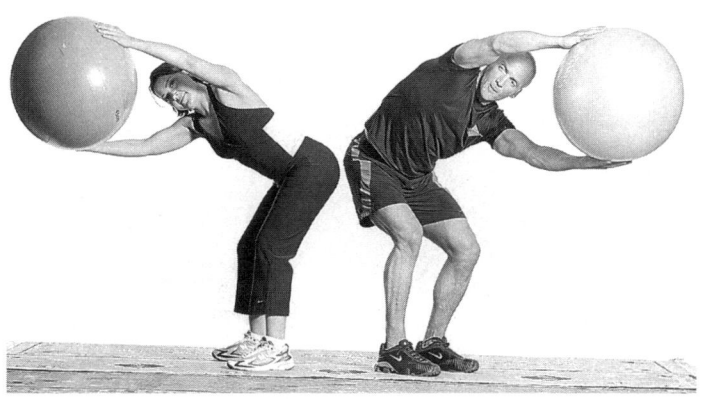

Körperbrett mit Ball

Legen Sie Ihre Handflächen
auf den Gymnastikball. Strecken Sie die Beine, und balancieren Sie auf den Fußballen.
Je näher die Füße beieinander
stehen, desto schwieriger wird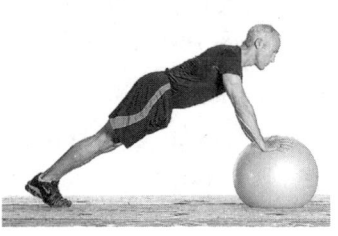
das Balancieren. Spannen Sie die Bauchmuskeln an, und hal-
ten Sie den unteren Rücken gerade. Strecken Sie sich von den
Fersen bis zur Kopfspitze durch. Bleiben Sie 20 bis 30 Sekunden in dieser Position.

Davids Ultimativer Diagonal-Crunch

A. Sie liegen mit dem unteren Rückenteil auf dem Ball, die
Knie halten Sie gebeugt und die Füße auf dem Boden. Nehmen Sie einen Medizinball in die rechte Hand. Strecken Sie
den rechten Arm seitlich von der rechten Schulter weg. Strecken Sie den linken Arm seitlich um etwa 45° vom linken
Hüftknochen weg.

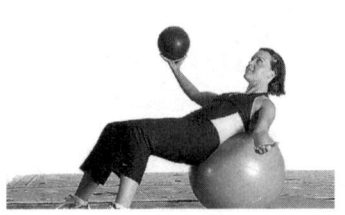
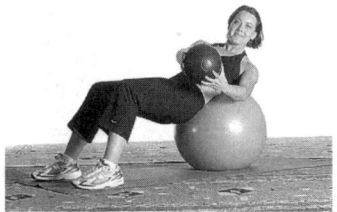

B. Atmen Sie aus, während Sie die rechte Schulter anheben und den Ball nahe der linken Hüfte an die linke Hand übergeben.

C. Heben Sie den linken Arm auf Schulterhöhe an, und senken Sie den rechten Arm bis auf Hüfthöhe. Nun übergeben Sie den Ball der rechten Hand. Sie setzen die Übung fort, indem Sie den Ball von der ei-

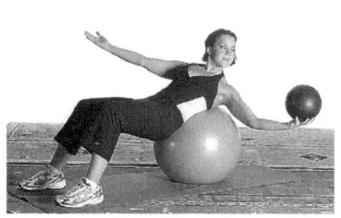

nen Hand in die andere nehmen, den Rumpf hin und her drehen und den Ball mit den Augen verfolgen. Machen Sie 20 bis 30 Wiederholungen.

Doppelter Crunch diagonal (mit Heranziehen der Knie)

A. Sie liegen mit dem Rücken auf dem Boden. Die Ellbogen sind gebeugt und zeigen nach außen, die Fingerspitzen sind hinter den Kopf gelegt. Beugen Sie die Knie, und heben Sie die Beine an, bis die Schienbeine parallel zum Boden ausgerichtet sind.

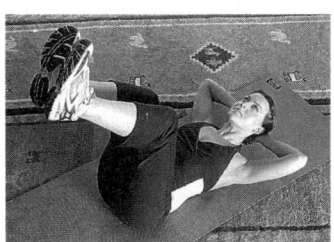
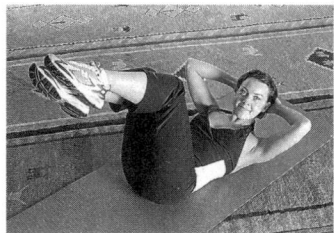

B. Atmen Sie aus, während Sie die Knie zur rechten Schulter drehen und die Schultern gleichzeitig anheben. Wieder absenken und dann die Knie zur linken Schulter drehen. Führen Sie links und rechts abwechselnd 20 bis 30 Wiederholungen aus.

Crunch mit diagonalem Anheben des Gesäßes zur Rumpfmitte

A. Sie liegen auf dem Rücken. Klemmen Sie den Gymnastikball zwischen Knien und Unterschenkeln ein. Strecken Sie die Beine gegen die Decke, Beine und Rumpf bilden einen rechten Winkel. Die Ellbogen sind gebeugt und seitlich nach außen gerichtet, die Finger sind hinter den Kopf gelegt.

B. Atmen Sie aus, während Sie das Becken in Richtung Bauchnabel kippen und mit den Beinen rotieren. Führen Sie den linken Fuß und das linke Knie näher zum Rumpf, der rechte Fuß und das rechte Knie sind weiter entfernt. Gesäß absenken und auf der anderen Seite wiederholen, wobei Sie den rechten Fuß und das rechte Knie näher zum Rumpf bringen. Führen Sie links und rechts abwechselnd 20 bis 30 Wiederholungen aus.

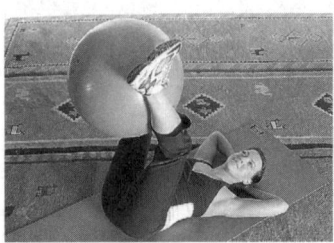 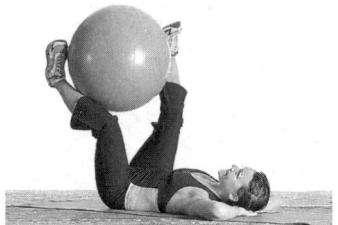

Doppelter Crunch mit Ballübergabe (Handoff)

A. Sie liegen auf dem Rücken. Klemmen Sie sich den Gymnastikball zwischen Knien und Unterschenkeln ein. Strecken Sie die Beine gegen die Decke, Beine und Rumpf bilden einen rechten Winkel. Strecken Sie die Arme über den Kopf.

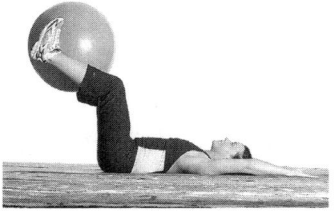 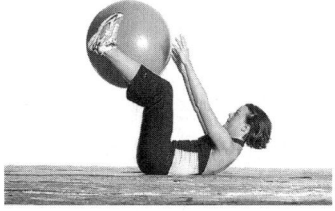

B. Kippen Sie das Becken jetzt in Richtung Bauchnabel, während Sie den Ball anheben und sich mit Armen und Schultern aufrichten, bis Sie den Gymnastikball erreichen können.

C. Greifen Sie nach dem eingeklemmten Ball. Senken Sie die Füße zum Boden und senken Sie die Hände mit dem Ball nach hinten zum Boden. Wiederholen Sie die Übung 10- bis 15-mal, wobei Sie den Ball von den Beinen an die Hände übergeben und umgekehrt.

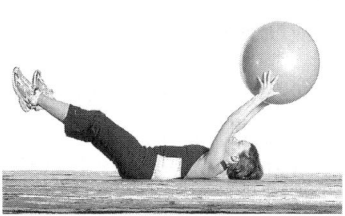 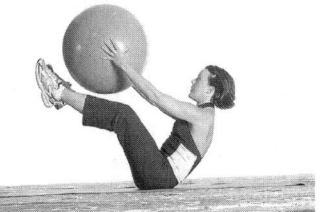

Rumpfstrecken im mittleren Rücken auf dem Gymnastikball

A. Sie liegen mit dem Bauch auf dem Gymnastikball. Stützen Sie die Fußflächen gegen eine Wand (sobald Sie kräftiger sind, können Sie die Übung ohne Wand ausführen; dadurch wird sie anspruchsvoller). Halten Sie den Medizinball zwischen den Händen, und strecken Sie die Arme über Kopf gerade nach vorne.

B. Richten Sie sich aus der Mitte des Rückens auf, der Bauch bleibt auf dem Ball liegen. Wieder absenken und 10- bis 15-mal wiederholen. Bleiben Sie in dieser Position, und gehen Sie weiter zur nächsten Übung.

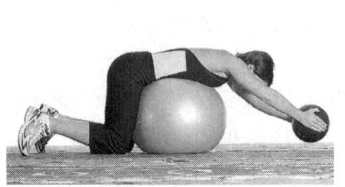 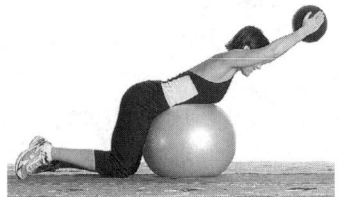

Hinteres Schulterheben mit Medizinball (Rear Deltoid Laterals with Medicine Ball)

A. Sie liegen mit dem Bauch auf dem Gymnastikball und nehmen einen kleinen Medizinball in die rechte Hand. Für einen besseren Halt umklammern Sie den Gymnastikball mit dem linken Arm.

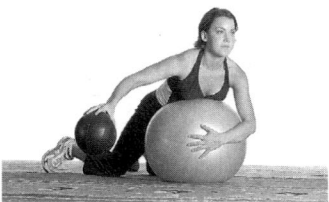 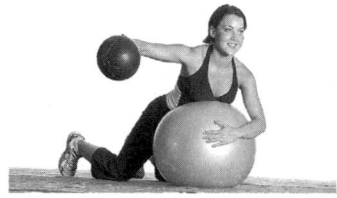

B. Heben Sie den rechten Arm auf Schulterhöhe, der Ellbogen ist ein wenig gebeugt (Anmerkung: Da Sie die Ellbogen leicht gebeugt halten, machen Sie mit den Armen eine bogenähnliche Bewegung). Wieder absenken und 15- bis 20-mal wiederholen. Wechseln Sie dann zum linken Arm, und wiederholen Sie die Übung. Bleiben Sie in dieser Position für die nächste Übung (Lower Back Challenge).

Übung zur Stabilisierung des unteren Rückens (Lower Back Challenge)

A. Sie liegen mit dem unteren Bauch auf dem Ball, die Hände sind auf den Boden gestützt. Sie strecken die Beine nach hinten und stützen sich mit den Fußballen auf dem Boden ab.

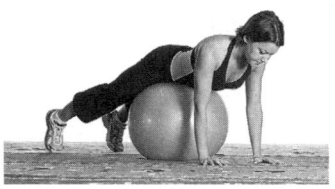 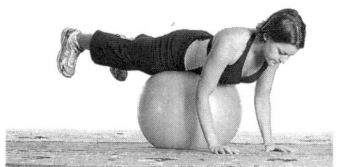

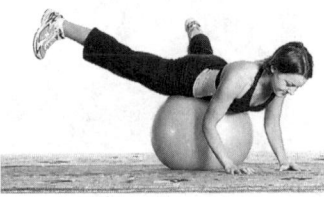 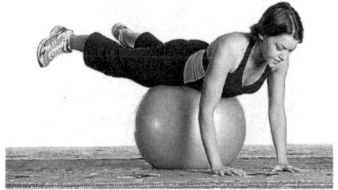

B. Atmen Sie aus, während Sie die Beine anheben, bis sie in einer Linie mit den Hüften sind. Beugen Sie die Füße und strecken Sie die Beine über die Fersen durch. Halten Sie diese Position für 10 Sekunden.

C. Spreizen Sie die Beine in einem weiten Winkel, ohne sie zu senken, wobei sie weiterhin bis in die Fersen gestreckt bleiben. Bleiben Sie 10 Sekunden in dieser Position.

D. Bringen Sie die Beine zusammen, ohne sie zu senken, drehen Sie die Fersen nach innen und die Fußspitzen nach außen. Bleiben Sie 10 Sekunden in dieser Position.

Das Ultimative Body-Shaping für Beine und Gesäß

Führen Sie die folgende Übungsserie zur Muskelstraffung 15 Minuten lang an zwei Tagen der ersten Body-Plan-Woche und an einem Tag der zweiten Body-Plan-Woche aus (wie im Abschnitt »Ihr Kalender für den Ultimativen New York Body Plan« ausgeführt). Sie werden damit die Hüften, die Oberschenkel und das Gesäß straffen und formen und den Umfang dieser Zonen reduzieren. Ich habe in diesen Workout meine anspruchsvollsten – und wirksamsten – Übungen für diese Körperpartien aufgenommen. Die meisten dieser Übungen habe ich selbst für Klienten konzipiert, die mit diesen Problemzonen zu kämpfen hatten. Ich habe es bereits bei den Bauchübungen erwähnt: Halten Sie sich an dieses Training, und Sie werden Resultate sehen! Vergessen Sie nicht, die Verbindung zwischen Geist und Körper aufrechtzuerhalten. Die Konzentration kann schnell nachlassen. Wehren Sie sich dagegen, und trainieren Sie immer bewusst – seien Sie also auch gedanklich bei Oberschenkeln, Gesäß und Hüften, wenn Sie trainieren.

Seitliches Beinheben mit Medizinball

A. Sie liegen mit gestreckten Beinen auf der rechten Körperseite. Drücken Sie die Hüften nach vorne, und spannen Sie Gesäß und Bauchmuskeln an. Stützen Sie den Kopf auf die rechte Hand. Legen Sie einen Medizinball auf den linken Oberschenkel und halten Sie ihn mit der linken Hand fest.

B. Atmen Sie aus, während Sie das linke Bein anheben und bis in die Ferse strecken. Atmen Sie ein, wenn Sie das Bein wieder senken. 15 bis 20 Wiederholungen, dann die Seite wechseln.

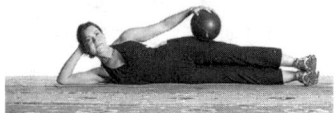 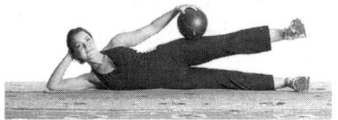

Seitliches Beinheben mit gebeugten Hüften und Beinen mit Medizinball (The Clam with Medicine Ball)

A. Sie liegen auf der rechten Seite. Beugen Sie Hüften und Beine in einem rechten Winkel, sodass Knie und Hüften auf einer Höhe sind. Stützen Sie den Kopf auf die rechte Hand. Legen Sie einen Medizinball auf den linken Oberschenkel, und halten Sie ihn fest.

B. Atmen Sie aus, während Sie das obere Bein anheben, und spüren Sie, wie es in Gesäß und Hüften brennt. Atmen Sie ein, wenn Sie das Bein wieder senken. 15 bis 20 Wiederholungen, dann die Seite wechseln.

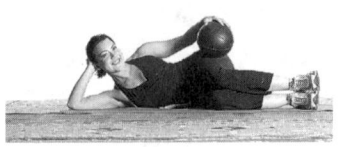 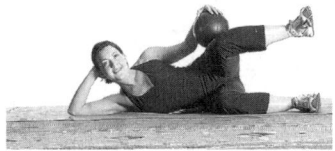

Seitliches Beinheben mit gebeugten Knien mit Medizinball (The Clam II with Medicine Ball)

A. Sie liegen auf der rechten Seite mit gestreckten Beinen. Beugen Sie die Knie, sodass sich Rumpf und Oberschenkel in einer Linie zueinander befinden. Knie und Waden sollten hinter dem Rumpf einen rechten Winkel bilden. Stützen Sie den Kopf auf die rechte Hand. Legen Sie einen Medizinball auf den linken Oberschenkel, und halten Sie ihn mit der linken Hand fest.

B. Atmen Sie ein, während Sie das obere Bein anheben. Atmen Sie aus, wenn Sie das Bein wieder senken. 15 bis 20 Wiederholungen, dann die Seite wechseln.

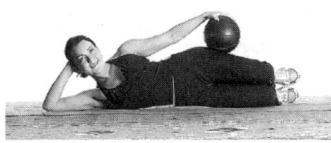 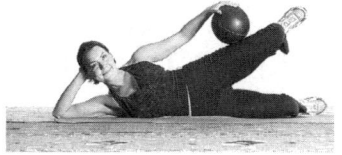

Anheben der Oberschenkelinnenseite (Adduktoren) in Seitlage

A. Sie liegen auf der rechten Seite. Sie beugen das linke Bein, sodass der linke Unterschenkel und das Knie vor dem gestreckten rechten Bein auf dem Boden liegen. Sie kippen die Hüften nach vorne und spannen die Bauchmuskeln an. Stützen Sie den Kopf mit der rechten Hand, und legen Sie die linke Handfläche vor Ihrem Bauch auf den Boden.

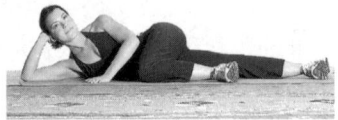 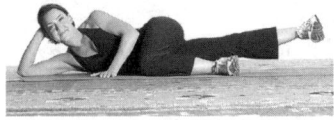

B. Heben Sie das rechte Bein, strecken Sie das Bein bis in die Ferse, und spüren Sie das Brennen an der Innenseite des rechten Oberschenkels. Senken Sie das Bein ab, und wiederholen Sie die Übung 15- bis 20-mal. Dann wechseln Sie die Seite und wiederholen die Übung.

Beinscheren in Bauchlage (ohne Überkreuzen)

A. Sie liegen mit dem Gesicht auf dem Boden. Spreizen Sie die Beine so weit auseinander, wie Sie können.

B. Drücken Sie die Hüften auf den Boden. Während Sie ausatmen, heben sie die gebeugten Füße an und drücken sie in einer gleichmäßigen Bewegung zusammen. Die Fersen bleiben zusammen, solange die Beine oben sind. Atmen Sie ein, während Sie die Beine wieder senken. Führen Sei 15 bis 20 Wiederholungen aus. Bleiben Sie in dieser Position, und gehen

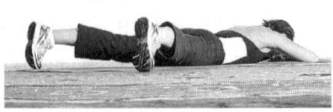 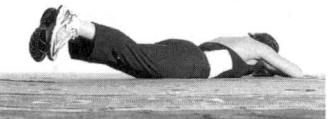

Sie weiter zur Superman-Übung (Anmerkung: Im Gegensatz zu den gewöhnlichen Beinscheren steht hier das gleichzeitige Anheben und Zusammendrücken der Fersen im Vordergrund).

Superman mit Medizinball

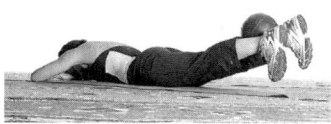 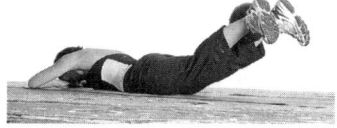

A. Sie liegen mit gestreckten Beinen auf dem Bauch. Nehmen Sie den Medizinball zwischen Knöchel, Füße und Waden.

B. Drücken Sie die Hüften auf den Boden, während Sie ausatmen, und heben Sie die gebeugten Füße zusammen mit dem fest eingeklemmten Ball an. Senken Sie die Füße wieder ab, und machen Sie 15 bis 20 Wiederholungen. Kehren Sie jetzt zu den Beinscheren in Bauchlage zurück, und wiederholen Sie die Scheren und den Superman ein- bis zweimal in Folge.

Hüftstrecken mit gebeugten Knien und Medizinball (Donkey Kicks)

A. Sie knien auf allen vieren, die Hände sind unter der Brust, die Knie unter den Hüften. Legen Sie den Medizinball in die linke Kniekehle, und drücken Sie Wade und Oberschenkel zusammen, um den Ball zu halten.

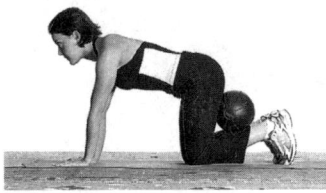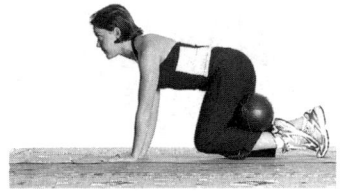

B. Führen Sie das linke Knie zur Brust.

C. Atmen Sie aus, während Sie den linken Fuß zur Decke führen, der Ball ist immer noch zwischen Wade und Oberschenkel eingeklemmt. Wechseln Sie zwischen Position B und C 15- bis 20-mal hin und her.

D. Bringen Sie Ihr linkes Bein bzw. Ihren linken Fuß in kleinen, wiederkehrenden Bewegungen immer weiter in Richtung Decke, etwa 15 Sekunden lang. Entspannen Sie und wechseln Sie zum rechten Bein.

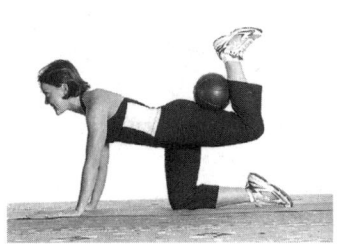

Bein-Seitheben aus dem Vierfüßler-Stand (Hydrants)

A. Sie knien auf allen vieren, die Hände sind unter der Brust, die Knie unter den Hüften. Legen Sie den Medizinball in die linke Kniekehle, und drücken Sie Wade und Oberschenkel zusammen, um den Ball zu halten.

B. Beugen Sie das linke Bein seitlich nach außen, bis Oberschenkel und Wade parallel zum Boden gerichtet sind. Absenken und 15- bis 20-mal wiederholen. Bei der letzten Wiederholung halten Sie die Position für 20 bis 30 Sekunden. Dann wechseln Sie zum rechten Bein.

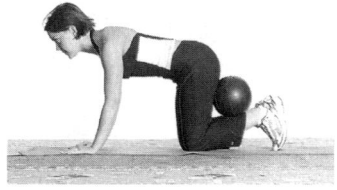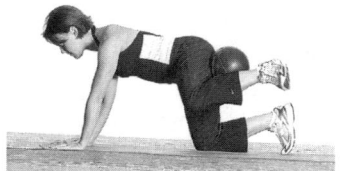

Kniebeugen auf Fußballen nach vorne mit Medizinball (Sissy Squats)

A. Sie stehen hüftbreit. Klemmen Sie einen Medizinball fest zwischen den Knien ein. Verlagern Sie das Gewicht auf die Fußballen, und stützen Sie sich mit einer Hand gegen eine Wand oder einen Tisch, oder halten Sie eine Türklinke oder einen Stuhl, um das Gleichgewicht zu wahren.

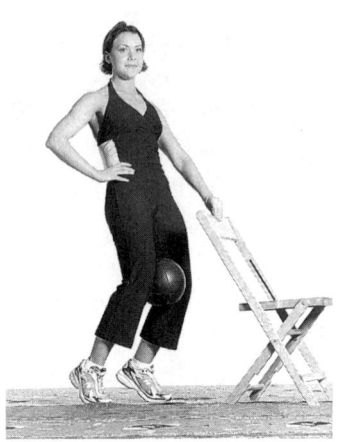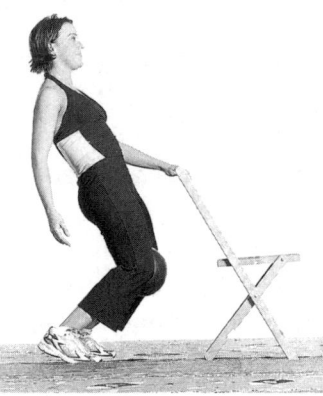

B. Beugen Sie die Knie, kippen Sie das Becken nach vorne und gehen Sie in die Kniebeuge. Das Gewicht bleibt auf den Fußballen, während Sie sich vorbeugen.

C. Sobald die Unterschenkel fast parallel zum Boden stehen, strecken Sie die Beine, indem Sie von den Fußballen her aufwärtsdrücken und so zur Ausgangsposition zurückgelangen. Senken Sie die Fersen, und wiederholen Sie die Übung 10- bis 15-mal (Anmerkung: Obwohl ich diese Übung sehr schätze, weil sie hervorragend für die Modellierung des Quadrizeps geeignet ist, des vorderen Oberschenkelmuskels, rate ich bei Knieproblemen dringend davon ab).

Brücke mit Gymnastikball

A. Sie liegen auf dem Rücken. Legen Sie die Fersen oben auf den Gymnastikball.

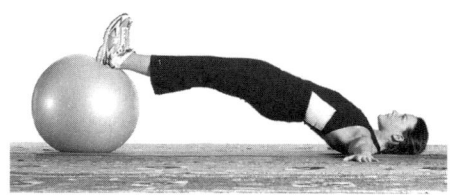

Legen Sie die Arme im rechten Winkel zum Oberkörper ab, die Handflächen zeigen nach unten.

B. Heben Sie die Hüften, bis nur noch Kopf, Schultern und Arme auf dem Boden liegen. Machen Sie 20 bis 30 Sekunden lang kleine pulsierende Auf-und-ab-Bewegungen von den Hüften aus nach oben. Bleiben Sie in dieser Position, und gehen Sie weiter zu den Hamstring-Curls.

Oberschenkelbeugen mit Gymnastikball (Hamstring Curls)

Sie beugen die Knie von der Brückenposition aus und ziehen den Ball Richtung Gesäß. Stoßen Sie den Ball wieder in die Brückenposition zu-

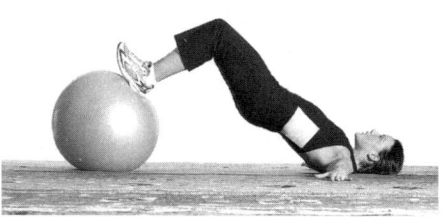

rück. Wiederholen Sie dies 10-mal. Bleiben Sie in dieser Position, und gehen Sie weiter zur nächsten Übung (S. 184).

Einbeiniges Oberschenkelbeugen mit Gymnastikball (One-Leg Hamstring Curls)

A. Nehmen Sie wieder die Brückenposition ein. Heben Sie das linke Bein gegen die Decke. Balancieren Sie auf der rechten Ferse, auf den Schultern, auf den Armen und dem Kopf.

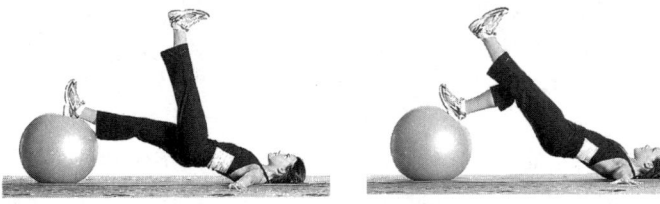

B. Beugen Sie das rechte Knie, und ziehen Sie den Ball Richtung Gesäß. Strecken Sie das Bein, während Sie den Ball wieder nach vorne drücken. Machen Sie 5 bis 10 Wiederholungen, dann wechseln Sie die Seite. Gehen Sie von der Brückenposition aus zur nächsten Übung weiter.

Beinstrecken aus der Brückenposition mit Gymnastikball (Pelvic Tilt)

A. Beugen Sie die Knie von der Brückenposition aus, und ziehen Sie den Ball zu sich in Richtung Gesäß. Die Füße liegen flach auf dem Ball. Heben Sie den Körper so weit Sie können über die Hüften an.

B. Strecken Sie das linke Bein gegen die Decke, wobei Sie das Steißbein nach innen ziehen. Bleiben Sie 15 bis 20 Sekunden in dieser Stellung. Senken Sie den linken Fuß auf den Ball, und strecken Sie das rechte Bein gegen die Decke.

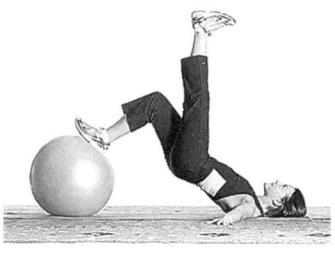

Bleiben Sie 15 bis 20 Sekunden in dieser Stellung.

Beckenlift in Rückenlage (Butt Squeeze)

A. Sie liegen auf dem Rücken und nehmen den Medizinball zwischen die Knie.

B. Während Sie ausatmen, spannen Sie das Gesäß an und kippen Ihr Becken nach vorne. Heben Sie dabei die Hüften leicht an. Behalten Sie diese Stellung einige Sekunden bei, und gehen Sie in die Ausgangsposition zurück. Während Sie den Ball zusammendrücken, sollte der untere Rücken locker bleiben. Machen Sie 10 bis 15 Wiederholungen.

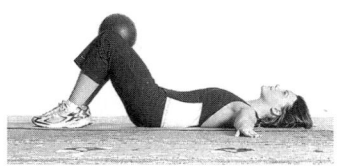 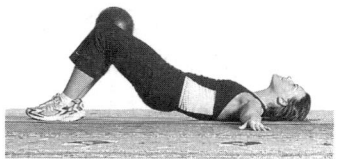

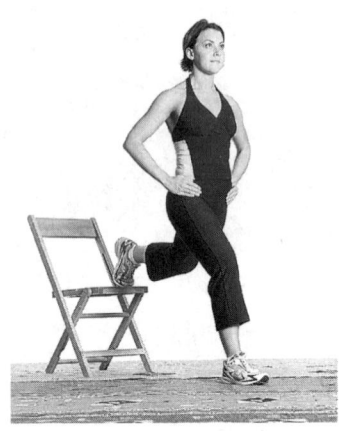 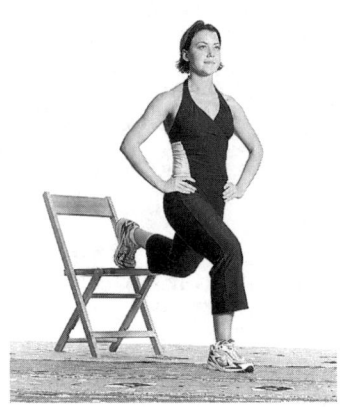

Asymmetrische Ausfallschritte stehend mit Stuhl

A. Sie stehen hüftbreit vor einem stabilen Stuhl. Sie beugen das linke Bein nach hinten und legen den Fußballen vorne auf die Sitzfläche des Stuhls. Für einen guten Halt stützen Sie die Hände in die Hüften.

B. Beugen Sie das rechte Knie, während Sie einen Ausfallschritt ausführen. Wiederholen Sie dies 15- bis 20-mal und wechseln Sie dann auf das andere Bein.

Umsteigesprünge über Ball (Irish Jig)

A. Sie stehen hüftbreit und legen einen Medizinball zwischen die Füße auf den Boden.

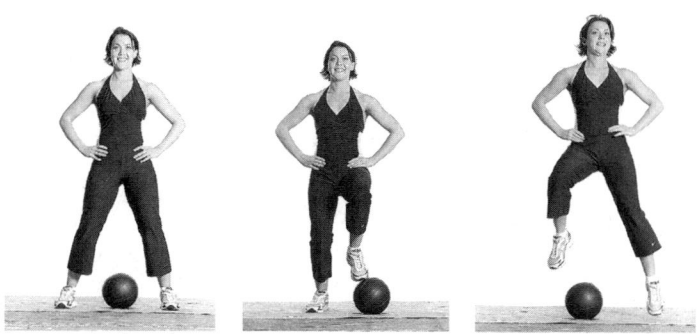

B. Hüpfen Sie von der einen Seite des Balles zur anderen, wobei Sie jeweils einen Fuß auf den Ball setzen. Machen Sie das 30 Sekunden lang.

Cool-Down-Stretching

Nach dem Cardio-Sculpting, dem regulären Cardio-Training und den Workouts zur Muskelstraffung führen Sie die folgenden Dehnübungen aus. Diese Übungen können Sie übrigens jederzeit machen, um sich wieder frischer und fit zu fühlen. Ich persönliche lege nach längeren Schreibtischphasen gerne und regelmäßig eine kleine Stretchingpause ein. Viele meiner Klienten erzählen mir, dass sie diese Dehnübungen auch kurz vor dem Schlafengehen machen.

Stretching der Brustmuskulatur (Chest Opener)

Sie sitzen im Schneidersitz. Legen Sie die Hände hinter das Gesäß, die Finger nach vorne gerichtet. Drücken Sie mit den Handflächen nach unten, während Sie das Brustbein anheben. Bringen Sie die Schulterblätter zusammen und nach unten, und nehmen Sie die Brust raus. Bleiben Sie 20 Sekunden in dieser Position.

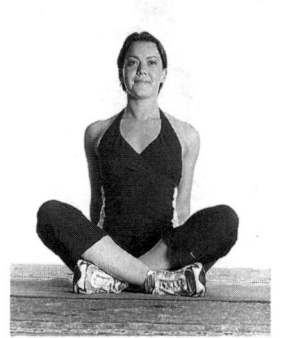

Schulterdehnen (Shoulder Stretch)

Sie sitzen im Schneidersitz. Legen Sie die linke Handfläche auf die Außenseite der rechten Schulter. Die rechte Hand zieht leicht am linken Ellbogen, um die Dehnung zu intensivieren. Bleiben Sie 20 Sekunden in dieser Position, und wiederholen Sie die Übung dann mit dem rechten Arm.

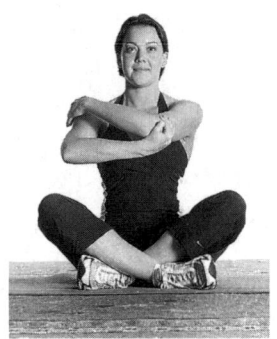

Trizepsdehnen

Sie sitzen im Schneidersitz. Sie fassen mit dem rechten Arm über den Kopf und legen den Bizeps ans rechte Ohr. Beugen Sie den rechten Ellbogen, und geben Sie sich einen Klaps auf den Rücken. Mit der linken Hand ziehen Sie am rechten Ellbogen, um die Dehnung zu intensivieren. Bleiben Sie 20 Sekunden in dieser Position. Mit dem linken Arm wiederholen.

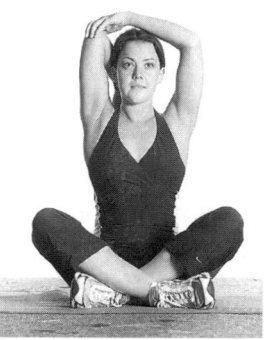

Stretching der Hüften

Sie sitzen auf dem Boden und pressen die Fußflächen zusammen. Die Knie sind entspannt. Halten Sie sich mit den Hän-

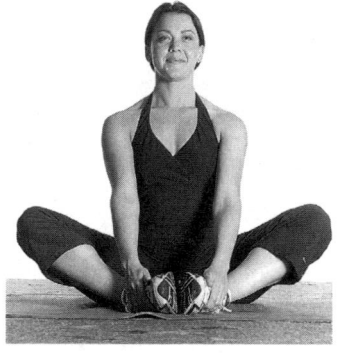 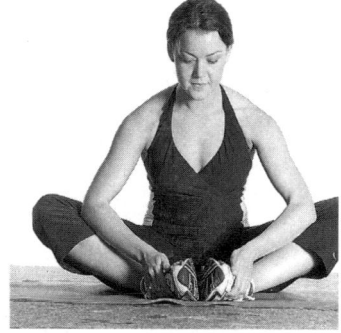

den am oberen Teil der Füße fest, dabei ziehen Sie das Becken nach vorne und halten den Rücken flach. Um die Dehnung zu intensivieren, neigen Sie sich etwas nach vorne. Bleiben Sie 20 Sekunden in dieser Position.

Dehnen im Spagatsitz (Wide Angle Stretch)

A. Sie sitzen mit weit gespreizten Beinen am Boden. Die Knie und Zehen zeigen zur Decke. Die Handflächen legen Sie auf beiden Seiten des Rumpfes auf

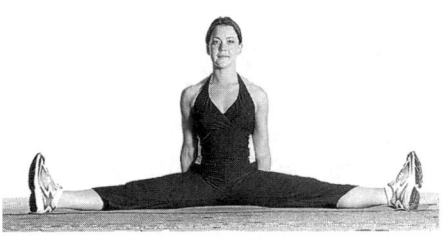

den Boden. Drücken Sie die Handflächen hinunter, während Sie sich von der Wirbelsäule aus lang machen und den oberen Beckenbereich nach vorne bringen, sodass sich das Steißbein vor- und zurückbewegt. Versuchen Sie, das Becken in dieser Position zu halten, während Sie mit den Händen langsam loslassen.

B. Legen Sie die eine Hand seitlich außen an den rechten Oberschenkel, die andere innen an den Oberschenkel. Drehen Sie den Rumpf nach rechts und neigen Sie sich nach vorne über das rechte Bein. 20 Sekunden halten.

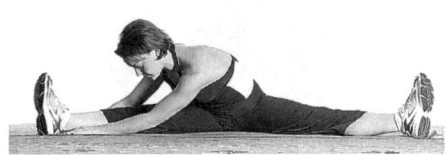

C. Legen Sie die eine Hand seitlich außen an den linken Oberschenkel, die andere innen an den Oberschenkel. Drehen Sie den Rumpf nach links und neigen 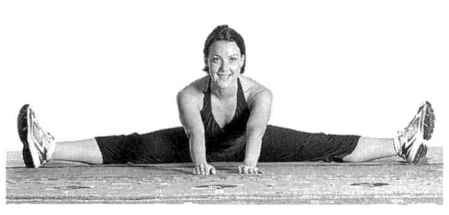 Sie sich nach vorne über das linke Bein. Bleiben Sie 20 Sekunden in dieser Position.

D. Beugen Sie sich zwischen den Beinen zur Mitte nach vorne, als wollten Sie mit den Händen nach vorne laufen. Dabei bleibt der Rücken gerade, das Steißbein bewegt sich nach oben. Bleiben Sie 20 Sekunden in dieser Position.

Stretching des Gesäßes

Sie sitzen im abgeänderten Schneidersitz, der rechte Unterschenkel liegt direkt auf dem linken, sodass Sie mit den Beinen ein Dreieck bilden. Beugen Sie den rechten Fuß. Um die Drehung zu intensivieren, neigen Sie sich nach vorn. Bleiben Sie 20 Sekunden in dieser Position. Richten Sie sich wieder auf, 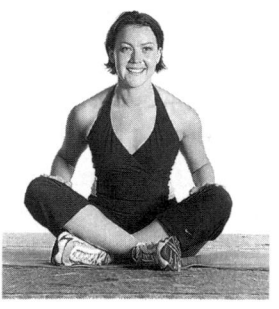 und wiederholen Sie die Übung mit dem linken Bein über dem rechten.

Stretching der Oberschenkelmuskulatur

Sie liegen seitlich, wo-
bei das untere Bein
ausgestreckt ist, und
stützen den Kopf mit
der Hand. Das oben lie-
gende Bein beugen Sie
nach hinten und führen

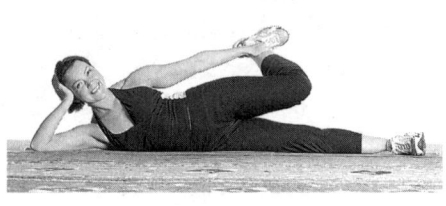

den Fuß, den Sie mit der Hand festhalten, zum Gesäß. Bleiben Sie 20 Sekunden in dieser Position, dann wechseln Sie
die Seite.

Stretching der geraden Bauchmuskulatur

Knien Sie am Boden, Unterschenkel und Füße bleiben auf dem
Boden. Halten Sie den Rumpf
aufrecht, bis die Oberschenkel
senkrecht zum Boden stehen.
Heben Sie die Arme hoch, flech-
ten Sie die Hände ineinander, und
strecken Sie sich über die Hand-
innenflächen nach oben. Bleiben
Sie 20 Sekunden in dieser Position.

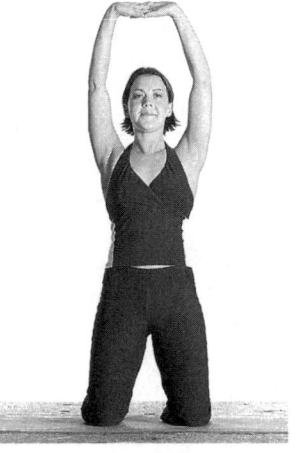

Und, wie fühlen Sie sich jetzt? Es ist nicht wahrscheinlich, dass Sie ein früherer Workout mehr gefordert und mehr an Ihre Grenzen gebracht hat. Dafür sind Sie jetzt aber auch in der Lage, es mit beinahe jeder mentalen und physischen Herausforderung aufzunehmen. Sie dürfen sich auf die Schultern klopfen, denn Sie haben großartige Arbeit geleistet! Behalten Sie aber das Buch in der Hand! Auf eines der härtesten Übungsprogramme überhaupt folgt jetzt die notwendige Ergänzung, nämlich der Ernährungsteil des Ultimativen New York Body Plan. Um optimale Resultate erzielen zu können, müssen Sie sowohl die Trainings- als auch die Ernährungskomponenten befolgen.

4 DER ULTIMATIVE ERNÄHRUNGSPLAN

Heute Morgen saß ich mit einer der Frauen zusammen, die gerade den Ultimativen New York Body Plan absolvieren. Sie ist bereits seit sechs Tagen auf dem Programm, und alles schien ganz locker voranzugehen – zu locker, wie sich herausstellte! Mir fielen ihr irgendwie glasiger Blick auf sowie ihre »Kohlenhydrataugen« und Anzeichen eines »Kohlenhydratgesichts«. Dazu eine kurze Erklärung, falls Sie mit diesen seltsamen Begriffen nicht vertraut sind: Sie beziehen sich auf jemanden, der sich an kurzkettigen (zucker- oder alkoholhaltigen) Kohlenhydraten oder langkettigen (stärkehaltigen) Kohlenhydraten gütlich getan hat und am nächsten Morgen den Preis dafür bezahlen muss. »Hast du letzte Nacht getrunken?«, fragte ich, und sie antwortete ziemlich verlegen: »Ja – aber es war nicht so schlimm, wie es hätte werden können.«

Ihr Ausrutscher war eine Kleinigkeit, könnte aber unter Umständen eine Reihe von Unannehmlichkeiten nach sich ziehen. Statt für Chips mit Guacamole hatte sie sich für drei Gläser Weißwein entschieden. Damit beging sie die erste der Ernährungs-Todsünden (siehe »Das A, B, C, D, E und F der Ernährung« später in diesem Kapitel). »Du musst dir darüber im Klaren sein«, sagte ich ihr, »dass Regelverstöße nicht folgenlos sind.«

Sie werden bald feststellen, dass in diesem Programm Alkohol schlichtweg verboten ist. Zwei Wochen sind eine zu kurze Zeit, um sich Fehler zu erlauben. Will man bei diesem Programm Erfolg haben, dann darf man die Grenzen des Erlaubten nicht überschreiten! Ich gebrauche in diesem Zusammenhang übrigens nie den Ausdruck Diät. Dieser Begriff geht zu oft einher mit Versuchung, Mogeleien und Misserfolg. Vielmehr spreche ich davon, dass wir unsere Ernährung, also unser Essen und was wir trinken, auf eine gesündere Weise angehen müssen. Der New York Body Plan sieht regelmäßige, kleine und vor allem gesunde Mahlzeiten vor. Auf diese Weise verwerten Sie die Nahrung (= verbrennen Sie Ihren Treibstoff) effizienter und haben folglich mehr Energie. Wenn Sie kleinere, ausgewogene Mahlzeiten essen und gleichzeitig meine Workouts ausführen, beschleunigen Sie den Stoffwechsel, kurbeln Ihren Motor (Körper) an, verbrennen mehr Kalorien und reduzieren den Körperfettanteil.

Auch wenn ich mein Programm nicht mit einer Diät gleichsetze, müssen Sie die Punkte A, B, C, D, E und F in jedem Fall befolgen. Sie werden nicht verhungern und können sogar zwischen zwei Ernährungsplänen wählen. Der erste ist konsequenter und deshalb »härter«. Er beinhaltet zwei Ersatzmahlzeiten in Form von Shakes mit relativ niedrigem Kohlenhydratgehalt, zwei Zwischenmahlzeiten (Snacks) und eine proteinhaltige Vollmahlzeit mit Gemüse. Für den Fall, dass Sie Shakes nicht mögen, habe ich Mahlzeiten in fester Form als Ersatz vorgesehen. Beide Pläne enthalten ähnliche Kalorienmengen und wirken sich ähnlich auf den Körper aus.

Ich mache Sie nochmals darauf aufmerksam: Dieses Programm ist extrem. Ich möchte keinesfalls, dass Sie es starten, wenn Sie noch nicht dazu bereit sind. Essen ist lebenswichtig, aber, wie so oft im Leben, zu viel des Guten tut nicht immer gut! In meiner Ernährung befolge ich folgende zwei Grundregeln: (1) *Wenn etwas gut ist, ist mehr davon nicht unbedingt besser*, und (2) *Weniger ist mehr, und mehr ist oft zu viel*. Beherzigen Sie diese zwei Regeln, dann stehen Sie die zwei Wochen auf dem Ernährungsplan viel leichter durch. Sie werden Ihren Körper nicht nur mit anspruchsvollen Intensiv-Workouts verändern, sondern ihn auch mit einigen der delikatesten und nahrhaftesten Nahrungsmitteln bereichern. Zudem werden Sie das nötige Wissen und die nötige Sicherheit erhalten, um das Erreichte über die zwei Wochen hinaus zu bewahren – für den Rest Ihres Lebens.

Wie der Ernährungsplan funktioniert

Ihr Ernährungsplan und Ihr Fitnessprogramm wirken synergistisch. Zusammen führen sie zu großartigen Resultaten. Genauso wie das Fitnessprogramm ist der Ernährungsplan eine Herausforderung. Es gibt viele Diäten, die Ihnen versprechen, Sie könnten alles essen, was Sie wollen, und trotzdem Gewicht verlieren. Leider funktonieren sie nicht! Extrem übergewichtige Menschen können mit solchen Diäten vielleicht einige Pfunde abnehmen. Nützen Sie aber auch etwas, um die entscheidenden zwei Kilo zu verlieren, um für das Hochzeitskleid oder den Bikini in Form zu sein oder beim Klassentreffen gut auszusehen? Zudem ermöglichen solche Diäten keine bleibenden Resultate. Hören Sie also auf mit Jo-Jo-Diäten. Und vergessen Sie die Modediäten! Ich will ehrlich zu Ihnen sein: Um Ultimative Resultate zu erzielen, müssen Sie auch ein paar Opfer bringen. Das heißt, Sie müssen in diesen zwei Wochen auf einige Ihrer Lieblingsspeisen verzichten. So einfach ist das. Für mich selbst hieß das zum Beispiel »keine Biskuits« – nicht ein einziges war erlaubt. Das schien eine harte Strafe zu sein, aber am Ende der zwei Wochen rechtfertigte das Ergebnis definitiv die Mittel. Und wieder klingen mir die Worte meiner Mutter deutlich in den Ohren: »Alles, was man wirklich haben will, ist es auch wert, dafür zu arbeiten.«

Mein Ernährungsplan basiert auf den neuesten wissenschaftlichen Erkenntnissen der Ernährungsphysiologie zu den Aspekten Fettverbrennung und Appetit. Der Kernpunkt des Plans ist eine extrem kohlenhydratarme Ernährung. Zwar haben Ernährungswissenschaftler und Experten lange Zeit an der kohlenhydratarmen Ernährung herumgemäkelt, aber in den letzten zwei Jahren konnten zahlreiche Untersuchungen praktisch alle Einwände widerlegen. Behauptet wurde zum Beispiel, kohlenhydratarme Ernährung führe zu Nierenproblemen. Ganz sicher nicht! Behauptet wurde auch, kohlenhydratarme Ernährung erhöhe das Risiko für Herzkrankheiten. Auch das stimmt nicht.

Vielleicht am überzeugendsten ist die wachsende Zahl der Studien, die belegen, dass eine kohlenhydratarme Ernährung die wirksamste und befriedigendste Möglichkeit darstellt, um abzunehmen und das Gewicht später auch stabil zu halten. Sie werden in den nächsten zwei Wochen nicht nur kohlenhydratarm essen, sondern auch sehr frisch. Mit anderen Worten: Alles, was Sie essen, wird so frisch wie möglich sein und möglichst wenig Fett enthalten. Außerdem werden möglichst wenige industriell verarbeitete Produkte verwendet. In den nächsten zwei Wochen wird sich Ihre Nahrung aus fettarmen Proteinen und kalorienarmem, aber ballaststoffreichem Gemüse zusammensetzen. Sie werden täglich auch kleine Mengen an gesunden Fetten essen. Allerdings werden Sie keine Kuchen, Kekse, Desserts und gebratene Hühnchen essen, auch nicht Speck, Butter, Früchte, Käse, Süßkartoffeln oder Brot, noch Milch trinken. Ich werde Ihnen gleich erklären, weshalb alle diese Nahrungsmittel Ihrem Erfolg im Weg stehen. Zunächst aber lassen Sie uns einen Blick auf die neuesten Erkenntnisse in den Bereichen Fettverbrennung, Stoffwechsel und Appetitkontrolle werfen.

Das Come-back der Proteine

Zahllose klinische Tests der renommiertesten Forscher und Universitäten in den USA haben gezeigt, dass kohlenhydratarme Ernährung tatsächlich das einzig Wahre ist. Zwar gab es viele Versuche auf Seiten der Experten, die »Wenig Kohlenhydrate«-Theorie zu diskreditieren, schlussendlich musste sich aber jeder von ihnen der Erkenntnis beugen, dass die Einschränkung des Kohlenhydratkonsums nicht einfach nur eine Modediät ist, sondern ein echter wissenschaftlicher Durchbruch für das neue Jahrtausend.

Während der 90er-Jahre waren kohlenhydratreiche und fettarme Diäten der letzte Schrei. Damals hielten Wissenschaftler den hohen Anteil an gesättigten Fettsäuren in der Ernährung der Amerikaner für die Ursache der weit verbreiteten Fettleibigkeit und der sprunghaft ansteigenden Herzkrankheiten. Bald waren die Supermarktregale mit einer Unmenge fettarmer und fettfreier Produkte gefüllt. Die Palette reichte von fettfreien Keksen bis hin zu Pommes frites, die man fettlos im Backofen zubereiten konnte. 1992 veröffentlichte die US-Regierung die sogenannte Ernährungspyramide. Dabei handelte es sich um einen Ernährungsplan, an dessen Basis Getreide und andere kohlenhydrathaltige Nahrungsmittel standen. Die Amerikaner folgten schnell dem neuen Trend, schränkten ihren Fleischkonsum ein, stellten von Vollmilch auf Magermilch um und aßen fettarme Kekse statt Schokolade.

Je mehr Leute aber ihre Ernährung auf Pasta, Reis, Bagels und fettarme Snacks umstellten, desto mehr Übergewichtige gab es. Ich werde nie das erste Model vergessen, mit dem ich arbeitete. Eines Tages erzählte sie mir stolz, dass sie am Abend zuvor »vorbildlich« gegessen habe: nur eine Schachtel fettfreie Cracker, ein Pfund fettfreien Hüttenkäse und eine Packung fettarme Kekse. Für ihre Begriffe ernährte sie sich richtig, weil sie kaum Fett konsumierte. Das ist eines der klassischen Beispiele, wie die Amerikaner in den 80ern und 90ern dem Irrglauben verfielen, dass einzig Fett Übergewicht verursache. Natürlich gab es in diesen fettarmen Jahren auch einige Leute, die abnahmen, aber die meisten Amerikaner wurden dicker und dicker. Etwas perplex, gingen die Wissenschaftler zurück in die Forschungslabors, um herauszufinden, was schiefgelaufen war. Nach langjährigen Forschungen machten Sie einige interessante Entdeckungen, unter anderem die folgende:

Fettarm bedeutet nicht kalorienarm Einer der Gründe, warum Ernährungswissenschaftler die fettarme und dafür kohlenhydratreiche Ernährung propagiert hatten, ist der, dass ein Gramm Kohlenhydrate vier Kalorien enthält, ein Gramm Fett hingegen neun. Die Schlussfolgerung lief ungefähr darauf hinaus, dass ein Umstieg von fettreicher Nahrung auf kohlenhydratreiche Nahrung automatisch den gesamten Kalorienkonsum senken und dies dann zu Gewichtsverlust führen würde.

Es gab mehrere Gründe, warum das nicht klappte. Zunächst einmal enthalten viele fettarme, kohlenhydratreiche Nahrungsmittel schon wegen der Zucker- und Fruchtzuckersirup-Zusätze nicht weniger Kalorien als ihre fettreichen Pendants. Damit beispielsweise fettarme Kekse gut schmecken, fügen die Hersteller statt Fett einfach mehr Zucker hinzu. Blickt man auf die Kalorienzahl, dann sind fettarme Kekse nicht weniger schlimm für die Linie als fettreiche. Zweitens essen die meisten Leute größere Portionen fettarmer Mahlzeiten, als sie es bei fettreichen tun – vielleicht auch, weil sie glauben, dass fettarm mit kalorienarm gleichzusetzen sei. Überlegen Sie einmal: Würden Sie bei fettarmem Eis ebenso zurückhaltend sein wie bei fettreichem? Wahrscheinlich nicht. Sie werden sich eine Extra-Portion erlauben – was mich gleich zum dritten Punkt bringt: Kohlenhydratreiche, fettarme Nahrungsmittel sind nicht so sättigend wie ihre Originale. Letztlich konsumieren deshalb viele Menschen bei fettarmer Ernährung mehr Kalorien als bei fettreicher. Da es oft das Fett ist, das ein Essen erst sättigend macht, habe ich in diesen Ernährungsplan auch fettreiche (gesunde) Nahrungsmittel wie etwa rohe Mandeln aufgenommen.

Nicht alle Fette sind schlecht Fett aus der Ernährung zu verbannen war nicht nur eine schlechte, sondern auch eine kurzsichtige Lösung. Es gibt zahlreiche verschiedene Fettarten, von den gesättigten Fetten, die zu Arterienverstopfung führen und in fetthaltigen Fleischstücken oder Vollmilch vorkommen, über chemisch gehärtete Fette, die in industriell verarbeiteten Gebäcksorten oder in Margarine (die unter Umständen die Gesundheit mehr beeinträchtigt als Butter) enthalten sind – oder oft auch im Popcorn im Kino – bis hin zu den herzschonenden ungesättigten Fetten, die sich in verschiedenen Gemüsesorten, in Nüssen, Leinsamen und in Fisch finden. Wie sich herausgestellt hat, können ungesättigte Fette auch die Gewichtsabnahme fördern. Forscher haben Nahrungsmittel, die Maiskeimöl, Rindertalg oder Fischöl enthalten, auf ihre unterschiedliche Wirkung hin untersucht. Sie stellten fest, dass Ratten, die mit Fischöl gefüttert wurden, im Gegensatz zu denjenigen, die mit Rindertalg und Maiskeimöl gefüttert wurden, an Gewicht verloren. Andere Untersuchungen zeigen, dass man abnimmt, wenn man gesättigte und chemisch gehärtete Fette durch ungesättigte Fette ersetzt, selbst wenn der Kalorienverzehr insgesamt konstant bleibt. Ungesättigte Fette sind auch gesünder für das Herz und senken sowohl das ungünstige LDL-Cholesterin als auch den Triglyzeridspiegel.

Nicht alle Kalorien sind gleich Und damit wurde eine wirklich verblüffende Entdeckung gemacht. Wissenschaftler behaupteten jahrelang, dass man, wenn man Gewicht verlieren will, weniger Kalorien konsumieren muss, als man verbraucht. Das ist allerdings nur bedingt richtig. Viele Kalorien, die Sie aufnehmen, führen nämlich eher zu einer Gewichtszunahme als andere. Einige Nahrungsmittel erfordern beispielsweise mehr Energie zur Verdauung als andere. Ihr Körper muss, wann immer Sie essen, Kalorien verbrennen, um die Nahrung zu zersetzen, dem Darm zuzuführen und schließlich die Nährstoffe aufzunehmen. Heute weiß man, dass der Körper bei jeder Mahlzeit, die reich an Proteinen ist, etwa 40 Kalorien mehr verbrennt als bei einer Mahlzeit, die reich an Kohlenhydraten oder Fett ist. Man weiß jetzt auch, dass Nahrungsmittel, die reich an Proteinen sind, den Blutzuckerspiegel langsam und gleichmäßig steigen lassen, während Kohlenhydrate den Blutzuckerspiegel buchstäblich hochjagen. Je langsamer der Blutzuckerspiegel steigt, desto weniger Insulin muss die Bauchspeicheldrüse ausscheiden, um das Blut vom Zucker zu reinigen. Insulin induziert unter anderem die Speicherung von Fett und löste Hunger aus. Aus diesem Grund bekommen Sie schnell wieder Hunger, nachdem Sie einen Bagel gegessen haben, obwohl dieser etwa 400 Kalorien enthält. Versuchen Sie einmal 400 Kalorien aufzunehmen, indem Sie Eier ohne Eigelb essen (das sind insgesamt 14 Eiweiß!) Sie werden über viele Stunden keinen Hunger mehr verspüren. Industriell verarbeitete Kohlenhydrate – Produkte, die in Schachteln, Plastikfolien und anderen Arten von Verpackungen in den Supermärkten erhältlich sind – gehören faktisch zu den schlimmsten Nahrungsmitteln, die Sie essen können, wenn Sie Gewicht verlieren und so gut aussehen wollen wie nie zuvor im Leben. All diese Kohlenhydrate bestehen aus Weißmehl und raffiniertem Zucker. Bei der Herstellung von Weißmehl beginnt der Prozess beim Getreidekorn, das an sich gesund ist. Sobald aber die Hülle und die äußere Schicht des Korns entfernt sind, bleibt nur der Kern übrig, der keine Ballaststoffe und kaum noch Nährstoffe erhält. Genauso gut könnten Sie Kristallzucker essen. Bei den industriell verarbeiteten Kohlenhydraten führen das Fehlen der Ballaststoffe und der hohe Kaloriengehalt zu einem Anstieg des Blutzuckerspiegels, der schneller vonstatten geht als bei praktisch allen anderen Nahrungsmitteln. Wissenschaftler haben die Wirkung Hunderter von Lebensmitteln auf den Blutzuckerspiegel getestet und die Werte auf einer Kurve festgelegt, die als »glykämischer Index« bekannt ist. Lebensmittel mit hohem glykämischem Wert wie Kristallzucker oder Kartoffeln lassen den Blutzuckerspiegel schnell ansteigen. Lebensmittel wie Bohnen und viele andere Gemüsearten mit einem niedrigen Wert lassen den Blutzuckerspiegel dagegen langsam und stetig ansteigen. Beim Ultimativen New York Body Plan essen Sie nur Kohlenhydrate mit einem niedrigen glykämischen Wert. Nach dem beiden Wochen werden Sie wahrscheinlich auch weiterhin hauptsächlich Lebensmittel mit niedrigem glykämischem Wert konsumieren, solche mit hohem Wert nur bei speziellen Anlässen oder wenn Sie glauben, sich wirklich etwas gönnen zu müssen.

Jetzt verstehen Sie vielleicht, weshalb mein Ernährungsplan reich an Proteinen und arm an Kohlenhydraten ist. Proteine helfen Ihnen übrigens auf mehr als nur eine Weise:

• **Proteine enthalten Muskeln und bilden neue** Wenn Sie weniger Kalorien verzehren, baut der Körper normalerweise Muskelgewerbe ab, während er das Fettgewebe verschont. Das ist allein schon deshalb kontraproduktiv, weil das Muskelgewebe den Stoffwechsel aktiviert. Jedes Pfund Muskeln, das Sie verlieren, führt dazu, dass Ihr Körper täglich 35 bis 50 Kalorien weniger verbrennt. Unzählige Studien haben gezeigt, dass eine proteinreiche Ernährung die Muskelmasse aufrechterhält, selbst wenn der Kalorienverzehr extrem niedrig ist.

• **Proteine verhindern Hungergefühle** Proteine werden langsamer verdaut als Kohlenhydrate, deshalb fühlen Sie sich auch länger satt. Die »Gier« nach Essen oder das Verlangen, noch mehr zu essen, kommt weit weniger auf. In einer Studie wurden fettleibige Testpersonen, die zuvor erheblich abgenommen hatten, in zwei Gruppen aufgeteilt. In der einen Gruppe konsumierten die Teilnehmer 48 Gramm mehr Proteine als diejenigen der zweiten Gruppe. In beiden Gruppen wurde insgesamt die gleiche Kalorienzahl konsumiert. Nach zwei Wochen hatten die Teilnehmer der ersten Gruppe halb so viel zugenommen wie diejenigen der zweiten Gruppe, die eine kohlenhydratreiche Ernährung erhalten hatten. Zudem fühlten sie sich nach den Mahlzeiten länger satt.

- **Proteine kurbeln den Stoffwechsel an** Wie bereits erwähnt, verbrennt Ihr Körper bei der Verdauung von Proteinen mehr Kalorien, als dies bei Kohlenhydraten oder bei Fett der Fall ist. Ich weise darauf hin, dass wir hier nicht von der üblichen Protein-Diät reden, die absolut keine Kohlenhydrate, dafür aber alle Arten von proteinhaltigen Lebensmitteln erlaubt. Sie werden Kohlenhydrate zu sich nehmen! Deren Zucker- und Kaloriengehalt wird aber niedrig, ihr Gehalt an Ballaststoffen hingegen hoch sein (wie bei Broccoli oder Spinat). Außerdem werden die proteinhaltigen Nahrungsmittel, die Sie in diesem Programm essen, mager sein und nur wenig ungesättigte Fettsäuren enthalten. Lassen Sie uns kurz einen Blick darauf werfen, was Sie in den nächsten zwei Wochen nicht auf dem Speisezettel haben werden und warum.

Das A, B, C, D, E und F der Ernährung

Als Faustregel gilt für mich der Spruch: »Sag niemals nie.« Ich möchte damit sagen, dass Sie kein bestimmtes Nahrungsmittel ganz aus Ihrer Ernährung streichen müssen. Einige dürfen Sie allerdings nur selten essen und dann auch nur wenig davon. Ebenso wie beim Training hat jedoch jede Regel eine Ausnahme. In den folgenden zwei Wochen werden Sie bei vielen Nahrungsmitteln tatsächlich nie sagen müssen. Wenn Sie außerordentlich gute Resultate erzielen wollen, dann müssen Sie auch bereit sein, außerordentlich große Opfer zu bringen. Deshalb müssen Sie sich strikt an die folgenden Ernährungsregeln A, B, C, D, E und F halten.

A. Alkohol. Sie haben vielleicht gelesen, dass Alkohol gut fürs Herz sein soll und dass er den Cholesterinspiegel senkt. Das heißt aber nicht, dass er auch gut für Ihre Hüften ist. Ein üblicher Drink enthält 100 bis 250 Kalorien. Das ist aber noch nicht alles. Die meisten Menschen essen mehr, wenn sie Alkohol trinken. Denken Sie aber nicht, dass Sie für Ihr Glas Wein einfach weniger zu Abend essen könnten, denn das funktioniert nur selten. Im Gegenteil: Alkohol weckt nur allzu oft das Verlangen nach genau den Nahrungsmitteln, die man zu meiden versucht. Warum also etwas trinken, das Ihre Willenskraft über Bord gehen lässt?

Hinzu kommt, dass Ihr Körper Alkohol anders verarbeitet als die übrigen Kohlenhydrate. Ja, Alkohol ist ein Kohlenhydrat. Er wird aus Weizen, Gerste, Trauben und anderen Zutaten produziert, die Kohlenhydrate enthalten. Alkohol enthält auch mehr Zucker, als gemeinhin angenommen wird. Ihr Körper geht mit Alkohol aber anders um als mit Zucker. Erstens enthält Alkohol 7 Kalorien pro Gramm, verglichen mit 4 Kalorien pro Gramm in den meisten anderen Kohlenhydraten. Zweitens ist Alkohol aus körperlicher Sicht nichts anderes als ein Gift, mit der Folge, dass die Leber dem Abbau von Alkoholkalorien Priorität einräumt, um den Blutkreislauf von diesem Giftstoff zu säubern. Während aber andere Kalorien sich sozusagen in der Warteschlange befinden, erkennt der Körper den erhöhten Kalorienpegel und befördert viele dieser Kalorien in die Fettzellen. Es geschieht also genau das, was Sie nicht wollen.

Alkohol ist das absolut schädlichste Getränk, das Sie zu sich nehmen können, wenn Sie Ihren Körper bei den Kohlenhydraten auf Sparflamme setzen. Er verursacht, dass Sie weitere Kohlenhydrate geradezu herbeisehnen. Überlegen Sie einmal, was Sie alles essen, während Sie trinken – und am Tag danach. Alkohol löst fast immer ein Kohlenhydrat-Gelage aus. Aus diesen und anderen Gründen steht Alkohol auf der Verbotsliste. Sie müssen ihn für zwei Wochen aufgeben. Und es gibt keine Ausnahmen. Kein Wein, kein Bier, keine alkoholischen Mixgetränke. Keine Mogeleien. In Kapitel 7 werden Sie mehr darüber erfahren, wie Sie Alkohol wieder auf den Tisch bekommen können, aber ich sage Ihnen jetzt schon: Sie werden Ihre Trinkmengen für den Rest Ihres Lebens von selbst erheblich reduzieren, weil Sie die erreichten Ergebnisse aufrechterhalten wollen. Freunden Sie sich also am besten gleich jetzt mit diesem Gedanken an. Wenn Sie normalerweise Alkohol brauchen, um sich zu entspannen oder abzureagieren, dann suchen Sie sich ein anderes Ventil – einen harten Cardio-Sculpting-Workout beispielsweise. Bevor Sie das Buch jetzt beiseite legen und auf die Tür zusteuern, entspannen Sie sich kurz, und bleiben Sie sitzen. Mir ist bewusst, dass dieser Alles-oder-nichts-Ansatz in Bezug auf Alkohol vielleicht nicht ganz realistisch ist. Sogar meine Mutter trinkt ab und zu gern ein Schlückchen Champagner (vorzugsweise Rosé). Ich mache einen Deal mit Ihnen: Sie geben mir zwei alkoholfreie Wochen, und ich verrate Ihnen in Kapitel 7, wie Sie mit Alkohol vernünftiger umgehen können.

B. Brot. Konnten Sie sich das letzte Mal, als Sie in einem italienischen Restaurant aßen, darauf beschränken, nur ein ein-

ziges Stück Brot aus dem Brotkorb zu nehmen? Die wenigsten
können das. Brot ist einer der größten Appetitanreger. Es ist
randvoll mit leeren Kohlenhydraten, die den Blutzuckerspiegel hochjagen, den Körper auf Fettspeicherungs-Modus um-
programmieren und ein gesteigertes Hungergefühl bewirken.
Kurz: Brot enthält nur leere, nutzlose Kalorien. Und davon
gibt es in den meisten Brotsorten nicht gerade wenige. Viele
Bagels kommen auf 400 Kalorien. Nur ein einziges Stück
Weißbrot hat schon 100 Kalorien. Cracker (normale wie fettfreie) habe ich ebenfalls in den B-Topf geworfen. Sie bergen
eine geballte Ladung an Kohlenhydraten, enthalten oft Na-
trium (Kochsalz) und normalerweise auch gehärtete Fettsäuren. Sie werden in Kapitel 7 erfahren, wie Sie bestimmte Brotsorten wieder in Ihre tägliche Ernährung integrieren können.

C. Stärkehaltige Kohlenhydrate. Karotten, Kartoffeln, Reis,
Teigwaren und Getreide enthalten einen hohen Anteil an
Kohlenhydraten und haben einen hohen oder zumindest relativ hohen glykämischen Wert. Für die nächsten zwei Wochen
werden Sie deshalb auf stärkehaltige Kohlenhydrate sowie
auch auf ballaststoffreiche und vollwertige Nahrungsmittel wie Reis oder Quinoa (eine südamerikanische Getreideart)
verzichten müssen. In Kapitel 7 werden Sie erfahren, welche
stärkehaltigen Kohlenhydrate Sie ohne Probleme wieder in
Ihre Ernährung eingliedern können und welche nicht.

Da ich osteuropäischer Abstammung bin (also aus einer
klassischen Fleisch- und Kartoffelregion komme), fällt mir
diese Regel auch selbst oft schwerer als andere. In fast keiner

einzigen Mahlzeit, die meine Oma zubereitete, fehlten stärkehaltige Kohlenhydrate wie Pfannkuchen oder Kartoffelbrei. Mit voller Überzeugung sage ich Ihnen dennoch Folgendes: Nach einer kohlenhydratfreien Mahlzeit fühlen Sie sich nicht nur gesättigt, sondern auch leicht und munter, ohne dass Sie die typischen Blähungen bekommen, die kohlenhydrathaltige Nahrungsmittel verursachen. Es dauerte bei mir das ganze erste Jahr am College, bis ich begriff, dass meine Magenschmerzen meinem exzessiven Kohlenhydratkonsum zuzuschreiben waren. Sobald ich dies realisiert hatte, war der Rest ein Kinderspiel. Und schon trug ich um zwei Größen engere Jeans.

D. Milchprodukte. Vielen Menschen ist nicht bewusst, dass Milchprodukte eine große Menge Zucker enthalten, Laktose genannt. Zudem reagieren viele empfindlich auf diese Form von Zucker und können ihn nur schwer verdauen. Er verursacht Blähungen, und das ist sicher das Letzte, was Sie wollen, wenn Sie das beste Aussehen Ihres Lebens erreichen möchten. Andererseits sind Milchprodukte reich an Kalzium, einem wichtigen Element bei der Fettverbrennung. Um sicherzustellen, dass Ihre Ernährung genug Kalzium enthält, werden Sie deshalb in den nächsten beiden Wochen auf ein Kalzium-Präparat zurückgreifen und Kalzium über Nahrungsmittel außerhalb des Milchspektrums aufnehmen, wie zum Beispiel über Broccoli, Mandeln oder Sardinen. (Ich liebe übrigens frische Sardinen. Sollten Sie einmal in New York sein, müssen Sie unbedingt die frischen gegrillten Sardinen bei Da Silvano

WARUM ICH NICHTS VON ZUCKERAUSTAUSCHSTOFFEN HALTE

Einige Diätprogramm ermuntern Sie dazu, Zuckeraustauschstoffe zu konsumieren und Diätlimonaden zu trinken. Ich tue das nicht, denn ich glaube nicht an künstliche Nahrung. Wenn ich den Inhalt der Zutatenliste weder aussprechen noch begrifflich einordnen kann, dann esse ich diese Lebensmittel auch nicht. Vor allem dann nicht, wenn es sich um Zuckeraustauschstoffe wie Sorbitol, Saccharin oder Aspartam handelt. Diese Zuckerfälschungen werden Sie für immer an der Nadel der Droge »süßer Geschmack« halten. Sie werden so nie in der Lage sein, von dem gierigen Verlangen nach Kohlenhydraten runterzukommen. Schlimmer noch: Einige wissenschaftliche Forschungsergebnisse legen nahe, dass diese Zuckeraustauschstoffe genau wie normaler Zucker die Produktion des Fettspeicherungs-Hormons Insulin erhöhen.

probieren. Silvano ist ein wahrer Künstler bei der Zubereitung von frischen Sardinen.)

E. Süßigkeiten und Süßspeisen. Alles, was süß ist, kann ein Verlangen nach Kohlenhydraten verursachen, und das gilt auch für Zuckeraustauschstoffe. Solange Sie den Ultimativen New York Body Plan befolgen, müssen Sie die verschiedenen Zuckerquellen sowie Stärkesirup und Zuckeraustauschstoffe meiden. Das heißt: keine Fruchtsäfte, keine Softdrinks (weder

»light« noch gewöhnliche), keine künstlichen Süßstoffe, kein Honig und keine Melasse. Wenn Sie Lust auf Süßes haben, dann versuchen Sie es mit Kräutertee mit Pfefferminz- oder Vanille-Aroma.

F. Früchte und die meisten Fette. Eine Klientin von mir konnte nicht verstehen, warum sie zunahm. Mir wurde im Verlauf des Gesprächs allerdings unmissverständlich klar, dass sie zu viele Früchte aß. Erinnern Sie sich daran: Weniger ist mehr. Sie mögen vielleicht denken: »Früchte sind gesund und gut fürs Herz. Warum sollte ich keine Früchte mehr essen?« Nun, weil Früchte hohe Mengen an Fructose enthalten, also Zucker, und weit mehr Kalorien, als Sie brauchen, wenn Sie den Top-Körper Ihres Lebens formen wollen. In Kapitel 7 werden Sie erfahren, welche Früchte Sie später wieder auf Ihren täglichen Speisezettel setzen können.

Was Fette betrifft, so werden Sie fast alle gesättigten und gehärteten Fette, die Arterienverstopfung verursachen, aus Ihrer Ernährung streichen müssen und sich auf bestimmte Arten ungesättigter Fette beschränken. Sie dürfen während des Programms kein Rindfleisch, Lamm oder Wild, kein Schweinefleisch, keinen Speck und kein anderes fetthaltiges Fleisch essen. Stattdessen gibt es Proteine aus mageren Erzeugnissen wie hautloser Hühnerbrust, Eiweiß, frisch gebratener Putenbrust, Putenschinken, Wildlachs, frischem Thunfisch, Heilbutt und Streifenbarsch, um nur einige zu nennen. Sie werden keine industriell verarbeiteten Nahrungsmittel mehr essen, einschließlich der unzähligen kohlenhydratarmen Produkte, welche die Regale der Supermärkte füllen. In den USA unterliegen diese Nahrungsmittel keinen Zulassungsvorschriften durch die staatliche Gesundheitsbehörde, und viele enthalten weit mehr Kohlenhydrate, als der Körper braucht. Nüsse sind gut und sättigend, und der Ultimative New York Body Plan sieht vor, dass Sie täglich sieben bis zehn rohe (= nicht geröstete) Mandeln essen. Mandeln versorgen Sie nicht nur reichlich mit Ballaststoffen (für die regelmäßige Verdauung), sondern enthalten auch eine höhere Konzentration an Vitamin E als jedes andere Nahrungsmittel. Sie können auch bis zu einem Teelöffel Olivenöl pro Tag für Ihre Salatsauce verwenden. In diesen zwei Wochen meiden Sie aber zusätzliche ungesättigte Fette wie Avocados, Oliven, Erdnussbutter oder Eigelb. Zwar sind diese Nahrungsmittel gesund, ihr Kaloriengehalt ist aber zu hoch.

Abgesehen davon, dass Sie den verbotenen Nahrungsmitteln aus dem Weg gehen, werden Sie in den nächsten zwei Wochen Ihre Mahlzeiten auch selbst zubereiten. Das bedeutet, dass Sie Ihr Mittagessen von zu Hause mitnehmen, das Abendessen kochen und das Frühstück zubereiten. Der sicherste Weg, um zu garantieren, dass Ihre Ernährung dem Plan folgt, ist der, dass Sie Ihre Mahlzeiten selbst zubereiten. Sollten Sie dazu absolut nicht in der Lage sein, dann bedeutet dies natürlich nicht, dass Sie das Programm nicht starten können. Ersteres – selbst zu kochen – ist natürlich die beste Lösung. Falls es aber unvermeidbar sein sollte, dass Sie auswärts essen, achten Sie beim Essen auf das Wie und Warum. Dann werden Sie auch keine Schwierigkeiten haben, sich mit Verstand und programmgemäß zu ernähren.

Schließlich empfehle ich Ihnen, alle aromatisierten Getränke einschließlich Diät-Softdrinks aufzugeben und auf Wasser umzusteigen. Wasser hat keine Kalorien und füllt den Magen. Trinken Sie vor jeder Mahlzeit ein oder zwei Gläser Wasser mit ein paar Tropfen Zitronen- oder Limettensaft.

Eine Schlussbemerkung, was Kaffee angeht – und ich weiß, dass Sie darüber nicht glücklich sein werden. So sehr mir auch bewusst ist, wie sehr Sie am morgendlichen Muntermacher hängen: Kaffee hat unter gesundheitlichen Gesichtspunkten auch einige weniger gute Aspekte. Das Koffein im Kaffee erhöht den Cortisolspiegel im Blut (Cortisol ist ein Hormon), sodass es zu einer erhöhten Insulinausschüttung kommt, die wiederum den Blutzuckerspiegel hochschnellen lässt. Das ist für unsere Zwecke natürlich nicht förderlich und kann sehr wohl Fettpölsterchen zur Folge haben. Steigen Sie doch beispielsweise auf Grüntee um. Sein Koffeeingehalt reicht in jedem Fall, um Sie am Morgen wach zu kriegen, verursacht aber keinen erhöhten Cortisolspiegel. Zudem liefert er Ihnen eine gesunde Dosis antikarzinogenes Polyphenol, das, wie Studien zeigen, den Stoffwechsel anregt.

Ultimatives Essen: Ein typischer Tag

Nun wissen Sie, was Sie während der kommenden Woche nicht essen dürfen. Aber was kommt dann zum Frühstück, Mittagessen und Abendessen auf den Teller? Beim Ultimativen New York Body Plan werden Sie alle drei Stunden essen, am besten um 7, 10, 13, 16 und 19 Uhr. Auf diese Weise spüren Sie nie großen Hunger, was Sie vor dem Verlangen nach Essen und vor verbotenen Gelagen bewahren sollte und den Stoffwechsel angekurbelt hält. So werden Sie auch die Motivation und die Energie für Ihr Training aufrechterhalten.

Sehen wir uns den Tagesablauf einmal genauer an.

Frühstück. Sie beginnen Ihren Tag mit einer Dosis Protein. Ich empfehle Ihnen, den Tag mit einem Protein-Shake anzufangen (siehe Abschnitt »Protein-Shakes« in diesem Kapitel). Wenn Sie Ihre Nahrung nicht gern in flüssiger Form aufnehmen, dann werden Sie den Tag dennoch mit Eiweiß beginnen, als Omelett oder Frittat (siehe unter anderem die Rezepte für Rührei ohne Eigelb mit Shiitake und Putenfleischschinken, für Rührei ohne Eigelb mit gehacktem Putenfleisch und Tomatenstücken oder für Frittate mit Spinat, Broccoli und Eiweiß, alle in Kapitel 6). In beiden Fällen werden Sie Ihrem Körper morgens zunächst einmal Protein zuführen. Das hilft Ihnen, den Ultimativen New York Body Plan für den Rest des Tages durchzuhalten. Eine Studie mit 37 Kindern, die an Fettleibigkeit litten, zeigte, dass diejenigen, die zum Frühstück eine Mahlzeit mit niedrigem glykämischem Wert erhielten – also reich an Proteinen –, für den Rest des Tages weniger Kalorien brauchten, verglichen mit denjenigen, die eine Mahlzeit mit hohem glykämischem Wert zu sich nahmen. Ich selbst könnte meinen Tag kaum ohne einen energiespendenden Protein-Shake beginnen. Den ersten trinke ich um 5 Uhr morgens.

Geben Sie Protein einfach eine Chance! Auch wenn Sie gewohnt sind, den Tag mit Kohlenhydraten zu beginnen, möglicherweise mit einem Hörnchen oder vielleicht mit etwas Besserem wie Frühstücksflocken, ist das nahrhafte Protein dennoch die vernünftigere Variante. Auf diese Weise bleiben Sie länger satt. Nach einem kohlenhydratreichen Frühstück bekommen Sie wahrscheinlich nach einer Stunde schon wieder Hunger, nach einem proteinreichen Frühstück hingegen sind Sie beinahe den ganzen Vormittag über satt. Auch Ihr Stoffwechsel wird angekurbelt, weil Ihr Körper bei der Verdauung von Proteinen mehr Kalorien verbrennt als bei der Verdauung von Kohlenhydraten.

Wenn Sie meistens das Frühstück auslassen, dann brechen Sie bitte mit dieser Gewohnheit. Um den Stoffwechsel in Schwung zu halten, braucht der Körper regelmäßig Kalorieneinheiten, etwa alle drei Stunden. Nachdem Sie acht Stunden geschlafen haben, muss der Stoffwechsel angekurbelt werden, und das geht nur mit Nahrung. Wenn Sie dem Körper das Frühstück verweigern, das er tatsächlich braucht, beginnen Sie den Tag mit einem Stoffwechseltempo unterhalb des Normalen. Ihr Körper sendet dann ein Hungersignal, und dadurch wiederum verlangsamt sich der Stoffwechsel, um so Kalorien und Fett zu sparen. Wenn Sie nicht frühstücken, sinkt zudem der Blutzuckerspiegel, was tagsüber wiederum das Hungergefühl und das Verlangen nach Essen steigert. Ernährungswissenschaftler wissen schon lange, dass Menschen, die nachts den Kühlschrank plündern und den Großteil ihrer Kalorien nach 19 Uhr verzehren, das Frühstück in aller Regel ausfallen lassen. Wollen Sie Ihr Programm sabotieren, dann lassen Sie das Frühstück weg! Genau das ist nämlich der sicherste Weg, um zu garantieren, dass Sie zu einem späteren Zeitpunkt des Tages mogeln werden. Egal wie gehetzt Sie am Morgen sind, für einen Shake ist immer genug Zeit. Sie können ihn sogar unterwegs trinken. Einfacher geht es nicht.

Vormittagssnack. Um den Stoffwechsel auf Touren zu halten, müssen Sie ihn alle drei Stunden mit Treibstoff versorgen. Für Ihr Durchhaltevermögen brauchen Sie einen proteinreichen Snack, beispielsweise 90 Gramm Thunfisch (in Salzwasser eingelegt) oder eine Portion fettarmen Eiersalat aus meiner Rezeptsammlung. Die Proteinaufnahme regt den Stoffwechsel an. Und Sie bewahrt Sie vor Hunger und vor einem »Hypo«, wie die Hypoglykämie, also der unangenehme Zustand eines niedrigen Blutzuckerspiegels, genannt wird.

Mittagessen. Ich hätte gern, dass Sie die größte Mahlzeit des Tages um die Mittagszeit essen. Es ist vernünftiger, die Hauptmahlzeit am Mittag zu essen, so wie es die Italiener tun. Damit hat Ihr Körper genügend Zeit, um die Kalorien abzubauen. Das Mittagessen kann aus einer mageren, proteinhaltigen Mahlzeit bestehen wie beispielsweise etwa 170 Gramm Hühnchenbrust oder Fisch, zusammen mit einem halben bis ganzen Teller einer Ihrer Lieblingsgemüsesorten wie gedämpftem Broccoli oder Spinat. Oder Sie können sich einen großen Salat zubereiten. Füllen Sie einen Teller mit Blattsalaten. Sie können Ihren Salat aus allen möglichen Zutaten außer Karotten (hoher Kohlenhydratgehalt) zusammenstellen. Vergessen Sie nicht, eine Proteinquelle beizugeben, wie Lachs oder Thunfisch, in Streifen geschnittene gegrillte Hähnchenbrust ohne Haut oder in Scheibchen geschnittene hartgekochte Eier (nur das Eiweiß verwenden). Geben Sie dem Salat etwas Essig zu (jeden beliebigen außer Balsamico, weil dieser Zucker enthält) sowie einen Teelöffel Olivenöl.

Nachmittagssnack. Auch der Nachmittagssnack sollte reich an Proteinen sein. Sie könnten zum Beispiel etwa 90 Gramm gebratenes Hühnchen essen. Ich esse am Nachmittag mit Wonne die erwähnten sieben rohen Mandeln. Eine Studie zeigte, dass durch eine kalorienarme und mit Mandeln ergänzte Nahrung eher Gewichtsverlust erzielt wurde als durch eine ähnliche ohne Mandeln. Essen Sie aber keine Mandeln, wenn es Ihnen schwerfällt, sich an die Menge zu halten und nach sieben Stück wirklich aufzuhören.

Abendessen. Ich empfehle im Allgemeinen, den Tag mit einem Protein-Shake zu beenden, obwohl dies von den Trainingszeiten abhängt (siehe »Das richtige Timing für Ihre Mahlzeiten« in diesem Kapitel). Den Tag mit einem Protein-Shake zu beenden führt den Muskeln die benötigten Aminosäuren zu, um sich während des Schlafs zu regenerieren. Dies stellt auch sicher, dass Sie die meisten Kalorien zu einer früheren Tageszeit konsumieren. Auf diese Weise werden Sie kaum Lebensmittel während des Schlafs verdauen müssen, was Sie besser schlafen läßt. Wegen des intensiven Trainings in diesem Programm in den nächsten zwei Wochen ist die Qualität Ihres Schlafs sehr wichtig. Denn während des Schlafs werden Hormone ausgeschüttet, die nicht nur der Regenerierung der Muskeln dienen, sondern auch derjenigen des Immunsystems und anderer wichtiger Systeme. Guter Schlaf trägt dazu bei, dass Sie sich erholt und fit für das Training am folgenden Tag fühlen. Falls Sie keinen Shake trinken wollen, finden Sie in Kapitel 5 einige Alternativen.

Verpassen Sie Ihrer Küchentür nach 19 Uhr ein mentales Vorhängeschloss, und bleiben Sie dem Kühlschrank fern. Kein Grund, in Panik zu geraten! Es sind nur 14 Tage – und es wird sich lohnen.

Protein-Shakes

Im Ultimativen New York Body Plan empfehle ich zwei Protein-Shakes pro Tag, und dies nicht zuletzt auch aus Gründen der Zweckmäßigkeit. Ich stelle immer wieder fest, dass die meisten Leute nicht etwa über das Training, sondern über den Ernährungsplan stolpern. Um die Zeit für eine oder einhalb Stunden Training tagsüber zu finden, müssen Sie diese Zeit von irgendwoher nehmen. Für viele Menschen ist es dann nicht mehr realistisch, pro Tag drei Mahlzeiten und zwei Snacks selbst zuzubereiten. Sie haben diese Zeit ganz einfach nicht mehr.

Und genau das ist der Vorteil, wenn man zwei Mahlzeiten in Form von Shakes zu sich nimmt. Man braucht eine oder zwei Minuten, um einen Protein-Shake zu mischen. Sie können ihn überall trinken, im morgendlichen Pendelverkehr ebenso wie während einer Vorstandssitzung. Ich habe auch festgestellt, dass die Shakes meinen Klienten geholfen haben, sich ihren Fast-Food-Lifestyle abzugewöhnen.

Idealerweise versorgt Sie so ein Shake mit einem perfekten Mix aus Protein, Kohlenhydraten, gesunden Fetten, Ballaststoffen und Vitaminen. Wird dieser Mahlzeitersatz in Pulverform richtig verwendet, ist er eine vernünftige und zeitsparende Form des Essens. Protein-Shakes verhindern Hungergefühle, geben Ihnen die für den Workout nötige Energie, halten Sie satt und liefern den Muskeln die benötigen Aminosäuren, die diese zur Regeneration nach den Übungen brauchen.

Das richtige Shake-Pulver verleiht Ihrem Körper Kraft und macht Sie fit. Das falsche hingegen kann Sie eine Menge unnötiger Kalorien kosten, in Form von Kohlenhydraten, Zucker und Fett. Bei vielen modernen Produkten, die man mit kohlenhydratarmer Ernährungsweise in Verbindung bringt, besteht ein erheblicher Mangel an wertvollen Proteinen, Fetten, Ballaststoffen und anderen wichtigen Spurenelementen. Diese Bewertung der Top-Seller auf dem heutigen Ernährungsmarkt zeigt gleichzeitig auf, worauf es bei Mahlzeitersatz-Getränken ankommt, wonach man Ausschau halten sollte – und was Sie bereits zu sich nehmen oder was Ihnen noch fehlt. Wenn Sie die Zusammensetzung des Inhalts von Protein-Pulvern studieren, achten Sie deshalb auf Folgendes:

Proteintyp. Proteinpulver stammt aus vielen Quellen, die von Molke über Eier, Rindervormilch und Kasein bis Soja reichen. Molkeprotein besteht im Wesentlichen aus Milchprotein ohne Kasein und Zucker. Ich ziehe es anderen Typen vor, weil es vom Körper am effizientesten aufgenommen wird. Zudem wird es im Vergleich zu anderen Typen am schnellsten verdaut, und die Aminosäuren werden den Muskeln dadurch rascher zugeführt. Kurz, dieser Proteintyp beschleunigt die Erholung der Muskeln nach dem Training, bringt sie schneller in Form und reduziert den Muskelkater. Unter Wissenschaftlern und Athleten ist man sich einig, dass unter allen heute erhältlichen Proteinquellen Molke für die körperliche Gesamtleistung am besten ist.

Mikrofiltriertes reines Molkeeiweiß, welches 90 Prozent Eiweiß enthält und nahezu laktosefrei ist, führt die Bestenliste an, unmittelbar danach folgt das hochwertige mikrofiltrierte reine Molkeeiweiß-Konzentrat mit einem Anteil von 80 Prozent Protein. Bei der Mikrofiltration werden die Proteine durch Filter mit mikroskopisch kleinen Maschen physikalisch ausgesiebt und bleiben auf diese Weise intakt, im Gegensatz zu den üblichen Trennmethoden, die auf Hitze oder Säure basieren und dadurch die Proteine zerstören. Diese hochwertigen Molkeproteine enthalten die höchste Konzentration an intakten kleinsten Eiweißteilchen. Hierzu gehören unter anderem die Immunglobine, die das Immunsystem unterstützen und ganz oben auf der Liste stehen, wenn es um das Potenzial zur Stärkung des Immunsystems geht.

DIE UNBEKANNTE GESCHICHTE DER MOLKE

Wenn Molkeprotein so gut ist, weshalb enthalten dann so viele Mahlzeitersatz-Getränke eine »einzigartige Proteinmischung«? Weil reines Molkeprotein erheblich teurer ist als fast alle anderen zuverlässigen Eiweißquellen, mit Ausnahme des Eieralbumins, das jedoch eine deutlich geringere Bioverfügbarkeit aufweist. Aus diesen Gründen wird reines Molkeprotein in solchen Mixturen entweder weggelassen oder mit »Abfallproteinen« wie Kaseinen und Milchproteinextrakten und -konzentraten versetzt, die der Körper weniger gut aufnimmt. Proteine mit weit geringerer Qualität als Molkeprotein werden nicht zuletzt auch wegen ihres besseren Geschmacks verwendet. Wenn Molkeproteine in einer Mischung mit zwei oder drei anderen Proteinarten genannt werden, dann können Sie davon ausgehen, dass von dem guten Stoff gerade mal ein Spritzer enthalten ist und die eher minderwertigen Bestandteile den großen Rest ausmachen.

Molkeproteine enthalten mehrkettige Aminosäuren, die ein fester Bestandteil des Muskelstoffwechsels sind. Sie gehören zu den ersten, die dem Muskelkatabolismus (Muskelabbau) zum Opfer fallen – ein Prozess, der bei den meisten Diäten mit Gewichtsverlust vorkommt. Molkeprotein erhöht zudem die Glutathionproduktion. Glutathion ist das stärkste Antioxidans, das im Körper natürlich vorkommt, und spielt auch bei der Stärkung des Immunsystems eine wichtige Rolle.

Kohlenhydrate. Bei vielen Mahlzeitersatz-Getränken, die auf dem Markt sind, wird dem Kohlenhydratgehalt kaum Beachtung geschenkt. Die meisten enthalten große Mengen Maltrodextrin, ein billiger, aus Mais gewonnener Kohlenhydratkomplex, der eher wie Zucker als wie ein echter Kohlenhydratkomplex verbrannt wird. Viele Hersteller fügen auch einfache Zuckerarten wie Glukosesirup bei. Es ist unnötig, zu erwähnen, dass solche Produkte wegen ihres hohen Kohlenhydratgehalts mit einer kohlenhydratarmen Ernährung nicht zu vereinbaren sind.

Leinsamenöl. Leinsamen enthält essenzielle Fettsäuren. Dabei handelt es sich um wichtige Fette, die unser Körper nicht selbst herstellen kann und die ihm nur über die Ernährung

---

ACHTEN SIE AUF KOHLENHYDRATFALLEN

Zucker und Kohlenhydrate sind in Lebensmitteln versteckt, in denen man sie kaum vermuten würde. Hier sind einige der versteckten Fallen:

- Barbecue-Saucen
- Ketchup
- Balsamico-Essig
- Die meisten industriell hergestellten Salatsaucen
- Alle Lebensmittel, die Glukosesirup enthalten

---

zugeführt werde können. Diese Fette sind für Hunderte von biologischen Prozessen wichtig. Leinsamen ist reich an Alphalinolsäure (eine wichtige Omega-3-Fettsäure) und Linolsäure (eine Omega-6-Fettsäure). Diese wichtigen Fette bewirken Folgendes:

- Sie regen den Stoffwechsel und die Fettverbrennung an.
- Sie stimulieren die Prostaglandin-Produktion (Prostaglandine sind hormonähnliche chemische Stoffe, die vom Körper produziert werden und wichtige Funktionen bei Blutdruck, Wasserhaushalt, Infektionen und Reaktionen des Immunsystems erfüllen).
- Sie verhindern Fettablagerungen im Körper.
- Sie verbessern die Muskelstraffung und verhindern Muskelabbau, indem sie die Insulin-Sensitivität der Muskelrezeptoren fördern.
- Sie erhöhen erheblich die körperliche Leistungsfähigkeit und Energie durch eine Stärkung des Blutflusses und der Herz-Kreislauf-Funktionen.
- Sie vermindern Ödembildung.
- Sie entschärfen Stimmungsschwankungen und leichte Depressionen während einer Diät.
- Sie verbessern die Aufnahme von Kalzium, teilweise durch Verstärkung der Wirkung des Vitamin D.

Leinsamen ist eine großartige Energiequelle. Er enthält zudem lösliche und unlösliche Fasern, welche die Verdauung fördern und einen gesunden Cholesterinspiegel aufrechterhalten.

Leinsamen enthält auch weit mehr Lignane als jede andere im Handel erhältliche Lebensmittel. Lignane sind wichtige pflanzliche Verbindungen, die zu einem gesunden Immunsystem beitragen.

Mittelkettige Triglyzeride. Neben essenziellen Fettsäuren sind mittelkettige Triglyzeride die einzige weitere Fettquelle, von der man weiß, dass sie beim Sport von Nutzen ist. Mittelkettige Fettsäuren werden rasch in Energie umgewandelt. Sie sind sehr nützlich für Athleten und Menschen, die sich ketogen (kohlenhydratarm) ernähren.

Ballaststoffe. Einer der Nachteile der proteinreichen Ernährung ist, dass sie zu Verstopfung führen kann. Um dem entgegenzuwirken, habe ich im Ernährungsplan viele Gemüsearten eingebaut. Ein Proteinpulver mit vielen Ballaststoffen, und hierbei wiederum vor allem Leinsamen, trägt zu einer regelmäßigen Verdauung bei.

Wasser als Basis. Idealerweise sollte Ihr Shake aus Protein-Pulver bestehen, das mit Wasser angemischt werden kann. Meiden Sie Shakes, die laut Herstellerempfehlung mit Säften wie Orangensaft oder mit Joghurt gemischt werden sollen, denn beide Zutaten haben wir aus der Ernährungsliste gestrichen.

Es ist nicht einfach, ein Mahlzeitersatz-Pulver im Handel zu finden, das alle oben erwähnten Anforderungen erfüllt. Einige Anregungen finden Sie im Kapitel »Bezugsquellen«.

Wenn Sie feste Nahrung bevorzugen

Ich weiß, dass Sie Ihre Kalorien nicht unbedingt trinken möchten. Vielleicht sind Sie erst dann satt, wenn Sie gekaut haben, vielleicht kochen Sie auch gerne. Es ist in Ordnung, wenn Sie feste Nahrung bevorzugen – solange Sie nicht auf Fast Food zurückgreifen! Obwohl die Speisepläne in Kapitel 6 täglich zwei Shakes vorschlagen, können Sie diese durch die folgenden Alternativen ersetzen:

▪ **Frühstück**   Das Eiweiß von Eiern ist die beste Wahl für das Frühstück. Es versorgt Ihren Körper mit gutem Protein und allen essenziellen Aminosäuren, die er braucht. Bitte essen Sie aber nur das Eiweiß, weil sich das meiste Fett und die meisten Kalorien im Eigelb befinden. Beginnen Sie Ihren Tag mit einem Omelett aus Eiweiß und Ihren bevorzugten Gemüsesorten. In Kapitel 6 finden Sie die Rezepte meiner Lieblingsomelettes.

▪ **Mittagessen**   Kombinieren Sie eine magere Proteinquelle (170 Gramm Lachs, Thunfisch oder Hühnchenbrust) mit einer herzhaften Portion gedämpftem Gemüse.

▪ **Abendessen**   Anstatt eines Shakes gönnen sie sich einen großen Salat mit einer mageren Proteinquelle. Häufen Sie Gemüse obendrauf (außer Karotten), und krönen Sie das Ganze mit Ihrem bevorzugten »Stück« Protein (das kann gegrilltes Hühnchen, Lachs oder Thunfisch sein). Vorschläge fürs Abendessen finden Sie in Kapitel 5.

Das richtige Timing für Ihre Mahlzeiten

Der richtige Zeitpunkt für die Mahlzeiten, Snacks und Shakes hängt zum Teil davon ab, wann Sie trainieren. Ich empfehle dringend, das Training morgens durchzuführen, auch der Ernährungsplan in Kapitel 5 geht von dieser Annahme aus. Wenn Sie am Morgen trainieren, sind Sie den ganzen Tag fit. Untersuchungen zeigen, dass Menschen, die morgens trainieren, eher dazu tendieren, den ganzen Tag gesünder zu essen. Man hat das Gefühl, bereits hart gearbeitet zu haben, und diese harte Arbeit will man nicht durch ein Mandelhörnchen ruinieren. Ein Training am frühen Morgen setzt den Körper schon zu Beginn des Tages auf den Fettverbrennungs-Modus. Ich habe auch festgestellt, dass diejenigen Klienten, die früh morgens bei mir sind, seltener den Termin absagen als diejenigen, die zu einem späteren Zeitpunkt trainieren.

Wenn Sie allerdings eine andere Tageszeit wählen müssen, damit der Workout jeweils in Ihren Terminkalender passt, dann werden wir das alle überleben. Hauptsache, Sie trainieren! In Kapitel 5 finden Sie Anweisungen, wie Sie Ihre Essenszeiten und Menüs den Trainingszeiten anpassen können.

▪ **Workout am Morgen** Die optimale Zeit für das Training am Morgen ist 7 Uhr, weil Sie dann mit nüchternem Magen trainieren und am meisten Fett verbrennen. Trinken Sie Ihren Protein-Shake unmittelbar danach. Die Vorstellung, dass Sie vor dem Morgentraining essen, gefällt mir nicht, weil Sie sich danach kaum Zeit für die Verdauung nehmen werden und wohl auch nicht genügend Energie fürs Training aufbringen. Ich sehe es lieber, wenn Sie einen Grüntee trinken, wenn Sie meinen, dass Sie einen Energieschub brauchen. Gegen 10 Uhr morgens werden Sie dann Ihren Vormittagssnack zu sich nehmen.

▪ **Workout am Nachmittag**   Sie sollten ein wenig essen, um genug Kraft für das Training zu haben, aber nicht so viel, dass Ihnen danach flau ist oder Sie sich träge fühlen. Sollte 16 Uhr Ihre gewohnte Trainingszeit sein, dann empfehle ich Ihnen dringend, das Mittagessen als Hauptmahlzeit zuzubereiten. Das gibt Ihnen den nötigen Treibstoff für das Training und wirkt vorbeugend gegen Entschuldigungen wie »Ich bin zu hungrig für den Workout«. Trinken Sie nach dem Training einen Shake oder essen Sie Ihre sieben Mandeln oder einen fettlosen Eiersalat mit Dijon-Senf. Um etwa 19 Uhr genehmigen Sie sich eine kleine Mahlzeit zum Abendessen.

▪ **Workout am Abend**   Sollten Sie erst am Abend trainieren, dann ist Ihre letzte Mahlzeit ein Shake. Sie müssen unbedingt mittags ausreichend gegessen und am Nachmittag einen proteinreichen Snack (120 Gramm Hühnchen oder Thunfisch) zu sich genommen haben. Später trinken Sie einen Shake, auch wenn es schon nach 19 Uhr ist. Ein Protein-Shake ist eine der sichersten Late-Night-Operationen zur Kalorienzufuhr und gibt den Muskeln alles, was sie brauchen, um sich nach dem Workout vollständig zu regenerieren.

Nahrungsergänzungsmittel

Sie werden für die nächsten zwei Wochen auf viele gesunde Nahrungsmittel verzichten. Um den Verlust zu kompensieren und genügend Energie für das Training zu haben, empfehle ich Ihnen folgende Nahrungsergänzungsmittel auf täglicher Basis:

Antioxidantien (Vitamin C und E und Coenzym Q10) Diese wirkungsvollen Antioxidantien geben Elektronen an die sogenannten freien Radikalen in Ihrem Körper ab, machen sie dadurch stabiler und hindern sie daran, Zellen zu zerstören. Dies schützt zum Beispiel vor Alterung, Herzkrankheiten, Krebs und Arthritis. Gegen die freien Radikalen muss man auf verschiedensten Ebenen vorgehen. Aus diesem Grund empfehle ich eine Kombination aller erwähnten Antioxidantien und nicht nur eines allein. Bezugsquellen für Antioxidantien, Vitamine und Spurenelemente finden Sie in Kapitel 8.

Ginseng. Als einer der besten Energieförderer, die es gibt, unterstützt Ginseng auch das Immunsystem und das allgemeine Wohlbefinden. Beachten Sie die Packungsbeilage.

Vitamin B12. Vitamin B12 brauchen Sie, um Energie erzeugen zu können. Nehmen Sie ein Vitaminpräparat, das den täglichen Bedarf an Vitamin B12 zu 100 Prozent deckt.

Kalzium. In den ersten zwei Wochen des Programms sind Milchprodukte verboten. Allein schon aus diesem Grund empfehle ich Ihnen, ein Kalzium-Präparat zu nehmen. Immer mehr Studien zeigen zudem, dass dieses Mineral beim Fettverbrennungsprozess möglicherweise eine entscheidende Rolle spielt. Nehmen Sie zweimal täglich etwa 500 Milligramm ein, weil Ihr Körper nur so viel auf einmal absorbieren kann. Das deckt den Bedarf für den Knochenerhalt ebenso wie den für die Förderung der Fettverbrennung. Kalzium ist in dunkelgrünem Gemüse wie Broccoli und Spinat enthalten. Mit diesen Gemüsesorten nehmen Sie zusätzlich Kalzium auf.

Präparate zur Gewichtsreduktion, zur Fettverbrennung und »Energiespender« werden überall beworben. Finger weg von solchen, die Koffein und andere stimulierende Substanzen wie Theobromin enthalten. Viele dieser Präparate zur Gewichtsreduktion beinhalten verstecktes Koffein in Form von Mate-Teekraut, Guarana und Kaffeebohnen-Extrakt, was dem Koffeingehalt von etwa fünf bis sechs Tassen Kaffee entspricht!

Denken Sie auch daran, dass viele Vitamin- und Mineralien-Präparate Fruchtzucker enthalten, der den Blutzuckerspiegel enorm schnell ansteigen lassen kann. Dies wiederum führt zu heftigem Essverlangen, Hunger und Energiemangel. Manche enthalten auch fragwürdige Metalle wie Nickel oder Zinn. Deshalb sollten Sie immer auf das Verzeichnis der Inhaltsstoffe aller Präparate achten, die Sie während dieses Programms zu sich nehmen wollen. Auch hierzu finden Sie in Kapitel 8 weitere Informationen.

5 DER 14-TAGE-PLAN ZUM ULTIMATIVEN KÖRPER

Ich heiße Sie herzlich willkommen zum Ultimativen New York Body Plan und gratuliere Ihnen dazu, dass Sie fest entschlossen sind, Ihr Leben zu verändern. Sie werden in den nächsten 14 Tagen auf Ihrem Weg zum neuen Ich jeden Tag Ihre mentale, körperliche und spirituelle Stärke testen. Führen Sie sich stets den Grund vor Augen, weshalb Sie die Herausforderung überhaupt auf sich genommen haben, egal wie anstrengend das Programm sein wird. Sie sind es wert, und Sie sind gut gerüstet, um durchhalten zu können. Ich glaube an Sie. Und ich gebe Ihnen das nötige Rüstzeug mit, damit Sie während der nächsten 14 Tage den Kurs halten können. Für jeden Tag finden Sie:

- **Ein paar inspirierende Worte zum Einstieg** So bleiben Sie motiviert.

- **Den Workout des Tages** Ich empfehle Ihnen, den Workout morgens auszuführen. Auf den nächsten Seiten finden Sie alle Übungen auf einen Blick. So sparen Sie während des Trainings Zeit und brauchen nicht ständig im Buch herumzublättern.

▪ **Den täglichen Speiseplan** Sie finden für jeden Tag detaillierte Vorschläge (die Rezepte der mit * gekennzeichneten Gerichte sind in Kapitel 6 zu finden). Obwohl es für Sie am besten wäre, den Plan peinlich genau einzuhalten, dürfen Sie wenn nötig strategische Änderungen vornehmen. Befolgen Sie die Anweisungen in Kapitel 4, falls Sie sich dafür entschieden haben, den täglichen Essensplan etwas abzuändern, und beachten Sie dabei stets die Punkte A, B, C, D, E und F der aufgezeigten Ernährungsregeln.

▪ **Eine inspirierende Erfolgsgeschichte** Jedem Tag habe ich einen persönlichen Erfahrungsbericht von jemandem beigefügt, der das zweiwöchige Programm mit Erfolg durchlaufen hat. Diese Menschen erzählen, wie sie gekämpft und schließlich gesiegt haben. Ich hoffe, ihre Geschichten sind Ihnen eine zusätzliche Inspiration, um auf Kurs zu bleiben.

▪ **Eine typische Ausrede und meine Entgegnung** An jedem Tag finden Sie auch eine der verbreitetsten Ausreden, die ich beim Ausführen dieses Programms von Teilnehmern gehört habe- und meine Entgegnung darauf. In mehr als 15 Jahren meiner Tätigkeit als Trainer habe ich schon die unglaublichsten Ausreden zu hören bekommen, wenn jemand nicht trainieren wollte. Angefangen von obskuren plötzlichen Leiden und Wehwehchen bis zum entsetzten Aufschrei »Ich habe meine Periode!«. Ich bin durchaus stolz darauf, dass ich extrem viel Geduld habe und in der Lage bin, zu beurteilen, wann ein Klient einen triftigen Entschuldigungsgrund angibt, um das

Training ausfallen zu lassen. Deshalb verliere ich in diesem Abschnitt ein paar deutliche Worte oder »Ausreden-Killer«, wenn Sie so wollen, um Ausreden schon dann auszuhebeln, wenn Sie noch dabei sind, sich diese zurechtzulegen.

▪ **Ein Tagebuch** Jeden Tag haben Sie den nötigen Platz, Ihre Gedanken, Ihre Gefühle und Fortschritte bei diesem Programm schriftlich festzuhalten. Ich rate Ihnen, jeden Tag solche Aufzeichnungen zu machen. Wenn Sie Ihre Notizen nicht in diesem Buch aufschreiben wollen, dann nehmen Sie ein separates Heft oder benutzen Sie den Computer. Es spielt keine Rolle, wo Sie schreiben, Hauptsache, Sie tun es.

Ich schlage Ihnen vor, an einem Montag mit dem Programm zu beginnen. Bevor Sie anfangen, vergewissern Sie sich, dass Sie alles haben, was Sie zum Erfolg brauchen.

Das bedeutet:
- Trainingskleidung und Trainingsschuhe
- Ausrüstung, also Gymnastikball, Medizinball und Kurzhanteln
- Die richtigen Nahrungsmittel in Ihrer Küche
- Ein »Vorher«-Foto (das kann später als Motivation dienen, wenn Sie daran arbeiten, Ihre erzielten Fortschritte zu halten)
- Aufzeichnungen über Ihre gegenwärtigen Körpermaße, das jetzige Gewicht, Kleidergrößen und den Körperfettanteil

Und: Beginnen Sie bitte nicht, bevor Sie die Kapitel 1 bis 4 gelesen haben! Die Informationen in diesen Kapiteln dienen als Grundlage für das Programm. Ohne diese Grundlagen werden Sie sich verloren und unsicher fühlen. Noch schlimmer: Sie hätten dann auch nicht die Motivation, die Sie brauchen, um das Programm wirklich bis zum Ende durchzustehen.

Cardio-Sculpting-Workout

1) Kniebeuge auf Gymnastikball (Ball Tap)
2) Ball Tap mit Medizinball
3) Seitlicher Ausfallschritt mit Medizinball (Holzhacker)

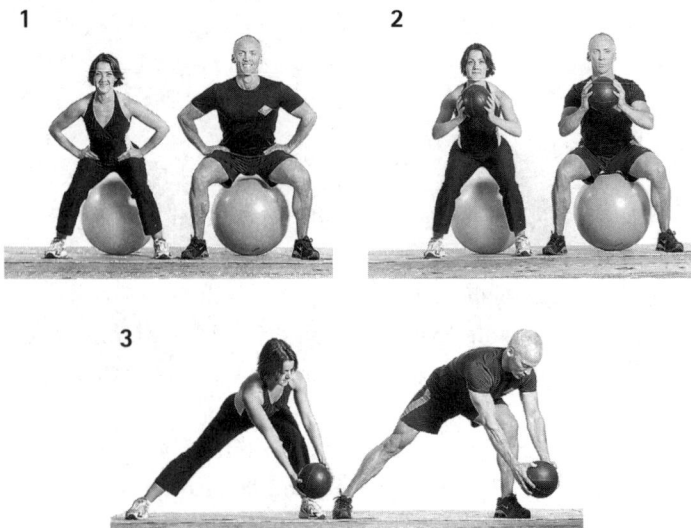

4) Laufen auf der Stelle mit dem Medizinball
5) Jumping Jacks (Hampelmann) mit Schulterdrücken
6) Jumping Jacks mit Schulterseitheben
7) Schattenboxen mit Kurzhanteln
8) Wadenheben mit Kurzhanteldrücken

4

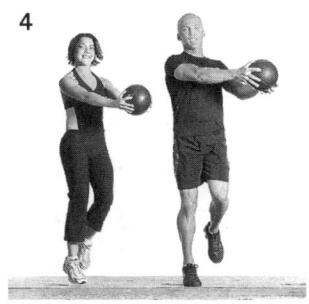

5

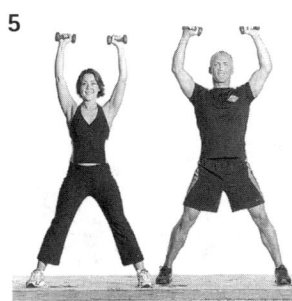

6

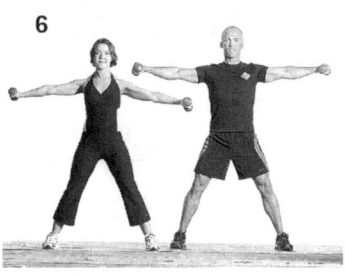

8

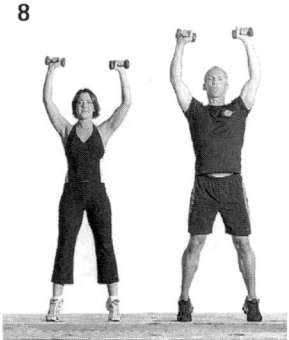

7

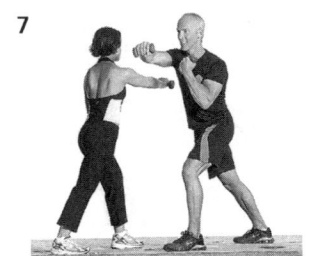

9) Strecksprung nach hinten mit Medizinball (Squat Thrust with Medicine Ball)

10) »Bergklettern« mit Medizinball

11) Liegestütze mit Gymnastikball

12) Liegestütze mit Heranziehen des Gymnastikballs (Ball Tucks)

13) Liegestütze auf Gymnastikball mit Hüftbeugung nach oben (Pikes)

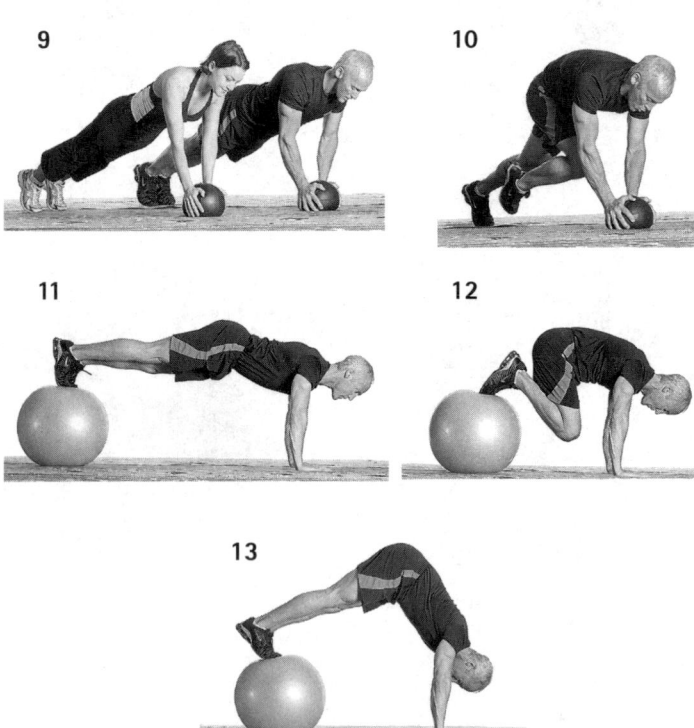

14) Platypus Walk (Schnabeltier-Gang) mit Medizinball
15) Gesprungener Ausfallschritt
16) Seitlicher Ausfallschritt mit Medizinball
17) Tiefes Körperbrett auf dem Gymnastikball
18) Hohes Körperbrett auf dem Gymnastikball
19) Vom einbeinigen Liegestütz in die T-Stellung

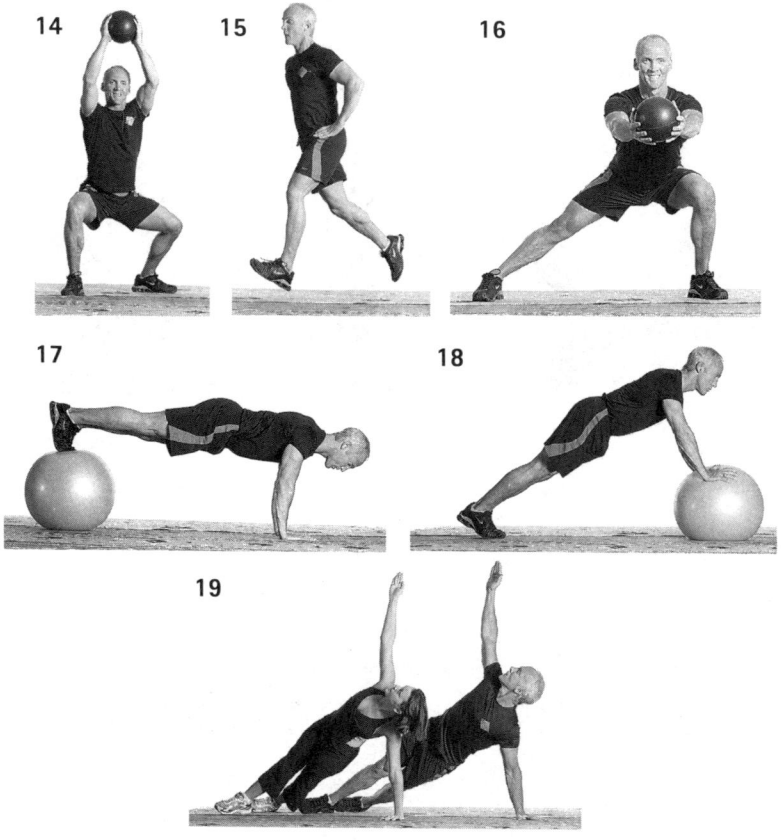

20) Sumo-Ausfallschritt mit Sidekick und Frog Jump (Strecksprung)
21) Gesprungene Kniebeuge mit breiter Beinstellung (Jump Squat)
22) Ausfallschritt nach hinten mit Front Kick
23) Davids Kurzhantelkreisen auf dem Gymnastikball (David's Dumbbell Wraparound)
24) Davids eindrehendes Kurzhantel-Brustdrücken (David's Inverted Dumbbell Chest Press)

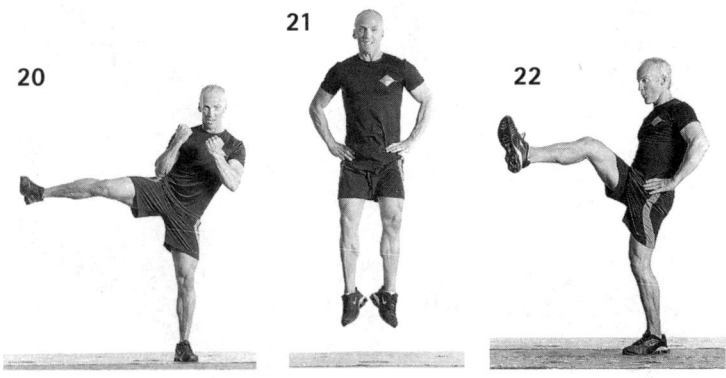

21

20

22

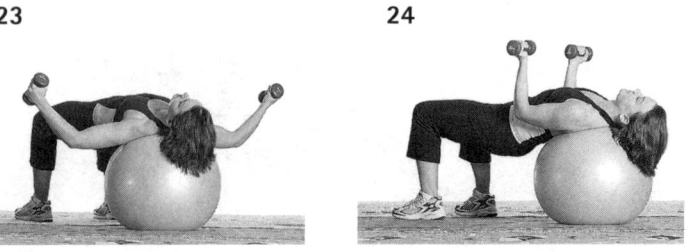

23

24

25) Trizepsdrücken liegend auf dem Gymnastikball
26) Schrägbankdrücken mit Kurzhanteln auf dem Gymnastikball
27) Trizepsdrücken auf dem Gymnastikball (Bench Dips)
28) Umgedrehtes Körperbrett mit Füßen auf dem Gymnastikball (Reverse Plank)
29) Schulter-Frontheben mit Schulterrotation zur Seite (David's Ultimate Shoulder Shaper I)
30) Schulter-Seitheben auf dem Gymnastikball (David's Ultimate Shoulder Shaper II)

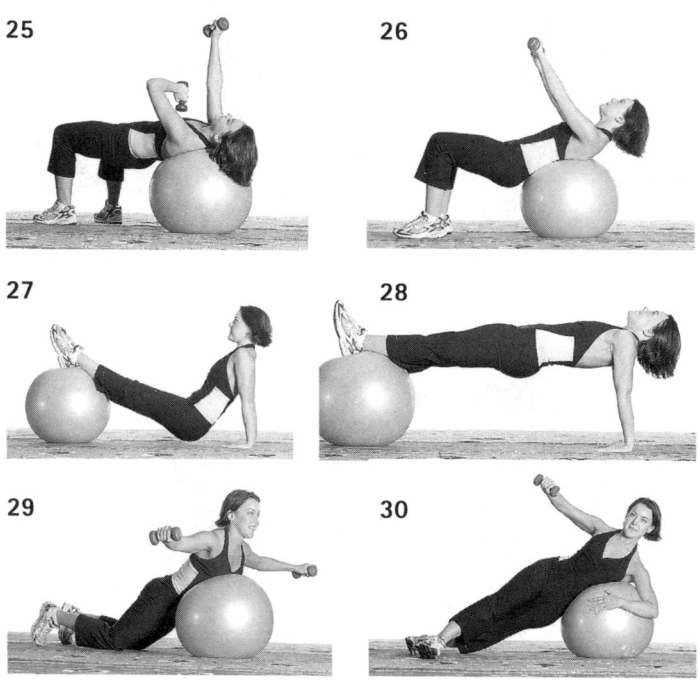

25   26

27   28

29   30

31) Rumpfstrecken (Hyperextensions)

32) Kurzhantel-Rudern nach hinten auf dem Gymnastikball

33) Spiderman-Liegestütz

34) Gesprungener Liegestütz (plyometrischer Liegestütz)

35) Crossover-Ausfallschritte vorwärts und rückwärts mit Bizeps-Curls

36) Plié Squats mit Bizeps-Konzentrations-Curls

31   **32**

33   **34**

35   **36**

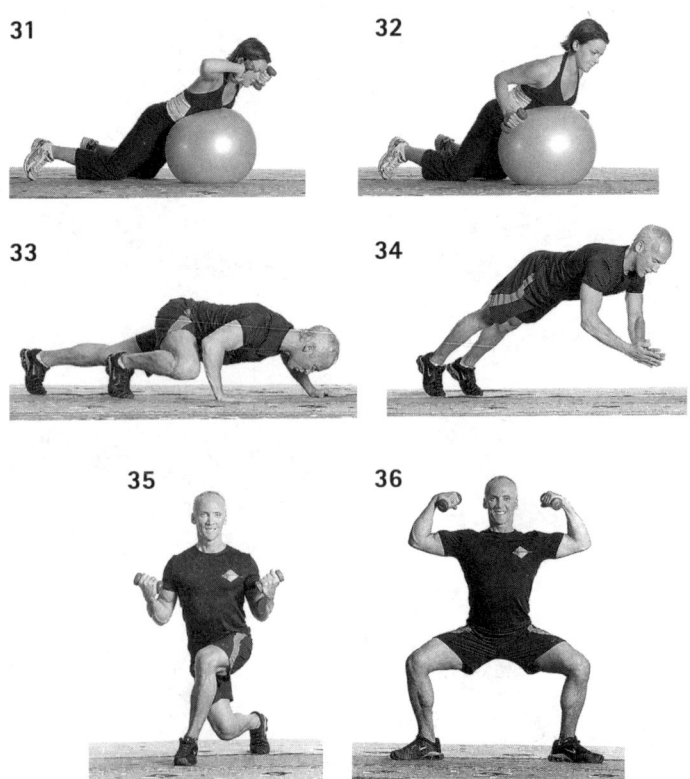

37) Beinschere
38) Rumpf-Seitneigung mit Medizinball (Side Crunch)
39) Crunch auf Gymnastikball mit Medizinball
40) Einrollender Crunch mit Gymnastik- und Medizinball

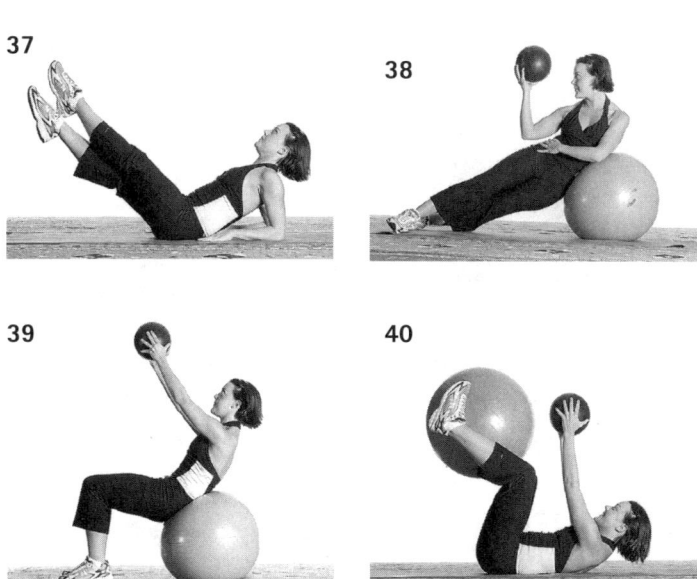

Workout für Bauch und Rumpf

1) Rumpfbeugen im Stand (Good Mornings)
2) Rotierende Rumpfbeugen aus dem Stand (Good Mornings with Rotation)
3) Körperbrett mit Ball
4) Davids Ultimativer Diagonal-Crunch
5) Doppelter Crunch diagonal (mit Heranziehen der Knie)

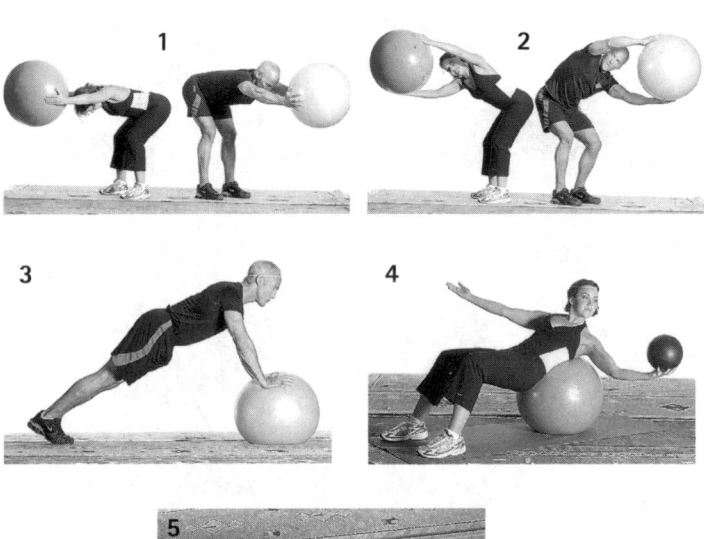

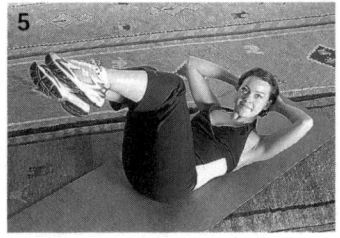

6) Crunch mit diagonalem Anheben des Gesäßes zur Rumpf-mitte

7) Doppelter Crunch mit Ballübergabe (Handoff)

8) Rumpfstrecken mit mittleren Rücken auf dem Gymnastik-ball

9) Hinteres Schulterheben mit Medizinball (Rear Deltoid Laterals with Medicine Ball)

10) Übung zur Stabilisierung des unteren Rückens (Lower Back Challenge)

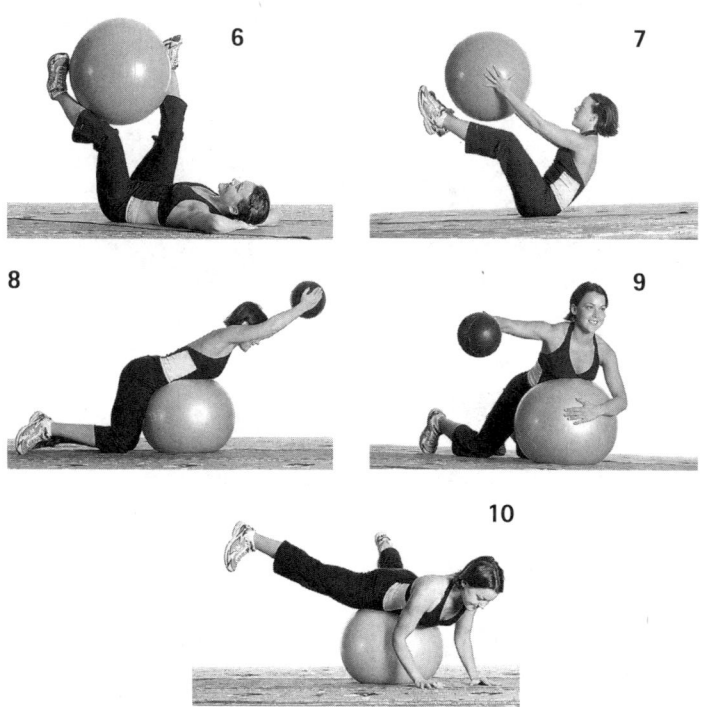

Workout für Beine und Gesäß

1) Seitliches Beinheben mit Medizinball
2) Seitliches Beinheben mit gebeugten Hüften und Beinen mit Medizinball (The Clam with Medicine Ball)
3) Seitliches Beinheben mit gebeugten Knien mit Medizinball (The Clam II with Medicine Ball)
4) Anheben der Oberschenkelinnenseite (Adduktoren) in Seitlage
5) Beinscheren in Bauchlage (ohne Überkreuzen)
6) Superman mit Medizinball

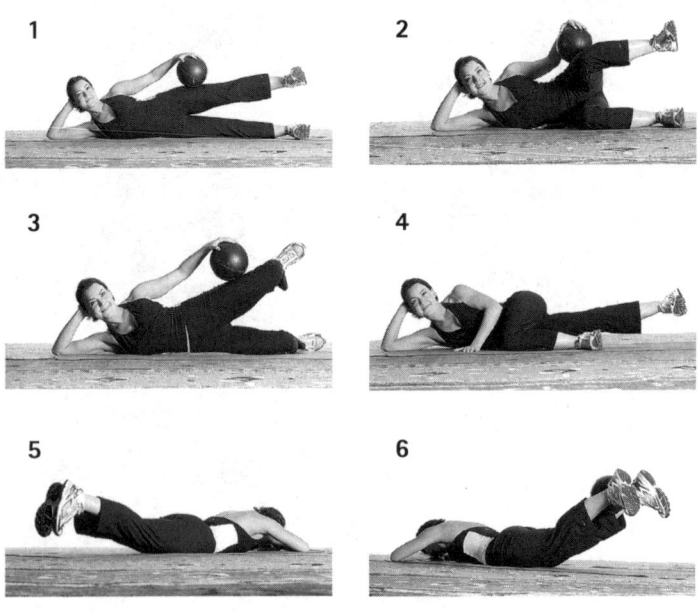

7) Hüftstrecken mit gebeugten Knien und Medizinball (Donkey Kicks)

8) Bein-Seitheben aus dem Vierfüßler-Stand (Hydrants)

9) Kniebeugen auf Fußballen nach vorne mit Medizinball (Sissy Squats)

10) Brücke mit Gymnastikball

11) Oberschenkelbeugen mit Gymnastikball (Hamstring Curls)

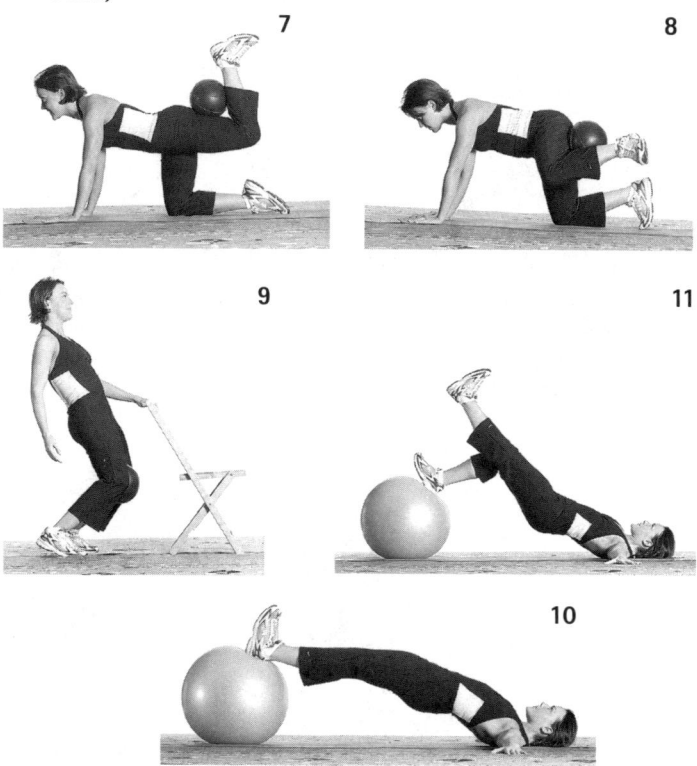

7

8

9

11

10

12) Einbeiniges Oberschenkelbeugen mit Gymnastikball (One-Leg Hamstring Curls)
13) Beinstrecken aus der Brückenposition mit Gymnastikball (Pelvic Tilt)
14) Beckenlift in Rückenlage (Butt Squeeze)
15) Asymmetrische Ausfallschritte stehend mit Stuhl
16) Umsteigesprünge über Ball (Irish Jig)

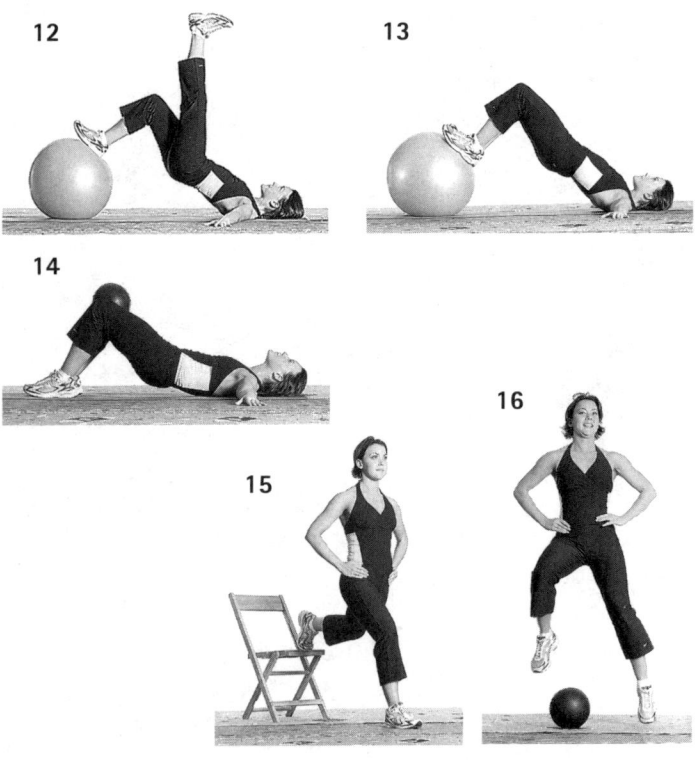

17) Stretching der Brustmuskulatur (Chest Opener)
18) Schulterdehnen (Shoulder Stretch)
19) Trizepsdehnen
20) Stretching der Hüften
21) Dehnen im Spagatsitz (Wide Angle Stretch)
22) Stretching des Gesäßes
23) Stretching der Oberschenkelmuskulatur
24) Stretching der geraden Bauchmuskulatur

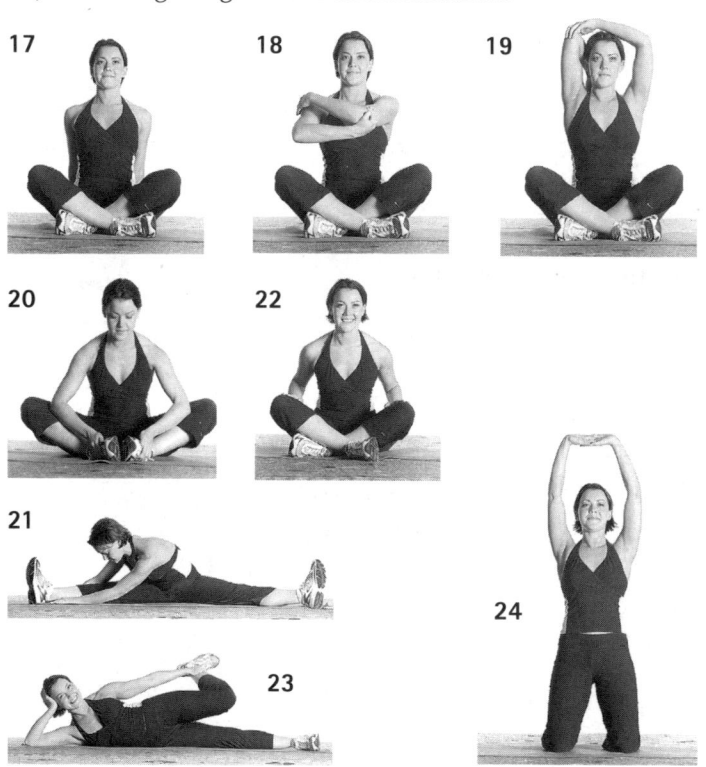

1. Tag

Aller Anfang ist schwer. Heute möchte ich, dass Sie beim Aufstehen denken: »Ich beginne jetzt damit, ein neuer Mensch zu werden. Ich kann und will mein Bestes tun. Ich nehme mir vor, das zu ändern, was ich am besten beeinflussen kann – mich selbst.«

Der heutige Workout

- Das Cardio-Sculpting-Training
- 45 Minuten zusätzliches Cardio-Training (das Herz-Kreislauf-Training Ihrer Wahl)

Der heutige Speiseplan

Frühstück: Protein-Shake
Vormittagssnack: *Rührei (ohne Eigelb) mit Shiitake-Pilzen und Putenschinken
Mittagessen: *Cobb-Salat mit Thunfisch
Nachmittagssnack: Eine Tasse *Gemüsesuppe
Abendessen: Protein-Shake oder eine *Putenfleisch-Lasagne und Spinat

(alle mit * gekennzeichneten Gerichte finden Sie in Kap. 6).

Schluss mit Ausreden

Ausrede: »Ich bin einfach zu müde für mein Training«.

Entgegnung: Müdigkeit sollte Sie nicht vom Trainieren abhalten, eher noch könnte sie den Ablauf und den Zeitaufwand der Übungen beeinflussen. Wenn Sie die Übungen richtig ausführen, werden Sie körperlich und mental fitter. Müdigkeit und mangelnde Motivation schwinden im Training, Ihr Tag bekommt Schwung und Energie. Und schon sieht das Leben anders aus.

DER ULTIMATIVE ERFOLG

Name: Michel Perritt
Wohnort: Worcester, Massachusetts
Beruf: Callcenter-Agentin
Alter: 38
Gewichtsabnahme: 7 Kilogramm
Was erreicht wurde: Trägt jetzt Kleidergröße 36 statt 44
Bemerkungen: Michel war eine meiner ersten »Extreme Makeover«-Kandidatinnen. Sie konnte ihren Hüft-, Taillen- und Oberschenkelumfang sowie ihre Oberweite um etliche Zentimeter reduzieren. Nach dem Programm trainierte Michel weiter und hielt sich an meine Ernährungsprinzipien – jetzt trägt sie noch eine Kleidergröße kleiner.

»Als ich David bei der Fernseh-Show ›Extreme Makeover‹ traf, war ich bereit, alles zu tun. Obwohl ich das Gefühl hatte, über Gewichtsabnahme genau Bescheid zu wissen, musste ich zugeben, dass mein Rezept nicht funktionierte und nie funktioniert hatte. Ich machte Krafttraining – Übungen, die ich Bodybuildern und Bodybuilding-Zeitschriften abgeschaut hatte. Damals wusste ich nicht, dass ich ein Männerprogramm durchexerzierte. Und das machte sich bemerkbar: Als ich David traf, hatte ich bereits zehn Jahre auf diese Weise trainiert. Ich wog 79 Kilo und hatte einen Armumfang von 43 Zentimeter. Ich wollte zwar kräftig sein, aber natürlich nicht wie ein Mann aussehen. Ich wollte eine feminine, kurvenreiche Figur, stattdessen sah ich aus wie ein Hüne. Meine Hosengröße betrug 36/32. Mein Taillenumfang übertraf die Länge meiner Beine! Das war alles ziemlich traurig, und ich war entsprechend deprimiert.

David empfahl mir, Milchprodukte und Kohlenhydrate aus meiner täglichen Nahrung zu streichen, und setzte mich auf ein ganz anderes Trainingsprogramm. Gegen Ende der zweiten Woche konnte ich bereits drastische Veränderungen feststellen. Der Ernährungsplan zeigte Wirkung, die Trainingseinheiten ebenfalls, und alles, was in meinem System blockiert war, begann sich zu lösen. David motivierte mich und zeigte mir, wie ich mich täglich um meine Gesundheit und Fitness kümmern konnte. Ich begann, bewusst zu handeln und genau zu überlegen, was ich esse und wie ich mit meiner Zeit umgehe.

Fazit: David verwandelte meinen massigen 79-Kilo-Körper in eine sexy Figur mit Kleidergröße 36. Es ist jetzt ein Jahr her, und ich musste von den Resultaten keine Abstriche machen. Ich halte mich an Davids Plan. Ich kenne jetzt die Grundregeln, was ich essen kann und wann ich trainieren muss – ich bin David unendlich dankbar.«

Mein Tagebuch

Diese leeren Zeilen sollen Ihnen Gelegenheit geben, Ihre Gefühle, Ihre körperliche Verfassung, was Sie gegessen haben, eventuelle Schwierigkeiten, mit denen Sie zu kämpfen haben, den Zeitpunkt, die Dauer und die Intensität Ihres Trainings schriftlich festzuhalten.

_____

_____

_____

_____

_____

_____

_____

_____

_____

_____

_____

2. Tag

Nach dem ersten heftigen Muskelkater am zweiten Tag dürfen Sie eines nicht vergessen: Dieser extreme Weg zu einer besseren Figur ist zugleich ein Belohnungsprozess. Der erfolgreiche Abschluss des Zwei-Wochen-Programms wird Sie nicht nur mit einem knackigen Po entschädigen, sondern auch in einer Weise stärken, die tiefer geht, die in geistiger Hinsicht zum Tragen kommt, und die dauerhaft und bedeutungsvoll ist. Auf Sie wartet der höchste Preis: die Gewissheit, dass Sie alles erreichen können, was Sie erreichen wollen. Und Sie können diesen Preis gewinnen.

Der heutige Workout

- Das Muskelstraffungs-Training für Bauch und Rumpf
- 45 Minuten zusätzliches Cardio-Training

Der heutige Speiseplan

Frühstück: Protein-Shake
Vormittagssnack: *Spinat-Broccoli-Eiweiß-Frittate
Mittagessen: *Hühnchenkebab mit Thai-Sauce nach asiatischer Barbecue-Art
Nachmittagssnack: *Thunfischsalat mit Vollkornsenf und Wasserkastanien
Abendessen: Protein-Shake oder *pikanter Wasabi-Lachs-Burger und Spinat

DER ULTIMATIVE ERFOLG

Name: Pamela Michaels
Wohnort: New York City, New York
Beruf: Vorstandsvorsitzende verschiedener Nonprofit-Organisationen, Mutter von fünf Kindern.
Alter: 51
Abgenommen: 4 cm an der Taille, 2 cm an den Hüften, 1,5 cm an den Armen
Gewichtsabnahme: 2 Kilogramm
Was erreicht wurde: Der Körperfettanteil wurde um 8 Prozent reduziert
Bemerkungen: Pam hatte bereits etwa ein Jahr lang mit mir trainiert, als sie mit dem Zwei-Wochen-Programm begann. Da sie von Natur aus schlank war, konnten wir die Arbeit auf die Problemzonen beschränken – Hüften, Gesäß und Oberschenkel. Nach dem Programm trainierte sie weiterhin 3- bis 4-mal die Woche und formte und verbesserte ihre Körperkonturen. Ihr Umfeld war beeindruckt!

Schluss mit Ausreden

Ausrede: »Wenn ich einen Tag aussetze, verpasse ich nichts.«
Entgegnung: Der Weg zum Wohlbefinden kann nicht mit gestrigen Errungenschaften gepflastert werden. Jeder Tag zählt, jeder Tag ist ein weiterer Schritt auf dem Weg zum neuen Ich. Sie mögen vielleicht denken, dass Sie nichts verpassen, aber

Sie werden dann auch nichts dazugewinnen. Ich mag den Gedanken, dass ich jeden Tag weiterkomme und aus jedem Moment das Beste mache. Das Training gehört zu den Dingen im Alltag, die immer richtig sind. Sie haben an jedem Tag und zu jeder Stunde die freie Wahl, ob Sie sich bewegen oder einfach still dasitzen wollen, Sie allein treffen die Entscheidung, niemand sonst! Zeit ist ein knappes Gut. Nun ist der Moment gekommen, neue Wege zu gehen!

»Ich war schon immer eine schlanke Frau, nun bin ich in den Fünfzigern und in den Wechseljahren. Ich entschied mich, in die Form meines Lebens zu kommen. Ich las viel über die Wechseljahre. Ich wusste, dass es in diesem Lebensabschnitt schwieriger sein würde, Gewicht zu verlieren und eine gute Figur zu haben. Ich war entschlossen, trotzdem so fit und schlank wie möglich zu sein.

Ich hatte aber noch ein weiteres Motiv. Meine 24 Jahre alte Tochter ist Mode-Designerin. Sie nähte mir ein gerade geschnittenes Chiffonkleid. Ich wollte in diesem Kleid gut aussehen. Als ich es aber anprobierte, verzogen sich die Nähte an den Hüften, statt dass es schön in einer Linie fiel. Meine Tochter sagte: ›Mama, ganz ehrlich, ich kann nicht zulassen, dass du das anziehst.‹ Danach fasste ich den Entschluss, in diesem Kleid gut auszusehen.

Das Programm funktioniert eindeutig, keine Frage. Ich erreichte schon innerhalb von drei Tagen die ersten Ergebnisse – und das motivierte mich richtig. Bereits nach drei Tagen saßen nämlich meine Hosen besser. Das war natürlich großartig. Meiner Tochter fielen meine körperlichen Veränderungen in dieser kurzen Zeit auf, und sie machte mir Komplimente. Nach sieben Tagen probierte ich das Kleid wieder an, und zum großen Erstaunen meiner Tochter fiel es schön gerade. Meine Arme, die das Kleid frei ließ, waren schön geformt. Ich wusste, dass ich das Kleid bedenkenlos anziehen konnte. Und das, obwohl ich erst auf halbem Weg zu meinem Ziel war.

Der Gewichtsverlust hat mich nicht so sehr beeindruckt wie die Tatsache, dass meine Kleider nun besser sitzen. Ich fühlte mich so gut. Ich fühlte mich gesünder und reiner, wie nach einer Entschlackungskur. Mein Körper, meine Haut und mein Haar sahen seit Jahren nicht mehr so gut aus. Ich empfehle dieses Programm jeder Frau, die sich gut fühlen und besser aussehen möchte.«

Mein Tagebuch

Diese leeren Zeilen sollen Ihnen Gelegenheit geben, Ihre Gefühle, Ihre körperliche Verfassung, was Sie gegessen haben, eventuelle Schwierigkeiten, mit denen Sie zu kämpfen haben, den Zeitpunkt, die Dauer und die Intensität Ihres Trainings schriftlich festzuhalten.

---

3. Tag

Ihre Workouts sollten genauso ein Ritual sein wie Zähne putzen oder Haare kämmen. So wie Sie aufstehen, Zähne putzen, Ihr Gesicht waschen und Ihr Haar kämmen, sollten Sie auch Ihr Training machen. Ist es erst einmal Teil Ihres Morgenrituals, werden Sie es nie mehr missen wollen. Stellen Sie sich vor, Sie verließen am Morgen das Haus, ohne die Zähne zu putzen! Das ist weder für Sie noch für Ihren Partner, Ihre Arbeitskollegen oder Ihre Kinder eine appetitliche Vorstellung. Oder? Genau dasselbe ist es, wenn Sie Ihren Tag ohne irgendeine Form von Training oder Bewegung beginnen. Sie werden sich lustlos fühlen, Ihrer positiven Energie beraubt, und – wenn Sie nur ein bisschen sind wie ich – wahrscheinlich absolut mürrisch und unausstehlich.

Der heutige Workout

- Das Cardio-Sculpting-Training
- 45 Minuten zusätzliches Cardio-Training

Der heutige Speiseplan

Frühstück: Protein-Shake
Vormittagssnack: *Fettarmer Eiersalat
Mittagessen: *Hühnchen mit Mandelkruste
Nachmittagssnack: *Putenfleisch- und Spinat-Burger
Abendessen: Protein-Shake oder *Hühnchen-Sticks mit Sesam und Spinat

Schluss mit Ausreden

Ausrede: »Ich habe durch das Training zu viele Muskeln angesetzt und glaube, dass ich einen Monat aussetzen sollte, um Muskelmasse abzubauen.«
Entgegnung: Fitnessübungen bewirken vieles, aber dass Sie davon Muskeln ansetzen, gehört kaum dazu, außer Sie haben es darauf angelegt. Mein Ultimativer New York Body Plan ist so konzipiert, dass die Muskeln geformt und modelliert werden, der Körperfettanteil reduziert wird, und dass sich dadurch Kondition, Energie und ganzheitliches Wohlbefinden steigern. Die richtige Reaktion auf ein Trainingsprogramm, das nicht die gewünschten Ergebnisse bringt, besteht darin, die Übungen in Bezug auf Form sowie auf Gewichts- und Be-

lastungsaspekte und die Anzahl der Wiederholungen zu überprüfen. Wenn Ihre Beine dicker zu werden scheinen, dann
würde ich Ihnen raten, alle Übungen mit Kniebeugen wegzu-
lassen und auf Ausfallschritte, Kicks und plyometrische Bewegungen wie Kniebeugen mit Sprüngen, gesprungene Ausfallschritte und Squat Thrusts auszuweichen. Durchaus sinnvoll
ist auch, die Anzahl der Wiederholungen zu steigern und um-

DER ULTIMATIVE ERFOLG

Name: Nicholas Samuel Shadid, III
Wohnort: New York City, New York
Beruf: Kreativdirektor
Alter: 63
Gewichtsabnahme: 6 Kilogramm
Was erreicht wurde: Der Taillenumfang wurde um 6,5 cm und
Brustumfang um 4 cm reduziert
Bemerkungen: Sam war ein wenig skeptisch, ob er überhaupt
dieses zusätzliche Polster noch loswerden könnte, nachdem er bei-
nahe 14 Jahre in meinem Club trainiert hatte. Nach dem Zwei-
Wochen-Programm beeindruckte uns Sam damit, dass er dennoch
6 Kilogramm abgenommen hatte. Nach dem jahrelangen Trai-
ningstrott gab dieses Programm dem 63-Jährigen einen neuen
Sinn, was sich in seiner Zuversicht, Jugendlichkeit und Vitalität wi-
derspiegelte. Seit er das Programm beendet hat, verlor er weitere
4 Kilo, insgesamt also 10,5 Kilo.

---

gekehrt die verwendeten Gewichte oder die Belastung zu reduzieren. Ich musste auch schon feststellen, dass diejenigen, die unter einer Überentwicklung des Quadrizeps (vorderer Oberschenkelmuskel) leiden, oft eine etwas falsche Haltung einnehmen, weil sie bei Kniebeugen oder Ausfallschritten das Gewicht vor allem auf die Vorderfüße verteilen. Das Gewicht sollte auf den Fersen liegen.

»Als Kreativdirektor in der Modebranche bin ich bei Fotoshootings jeweils nicht nur von Nahrungsmitteln aller Art umgeben, sondern auch von schlanken 18-jährigen Models. Diese Shootings dauern jeweils mindestens zehn Tage, und am Ende nehme ich mir meistens vor, abzunehmen und wieder in Form zu kommen, sobald ich wieder in New York bin. Wie so oft im Leben wurde aus meinen Vorsätzen nichts. Mit jedem Shooting legte ich mehr an Gewicht zu. Ich fühlte mich vollgestopft und desillusioniert.

Als David von seinem 14-Tage-Programm erzählte, dachte ich mir: ›So hart kann das ja nicht sein, es sind ja nur 14 Tage.‹ Gut, ich will ehrlich zu Ihnen sein: Es ist hart! Wenn Sie es gründlich durchführen, bestimmt es Ihr Leben, zumindest am Anfang. Ich wohne allein und habe die Tendenz, abends auswärts zu essen und unter Leuten zu sein. Zudem wohne ich in der Stadt und bin buchstäblich von Nahrungsmitteln umzingelt. Am dritten Tag des Programms hatte ich das Gefühl, als würde jeder um mich herum nur noch essen. Die Versuchung war überwältigend. Es kam mir vor, als rieche es überall, wo ich mich bewegte, nach Essen. Also blieb ich abends zu Hause. Diese Abende schienen mir endlos, und ich vermisste meinen alten Lebensstil.

Im Verlauf dieses 14-Tage-Programms geschah jedoch etwas Interessantes. Sobald ich erste positive Ergebnisse festgestellt hatte, vergaß ich meinen ›Leidensdruck‹ und drehte den Spieß um. Nicht meine Ernährungsweise kontrollierte mich, sondern umgekehrt. Ich hatte mir zum Beispiel vorgenommen, nach Beendigung des Programms auswärts essen zu gehen und zu feiern. Ich träumte davon, Wein zu trinken und Pasta zu essen – und damit beinahe alle Ernährungsprinzipien von David wieder über Bord zu werfen. Aber als ich dann tatsächlich ins Restaurant ging, bestellte ich schließlich eine Weinschorle und Fisch statt Pasta. Ich war erstaunt, dass ich mich beim Essen mit einem kleinen Glas Wein begnügen und mich trotzdem amüsieren konnte.

Die wirklich gute Sache bei diesem Programm ist, dass man Ergebnisse sieht. Man fühlte sich am Ende des Programms großartig. Meine Hose rutscht. Ende des Sommers fahre ich in Urlaub, und zuvor werde ich das Programm noch einmal absolvieren, um meinen Körper auf Strandfigur zu trimmen.«

Mein Tagebuch

Diese leeren Zeilen sollen Ihnen Gelegenheit geben, Ihre Gefühle, Ihre körperliche Verfassung, was Sie gegessen haben, eventuelle Schwierigkeiten, mit denen Sie zu kämpfen haben, den Zeitpunkt, die Dauer und die Intensität Ihres Trainings schriftlich festzuhalten.

_____

_____

_____

_____

_____

_____

_____

_____

_____

4. Tag

Ein Auto braucht eine gute Benzinqualität, um optimal funktionieren zu können. Dasselbe gilt für den Körper. Treibstoff, ob in Form einer proteinreichen Mahlzeit oder eines leckeren und nahrhaften Shakes als Mahlzeitersatz, bildet den Schlüssel zu extremen körperlichen Veränderungen.

Der heutige Workout

- Das Muskelstraffungs-Training für Beine und Gesäß
- 45 Minuten zusätzliches Cardio-Training

Der heutige Speiseplan

Frühstück: Protein-Shake
Vormittagssnack: Ein hartgekochtes Ei
Mittagessen: *Lachs mit Fenchelkruste
Imbiss: *Fettarmer Hühnchensalat
Abendessen: *Protein-Shake oder *Putenfleisch-Lasagne und Spinat

Schluss mit Ausreden

Ausrede: »Ich habe mir heute ein paar Schokoladenkekse verdient, weil ich so hart gearbeitet habe.«
Entgegnung: Wenn meine Klienten oder sonst jemand mir erzählen, dass sie sich irgendeinen der typischen Snacks gönnen (egal ob Kekse, ein Stück Pizza oder Eis), weil sie einen harten Arbeitstag hinter sich haben, stelle ich die Frage: »Weshalb betrachtest du diese Nahrungsmittel als Belohnung?« Ich würde mich eher mit etwas Köstlichem, Nahrhaftem und Vollwertigem wie Nüssen, Früchten oder gelegentlich einem Stück Bitterschokolade belohnen. Anstrengung sollte belohnt und nicht mit Kalorien und Fett bestraft werden. Das vernichtet nur alles, was wir durch harte Arbeit erreicht haben. Wir

müssen ganz einfach unsere Einstellung ändern und uns in Zukunft auf eine vernünftigere Art belohnen. Die größte Belohnung für mich ist, wenn ich in den Spiegel schaue und sehe, dass ich das Beste aus meinem Aussehen gemacht habe und mich obendrein gut fühle.

DER ULTIMATIVE ERFOLG

Name: Danielle Narov
Wohnort: Queens, New York
Beruf: Studentin
Alter: 16
Gewichtsabnahme: 3 Kilogramm
Was erreicht wurde: Sie reduzierte ihren Körperfettanteil um 10 Prozent, ihr Taillenumfang schrumpfte um 13 cm
Bemerkungen: Man könnte meinen, dass es für eine 16-Jährige als sportliche Leistunge völlig ausreicht, in einem Tennis-Team zu spielen. Durch ihre einseitige Ernährung aber setzte sie in der mittleren Körperpartie mehr Fett an, als sie brauchte. Ihr fehlten auch die Kraft und die Kondition, um auf dem Tennisplatz wirklich zu brillieren. Innerhalb von zwei Wochen verlor sie ihren Babyspeck und gewann an Kraft, sodass sie in der Lage war, Liegestütze zu machen – und zwar auf den Zehen und nicht auf den Knien. Ihre Leistungen auf dem Tennisplatz haben sich ebenfalls erheblich verbessert. Danielle trainiert nach wie vor intensiv und absolviert drei- bis viermal die Woche die Übungen aus meinem Trainingsvideo.

»Obwohl ich für das Team meiner Schule Tennis spielte, war ich überhaupt nicht in Form. Ich wusste, dass mein Körper schwabbelig war, und ich mochte mein Äußeres überhaupt nicht. Die Bat-Mizwa-Feier meiner Schwester stand bevor, und ich wollte dort gut aussehen. Ich hörte von Davids Programm und wollte es versuchen.

Als ich David das erste Mal traf, sprach ich mit ihm über meine Erwartungen. Er sagte mir, dass ich innerhalb von 14 Tagen wahrscheinlich nicht so viel Fett verlieren könne, wie ich es mir vorstellte. Nun, ich bin glücklich darüber, dass ich fast 13 Zentimeter an Taillenumfang verloren habe. Das ist einfach toll!

Nach dem ersten Training hatte ich Muskelkater, der Schmerz verschwand aber bald. Die Fortsetzung des Programms fiel mir immer leichter. Ich hatte auch keine Mühe, mich an den Ernährungsplan zu halten. Die einzige Schwierigkeit bestand darin, die vorgeschriebene Anzahl von Übungen in den Alltag zu integrieren. Als Schülerin muss ich nach der Schule verschiedene Aufgaben erfüllen. An manchen Tagen war es schwierig, alles auf die Reihe zu bringen – Hausaufgaben zu erledigen, zu trainieren und zu einer vernünftigen Zeit ins Bett zu gehen.

Aber ich bin so glücklich über die Ergebnisse! Ich verlor jede Menge Fett und baute viele Muskeln auf. Ich bin glücklich über mein Äußeres. Der einzige Wermutstropfen dabei ist, dass mir meine Lieblingshose jetzt zu weit ist!«

Mein Tagebuch

Diese leeren Zeilen sollen Ihnen Gelegenheit geben, Ihre Gefühle, Ihre körperliche Verfassung, was Sie gegessen haben, eventuelle Schwierigkeiten, mit denen Sie zu kämpfen haben, den Zeitpunkt, die Dauer und die Intensität Ihres Trainings schriftlich festzuhalten.

5. Tag

Das Motto »Lebe bewusst in der Gegenwart« ist heute wie an jedem anderen Tag während dieses Programms von größerer Wichtigkeit als je zuvor. Mit nur 14 Tagen zum Formen der Muskeln, zur Straffung des Muskelgewebes und zum Fettverbrennen bleibt nicht viel Zeit für Selbstgefälligkeit und Tagträume.

Der heutige Workout

- Das Muskelstraffungs-Training für Bauch und Rumpf
- 45 Minuten zusätzliches Cardio-Training

Der heutige Speiseplan

Frühstück: Protein-Shake
Vormittagssnack: *Rührei (ohne Eigelb) mit gehacktem Putenfleisch und gehackten Tomaten
Mittagessen: *Hühnchen- und Shiitake-Burger und *Bok Choy mit roter Paprika und Mandeln
Nachmittagssnack: *Tomatensuppe sowie *Thunfischsalat mit Vollkornsenf und Wasserkastanien
Abendessen: Protein-Shake oder *Lachs-Pfannkuchen und Spinat

Schluss mit Ausreden

Ausrede: »Mein(e) Freund/Freundin hat mir ein Eis gekauft. Wie hätte ich ablehnen können?«

Entgegnung: »Passives« Essen von Junk-Food (auch als »Essen aus zweiter Hand« bekannt) ist sehr destruktiv. Sie allein haben es in der Hand. Niemand kann Sie dazu zwingen, etwas zu essen! Wohin führte dieses Denken Adam und Eva? Verstehen Sie, was ich meine? Wir haben die Macht, unser eigenes Schicksal zu steuern. Überlassen Sie diese Macht niemand anderem – ohne Ausnahme.

DER ULTIMATIVE ERFOLG

Name: Marcy Engelman
Wohnort: New York City, New York
Beruf: Publizistin
Alter: 43
Gewichtsabnahme: 4 Kilogramm
Was erreicht wurde: Sie reduzierte ihren Körperfettanteil um 10 Prozent. Ihr Brustumfang misst 5 cm, ihre Taille 7,5 cm und ihr Armumfang 3 cm weniger; ihre Hüften messen 2,5 cm und ihre Oberschenkel 7,5 cm weniger.

Bemerkungen: Nach beinahe vier Jahren Arbeit mit Marcy dachte ich, sie sei die perfekte Kandidatin für dieses Programm. Ich sah verblüfft und mit Stolz zu, wie die Zentimeter schwanden. Nicht nur ihr Körper verwandelte sich, sondern auch Sie selbst als Person. Ich will nicht alles verherrlichen. Es gab einige Telefongespräche, in denen sie von ihrer Frustration über die Schwierigkeiten mit dem Programm berichtete. Sie gibt aber auch unumwunden zu, dass es sich gelohnt hat. Jetzt diktiert Marcy ihre Ess- und Trinkgewohnheiten selbst (sie trinkt sehr wenig), und wenn sie ihrem Lieblingsessen verfällt, Sushi, dann macht sie es am folgenden Tag mit einem guten, schweißtreibenden Cardio-Training wett. Sie ist jetzt so motiviert, dass sie, wenn sie nicht gerade sowieso in meinem Club mit mir trainiert, Gruppentraining und Yoga-Sitzungen besucht, wo immer sie gerade ist.

»Ich hatte seit jeher einen ungesunden Bezug zum Essen. Ich aß gerne mit Freunden in Restaurants. Aber wenn ich auswärts aß, tendierte ich dazu, zu viel zu essen.

Ich will ehrlich sein. Die zweiwöchige Rundumerneuerung war hart für mich. Ich musste meinem alten, destruktiven Bezug zum Essen den Rücken kehren und ein neues Konzept für mein Leben akzeptieren. Statt nur Genussmittel zu sein, wurde Essen zum Treibstoff. Ich aß, um Power in mein Training und in mein berufliches Leben zu bekommen.

Um der Versuchung gar nicht erst eine Chance zu geben, igelte ich mich jeden Abend zu Hause ein. Während dieser

14 Tage wollte ich mich nicht der Versuchung aussetzen, in einem Restaurant zu essen. Ich vermisste die gesellschaftliche Atmosphäre wirklich, aber ich wusste, dass ich es 14 Tage aushalten konnte. Mit jedem Tag wurde das Programm mehr und mehr ein integraler Bestandteil meines Alltags. Ich gebe zu, das Training bereitete mir zu Beginn Mühe, nach 14 Tagen wurde es aber ein Teil meines Lebens.

Bereits während dieser 14 Tage war ich in einer verblüffenden Form, was meine Fitness betraf. Ich trainierte noch nie in meinem Leben so viel Herz-Kreislauf. Ich machte zehn Minuten lang ein Aufwärmtraining auf dem Hometrainer, bevor ich mit den Muskelstraffungs-Workouts anfing. Mittlerweile führe ich fast täglich 45 Minuten Herz-Kreislauf-Training durch – und ich mag es. Ich liebe es, richtig hart zu trainieren, und ich liebe es, wie ich mich anschließend fühle.

Am letzten Tag des Programms klopften mir meine Freunde auf die Schulter und gratulierten mir zu meinen Fortschritten und zu meinem Einsatz. Ich fühlte mich unbeschreiblich. Dieses Programm brachte mir so viel über Ernährung und Fitness bei, das ich in mein Leben einbauen will. Ich fühlte mich, als wäre mein Körper ein brandneues Auto – so als hätte ich eine glänzende neue Innenausstattung. Heute überlege ich zweimal, was ich esse, weil ich meine harte Arbeit nicht ruinieren möchte. Ich folge einer Reihe von Regeln, um meine Ernährung zu Hause im Griff zu behalten. Auch wenn ich nicht mehr offiziell im Programm bin, halte ich mich immer noch an seine Prinzipien. Ich denke, dass ich mich so schnell nicht mehr mit Essen zustopfen werde. Das Programm ist zu

100 Prozent machbar. Wenn ich es machen kann, kann es jeder.«

Mein Tagebuch

Diese leeren Zeilen sollen Ihnen Gelegenheit geben, Ihre Gefühle, Ihre körperliche Verfassung, was Sie gegessen haben, eventuelle Schwierigkeiten, mit denen Sie zu kämpfen haben, den Zeitpunkt, die Dauer und die Intensität Ihres Trainings schriftlich festzuhalten.

_____

_____

_____

_____

_____

_____

_____

_____

_____

_____

_____

_____

_____

6. Tag

Das Gesäß zu formen verlangt, dass Sie sich »hineindenken«! Das scheint sehr rudimentär und völlig absurd zu sein. Ich garantiere aber, dass Sie mit dieser geistig-körperlichen Verbindung ein breiteres (und ich meine nicht fetteres) Bild sehen, das Ihnen ermöglicht, diese ungewollten Zentimeter tatsächlich zu fühlen, zu formen und wegzuschmelzen, und zwar nicht nur am Gesäß, sondern am ganzen Körper.

Der heutige Workout

- Cardio-Sculpting-Workout
- 45 Minuten zusätzliches Cardio-Training

Der heutige Speiseplan

Frühstück: Protein-Shake
Vormittagssnack: *Rote-Paprika-Frittage
Mittagessen: *Heilbutt mit Senfkruste und Mesclun-Salat
Nachmittagssnack: *Gemüsesuppe
Abendessen: Protein-Shake oder *Lachs nach asiatischer Art mit *Spinat und Shiitake kurz angebraten

Schluss mit Ausreden

Ausrede: »Ein Stück Brot wird mich nicht umbringen.«
Entgegnung: Ein Stück Brot oder ein Keks werden Sie zwar kaum umbringen, Ihnen aber bestimmt auch nicht helfen. Stellen Sie sich vor, Sie wären eine Hochleistungsmaschine, eine Maschine, die den reinsten, erstklassigen Treibstoff braucht, um zu funktionieren. Wissenschaftlich erklärt, besteht Brot aus leeren Kalorien, die sich im Körper in Zucker umwandeln und als Fett gespeichert werden. Was soll daran gut sein? Sie arbeiten zu hart, um sich den Erfolg mit Brot zu vermasseln.

DER ULTIMATIVE ERFOLG

Name: Kenna DuBose
Wohnort: Amarillo, Texas
Beruf: Beraterin an einer Schule
Alter: Mitte 40
Gewichtsabnahme: 5 Kilogramm
Was erreicht wurde: Sie nahm an der Taille 5 cm, an den Hüften 4 cm und 2,5 cm beim Armumfang ab.
Bemerkungen: Kenna hatte eine klassische Apfelform, sodass wir uns darauf konzentrierten, ihre Taille schlanker zu machen und die Armmuskeln zu straffen. Seit Kenna das Programm beendet hat, spielt sie wieder Tennis und schlägt ihre Konkurrenz in Grund und Boden.

»Ich hatte mich ursprünglich als Teilnehmerin an der ›Extreme-Makeover‹-Show beworben, weil ich von einem Dermatologen wollte, dass er die Uhr zurückdreht und die sonnengeschädigte Haut aus meinem Gesicht entfernt. Zu diesem Zeitpunkt dachte ich nicht viel darüber nach, was ich für meinen Körper wollte, obwohl ich eine Mittvierzigerin bin – und sobald man die 40 überschritten hat, wird es immer schwieriger, das Gewicht zu halten.

Als mich David zum ersten Mal sah, meinte er, dass ich ein wenig abnehmen könnte, dass er aber den Schwerpunkt auf Muskelstraffungs-Training legen wolle. Bis zu diesem Zeitpunkt war ich ziemlich aktiv. Ich spielte zwei- bis dreimal in der Woche Tennis, ging regelmäßig spazieren und machte auch leichtes Gewichtstraining im Fitnesscenter. Ich habe einen Hochschulabschluss als Sportlehrerin und hatte das Gefühl, dass ich wusste, was ich tat.

Bald musste ich lernen, dass ich nicht so viel wusste, wie ich gedacht hatte. David ist ein wahres Genie, weil er über die Fähigkeit verfügt, verschiedene Übungsfacetten in einer effizienten Bewegung zusammenzufassen. In seinen Trainingseinheiten gibt es keine einzige verschwendete Sekunde oder verlorene Energie. Viele seiner Übungen kombinieren die Bewegungen der oberen und der unteren Körperpartien mit dem Cardio-Training, sodass man in jeder Minute Training mehr rausholt.

David hatte nicht nur meine Art zu trainieren von Grund auf umgestaltet, er schlug mir auch einige entscheidende Änderungen in meiner Ernährung vor. Ich lernte, wie ich protein- und kohlenhydrathaltige Nahrungsmittel besser einsetzen konnte. Ich mochte seine Protein-Shakes und vor allem seine Putenfleisch-Chili-Rezepte. Chili mit Putenfleisch statt mit Rindfleisch zu kochen ist in Texas fast ein Verbrechen. Zum jetzigen Zeitpunkt würde ich aber eher 21 Tage hintereinander Chili mit Putenfleisch essen als einen Hamburger. Natürlich sage ich meinen Freunden nicht, dass ich mein Chili mit Putenfleisch zubereite – außer, wenn sie mich danach fragen.

Ich verlor mit Davids Programm innerhalb von zwei Wochen über 10 Prozent Körperfett. Es ist jetzt ein Jahr her, seit ich mit David trainiert habe, und ich habe mir über die ganze Zeit die erzielten Ergebnisse bewahrt. Bisher habe ich meine Körperfettwerte noch nicht nachgeprüft, aber meine Kleider sitzen immer noch perfekt. Die wichtigste Lektion, die ich gelernt habe, lautet meiner Meinung nach, dass es keine Entschuldigung für Mogeleien gibt. Für das Training findet sich immer Zeit und immer ein Ort. Statt zu denken ›Ich verdiene es, dieses Stück Schokolade zu essen‹, sage ich mir jetzt: ›Ich verdiene es, schlank zu sein und auf die Schokolade zu verzichten.‹«

Mein Tagebuch

Diese leeren Zeilen sollen Ihnen Gelegenheit geben, Ihre Gefühle, Ihre körperliche Verfassung, was Sie gegessen haben, eventuelle Schwierigkeiten, mit denen Sie zu kämpfen haben, den Zeitpunkt, die Dauer und die Intensität Ihres Trainings schriftlich festzuhalten.

_____

_____

_____

_____

_____

_____

_____

_____

_____

_____

_____

_____

_____

7. Tag

Body-Shaping und Muskelstraffung bekommen eine ganz an-
dere Bedeutung, wenn Sie das große Bild betrachten. Extreme
Veränderungen im Leben wirken sich körperlich, emotional,
mental und spirituell aus. Sie müssen sich auf allen Ebenen
verändern, um das Programm erfolgreich auszuführen.

Der heutige Workout

- Das Muskelstraffungs-Training für Beine und Gesäß
- 45 Minuten zusätzliches Cardio-Training

Der heutige Speiseplan

Frühstück: Protein-Shake
Vormittagssnack: *Fettarmer Eiersalat
Mittagessen: *Kurz gebratenes Hühnchen auf mediterrane Art
Nachmittagssnack: Frisch gebratene Putenbrust
Abendessen: Protein-Shake oder *Thunfisch- und Garnelen-Kebab

Schluss mit Ausreden

Ausrede: »Mein Chef macht mir bei der Arbeit die Hölle heiß, deshalb brauche ich diese Kekse einfach!«
Entgegnung: Vor nicht allzu langer Zeit war ein sehr lieber Freund von mir wegen einer Beziehung, die ihn sehr unglücklich machte, ziemlich unten. In der Folge stieg seine Lust auf Essen und auf Wodka-Cocktails erheblich. Mein Ratschlag nach stundenlangen Gesprächen war ganz einfach: »Gib niemandem die Macht, über dein Glück zu bestimmen.« Der gleiche Ratschlag gilt für diese Situation. Sie haben sich zu einem unglaublich anspruchsvollen, aber lohnenden Programm verpflichtet. Macht, Kraft und worauf Sie Ihre Aufmerksam-

keit richten, all das befindet sich in Ihnen selbst. Überlassen Sie die Kontrolle über sich niemand anderem. Lassen sie den Stress, den eine andere Person verursacht, nicht auf sich einwirken, und geben Sie daraus resultierenden Impulsen der Schwäche nicht nach. Mit einem festen Entschluss werden Sie immer durchhalten und als Sieger hervorgehen.

DER ULTIMATIVE ERFOLG

Name: Amy Larocca
Wohnort: New York City, New York
Beruf: Redakteurin
Alter: 28
Gewichtsabnahme: 3,5 Kilogramm
Was erreicht wurde: Ihr Oberkörperumfang ging um 4 cm zurück, ihre Taille um 5 cm und ihre Oberschenkel nahmen um 4 cm ab. Sie trägt jetzt Größe 34 statt 38.
Bemerkungen: Amy muss als Redakteurin für ein großes Magazin in New York an vielen Dinners und Partys teilnehmen und hat eigentlich nie genug Zeit, um richtig zu trainieren und gesund zu essen. Was ich damit sagen will, ist, dass Amy während des Programms unglaublich diszipliniert und konzentriert war. Wenige Monate nach Beendigung des Programms gingen wir zusammen essen. Sie sah sogar noch besser aus und hielt sich weiterhin an die Ernährungsregeln und die Übungsgrundsätze des Programms.

»Ich dachte immer, wie wohl jede Frau, dass ich fünf Kilo abnehmen müsse. Obwohl ich nie übergewichtig war, hatte ich doch das Gefühl, dass ich noch etwas fitter und schlanker sein könnte. Mein Gewicht und meine Kondition variierten, je nachdem, wie ich arbeitete und wie die Belastung im Alltag war. Es gab Zeiten, da war ich wirklich fit, dann wieder überhaupt nicht. Ich weiß also, wie es ist, fit zu sein, und ich kenne auch das gegenteilige Gefühl.

Ich hatte beschlossen, das zweiwöchige Veränderugnsprogramm von David zu versuchen, weil ich schon viel von ihm gehört hatte. Vor allem hatte ich gewusst, dass er wirklich ›tough‹ sei. Ich wusste, dass er mich dazu bringen würde, hart zu arbeiten, und das war meiner Meinung nach ja genau das, was ich brauchte, um in Form zu kommen. Das Programm ließ mich dann auch nicht im Stich. Es ist einfach großartig.

Die Fitness- und Ernährungskomponenten stellen ziemlich hohe Anforderungen. Es gab Phasen, in denen ich nach einem Stück Brot gierte. Und es gab Phasen, zu Beginn des Programms, wo mir wirklich alles wehtat. Diese Phase und das gierige Verlangen nach bestimmten Nahrungsmitteln ließen aber bald nach. Innerhalb kurzer Zeit entdeckte ich Muskeln an mir, von denen ich früher noch nicht einmal wusste, dass es sie gab. Zunächst wollte ich auch keine Protein-Shakes auf meinem Speiseplan, bis ich sie dann doch in mein Herz schloss. Jetzt freue ich mich richtig auf sie, und wenn ich an irgendeinem Tag keinen habe, dann fehlt mir ganz einfach etwas.

Auch mein Verlangen nach Kohlenhydraten ist massiv gesunken. Am Ende des Programms fühlte ich mich so richtig voller Energie. Es war ein tolles Gefühl, durchzuhalten und mich jeden Tag nach vorne zu treiben. Es war unglaublich erfüllend. Und das Wichtigste daran ist, dass ich eine Menge über Fitness und Ernährung gelernt habe, das ich mit mir durchs Leben nehmen und weiterhin verwenden kann. Es wurde mir beispielsweise bewusst, dass ich mich selbst härter antreiben kann – und das auch tun sollte. Ich verlor jedenfalls diese letzten fünf Kilo, und ich fühle mich fantastisch.

Mein Tagebuch

Diese leeren Zeilen sollen Ihnen Gelegenheit geben, Ihre Gefühle, Ihre körperliche Verfassung, was Sie gegessen haben, eventuelle Schwierigkeiten, mit denen Sie zu kämpfen haben, den Zeitpunkt, die Dauer und die Intensität Ihres Trainings schriftlich festzuhalten.

_____

_____

_____

_____

_____

_____

_____

_____

_____

8. Tag

Sieben Tage sind bereits vergangen, und sieben weitere stehen noch bevor. Sie sind auf halbem Weg zum neuen Ich. Können Sie es sehen, fühlen, schmecken? Die Antwort darauf sollte ein klar vernehmbares »Ja« sein. Muskelkater und körperliche Wehwehchen sollten mittlerweile am Verschwinden sein, ersetzt durch eine neu gefundene Energiequelle und tiefes Vertrauen.

Der heutige Workout

- Das Cardio-Sculpting-Training
- 45 Minuten zusätzliches Cardio-Training

Der heutige Speiseplan

Frühstück: Protein-Shake
Vormittagssnack: Eiweiß mit Putenwurst
Mittagessen: *Streifenbarsch an Curry-Mandeln
Nachmittagssnack: Rohe Mandeln
Abendessen: Protein-Shake oder *Hühnchen- und Auberginen-Wickel

Schluss mit Ausreden

Ausrede: »Die Milch in meinem Café Latte zählt nicht wirklich als Milchprodukt, oder?«

Entgegnung: Auch scheinbar harmlose Dinge wie Café Latte (enthält zur Hälfte Milch) häufen Kalorien und Fett an. Wenn Sie einen Milchkaffee brauchen (ich bin nicht begeistert von Kaffeekonsum), dann halbieren Sie bitte die Menge und steigen Sie auf Magermilch um. Magermilch ist in diesem Fall definitiv die bessere Wahl. Was aber das Programm angeht: Sie dürfen in diesen zwei Wochen keinerlei Milchprodukte konsumieren (denken Sie an die Regeln A, B, C, D, E und F). Vielleicht wird das ja auch Ihr erstes reines Genuss-Getränk (oder die erste Mogelei) nach dem erfolgreichen Abschluss des Programms sein.

DER ULTIMATIVE ERFOLG

Name: Deborah Schindler
Wohnort: New York City, New York
Beruf: Film- und Fernsehproduzentin
Alter: 47
Gewichtsabnahme: 4 Kilogramm
Was erreicht wurde: Ihr Körperfett ging um 9 Prozent zurück; ihren Brustumfang konnte sie um 6,5 cm, ihre Taille um 10 cm und ihre Hüften um 6,5 cm reduzieren.
Bemerkungen: Deborah musste erst wieder an Bewegung gewöhnt werden, da sie sich seit über einem Jahr nicht mehr körperlich betätigt hatte. Wir hatten uns aus terminlichen Gründen dazu entschieden, dass ich sie zusammen mit ihrem Mann (Todd Thaler) trai-

---

niere. Das war gewissermaßen eine zusätzliche Herausforderung, weil sie von der körperlichen Kondition her nicht unbedingt den gleichen Stand hatten. Deborah erzielte nach etwas langsamem Beginn beeindruckende Resultate. Ihr Rücken, der ein Problem war (sie hatte sich vor zwei Jahren einer Bandscheiben-Operation unterzogen), ist nun stabiler und stärker.

»Mein Mann und ich sind ganztägig berufstätig, haben eine Tochter im Teenager-Alter und viele Aufgaben im Haushalt. Über die Jahre habe ich körperliches Training immer wieder auf die lange Bank geschoben, weil ich mich auf Familie und Beruf konzentrierte. Als ich die 40 überschritt, spürte ich allmählich die Folgen dieser Verzögerungstaktik. Ich stieg in Davids Programm ein, um in Form zu kommen und das Thema Fitness in meinem Leben einmal in den Vordergrund zu stellen.

Die ersten paar Tage waren hart, da ich zuvor nicht trainiert hatte. Am zweiten und am dritten Tag hatte ich ziemlichen Muskelkater. Auch der Ernährungsplan war für uns eine Umstellung. Unser gesellschaftliches Leben und unser Familienleben drehten sich traditionell um das Abendessen. Es ist hart, statt der gewohnten Mahlzeit am Tisch um 19.30 oder 20 Uhr nur einen Shake um 19 Uhr zu trinken. Das war eine große Umstellung. Ich musste in diesem Programm auch ein anderes Ritual aufgeben, den 22-Uhr-Snack, was ebenfalls nicht leicht war.

Die Speisepläne des Programms enthielten viele köstliche Gerichte, was uns für manchen Verzicht entschädigte. Auch die Resultate nach den zwei Wochen waren der Mühe wert. Meine Körperform veränderte sich. Mein Körperfettanteil sank von 32 auf 23 Prozent. Alle meine Kleider sitzen nun lockerer um die Taille.

Nach dem Programm machte ich mit den Übungen weiter. Eigentlich bin ich ganz wild auf mein tägliches Herz-Kreislauf-Training. Ich esse weniger und regelmäßiger. Meinen 22-Uhr-Snack habe ich durch eine Tasse Kamillentee ersetzt. Wenn Sie mitten im Programm sind oder damit beginnen wollen: Bleiben Sie am Ball, und halten Sie sich stets Ihr Ziel vor Augen! Dieses Programm bringt Ihnen unbestreitbare, großartige Resultate.«

Mein Tagebuch

Diese leeren Zeilen sollen Ihnen Gelegenheit geben, Ihre Gefühle, Ihre körperliche Verfassung, was Sie gegessen haben, eventuelle Schwierigkeiten, mit denen Sie zu kämpfen haben, den Zeitpunkt, die Dauer und die Intensität Ihres Trainings schriftlich festzuhalten.

_____

_____

_____

_____

_____

_____

_____

_____

_____

_____

_____

_____

9. Tag

Ich sage oft: »Weniger ist mehr.« Tatsächlich versuche ich, mein Leben auf diese Maxime auszurichten. Die Zeit während des Programms optimal auszunützen ist wegen der knappen Zeitspanne und der großen Anforderungen und Erwartungen unabdingbar. Wir sollten also das machen, was am meisten Bedeutung hat: Befolgen Sie die Vorgaben und die Regeln des Ernährungsplans sowie des Trainingsplans, und führen Sie ein seelisch gesünderes und ausgeglicheneres Leben!

Der heutige Workout

- Das Muskelstraffungs-Training für Bauch und Rumpf
- 45 Minuten zusätzliches Cardio-Training

Der heutige Speiseplan

Frühstück: Protein-Shake
Vormittagssnack: *Rührei (ohne Eiweiß) mit Shiitake und Putenschinken
Mittagessen: *Hühnchenfleischklößchen mit Tomaten- und Auberginen-Sauce
Nachmittagssnack: *Kurz gebratener Thunfisch-Burger mit Spinat
Abendessen: Protein-Shake oder *Hühnchen-Sticks mit Sesam, *pürierter Broccoli und gebratener roter Paprika

Schluss mit Ausreden

Ausrede: »Die Kekse und das Eis sind fettarm, also kann ich mehr davon essen.«
Entgegnung: Wenn man über Nahrungsmittelkonsum diskutiert, so muss man sowohl die Quantität als auch die Qualität analysieren. Ich sage es eigentlich ungern, aber mir ist es lieber, Sie essen einen normalen Keks mit einem Esslöffel Eis statt vier fettarme Kekse und eine größere Menge fettarmes Eis. Wenn eine bestimmte Menge okay ist, dann ist mehr nicht unbedingt besser.

DER ULTIMATIVE ERFOLG

Name: Todd Thaler
Wohnort: New York City, New York
Beruf: Casting-Direktor
Alter: 47
Gewichtsabnahme: 4,5 Kilogramm
Was erreicht wurde: Er nahm um die Taille 7,5 cm ab.
Bemerkungen: Für Todd war es am Anfang schwierig, zusammen mit seiner Frau Deborah zu trainieren. Sobald wir aber die Balance zwischen beiden gefunden hatten, konnte das Rennen beginnen. Er war um den Bauch und die Körpermitte stark übergewichtig. Wir erzielten mit verstärktem Augenmerk auf Herz-Kreislauf-Übungen und zusätzlichem Ausdauertraining mit leichten Gewichten beeindruckende Ergebnisse. Er war begeistert und konzentrierte sich darauf, noch mehr Gewicht, Fett und Zentimeter zu verlieren. In den Wochen nach Beendigung des Programms führte Todd in der Tat das harte Training weiter und nahm an der Taille weitere 2,5 cm ab.

»Letztes Jahr verbrachte ich wegen Filmarbeiten fünf Monate im Süden von Louisiana. Ich aß Sandwiches, gebratene Austern und Gerichte mit schweren Saucen aus der Küche des Südens. Ich nahm mir bei den Dreharbeiten sehr viele Freiheiten bei der Auswahl am Büffet. Es gab immer eine große Auswahl an gesunden Gerichten, aber auch Süßigkeiten, Schokoriegel, Kuchen und Donuts. Dann kehrte ich nach New York zurück, hatte sechs Kilo zugenommen und trug Jeans mit Taillengröße 35 statt 33.

Ich hoffte nicht nur, dass Davids Programm mir helfen würde, meine Fettpolster loszuwerden, die ich während der Dreharbeiten angesammelt hatte, sondern ich wollte auch wieder zu einem regelmäßigen Trainingsrhythmus zurückfinden. Und das hat geklappt! Mittlerweile trainiere ich jeden Tag und mache am Morgen etwas Yoga. Das Wichtigste ist, dass ich viereinhalb Kilo abgenommen habe. Das ist ein beachtlicher Gewichtsverlust innerhalb von zwei Wochen. Jetzt trage ich Jeans der Größe 34 und muss meinen Gürtel bis zum letzten Loch enger schnallen, was seit mindestens einem Jahr nicht mehr der Fall war.

Abgesehen vom Gewichtsverlust half mir Davids Programm auch, meinen Oberkörper zu trainieren. Ich hatte eine gewölbte Trichterbrust, was mir schon immer auf unangenehme Weise bewusst war. Mit meinem jetzigen Brustkorb und meinen ausgeformten Armen und Schultern traue ich mich wieder mit ärmellosen Shirts in die Öffentlichkeit.

Das Programm war natürlich eine Herausforderung. Es gab Situationen, in denen ich deprimiert war, aber ich mogelte nie. Entweder kochte ich für meine Tochter oder bestellte ihr etwas zu essen, und es war nicht einfach, ihr zuzusehen, wie sie Kartoffelbrei oder Reis aß, während ich zum Abendessen meinen Shake runterschluckte. Obwohl der Ernährungsteil des Programms für mich schwierig war, eignete ich mir neue Gewohnheiten an, die ich bestimmt für den Rest meines Lebens beibehalten werde. Beispielsweise esse ich jetzt statt eines

Sandwichs zum Mittagessen lieber einen Salat mit gegrilltem Hühnchen. An Stelle von Bagels mit Cream Cheese zum Frühstück nehme ich Joghurt oder Hüttenkäse. Man muss viel Disziplin aufbringen, um das Programm durchzuhalten, aber das Tolle dabei ist, dass die Ergebnisse großartig sind. Dieses Programm funktioniert wirklich!«

Mein Tagebuch

Diese leeren Zeilen sollen Ihnen Gelegenheit geben, Ihre Gefühle, Ihre körperliche Verfassung, was Sie gegessen haben, eventuelle Schwierigkeiten, mit denen Sie zu kämpfen haben, den Zeitpunkt, die Dauer und die Intensität Ihres Trainings schriftlich festzuhalten.

10. Tag

Sie haben es schon fast geschafft. Ich bin sicher, dass Sie schon ein wenig Licht am Ende des sprichwörtlichen Tunnels sehen. Jetzt ist es an der Zeit, einen Gang höher zu schalten und alles zu geben. Können Sie mehr Herz-Kreislauf-Übungen einbauen oder zusätzliche Wiederholungen bei Ausfallschritten, Liegestützen oder Crunches ausführen? Bei intensiven Programmen wie diesem müssen Sie sich auch dazu durchringen, Ihre Grenzen zu überschreiten.

Der heutige Workout

- Cardio-Sculpting-Workout
- 45 Minuten zusätzliches Cardio-Training

Der heutige Speiseplan

Frühstück: Protein-Shake
Vormittagssnack: *Rührei (ohne Eigelb) mit Shiitake-Pilzen und Putenschinken
Mittagessen: *Hühnchenfleischklößchen mit Tomaten- und Auberginen-Sauce
Nachmittagssnack: *Kurz gebratener Thunfisch-Burger und Spinat
Abendessen: Protein-Shake oder *Hühnchen-Sticks mit Sesam, *pürierter Broccoli und gebratener roter Paprika

Schluss mit Ausreden

Ausrede: »Ich brauche mein Cardio-Training heute nicht. Ich habe fast den ganzen Tag im Einkaufszentrum verbracht.«

Entgegnung: Wenn Sie Ihre Laufrunden nicht gerade durch die Damenunterwäsche-Abteilung gemacht haben und nicht mit Ausfallsprüngen durch den Hautpflege-Gang geturnt sind, dann sollten Sie sich besser dazu durchringen, nach dem Auspacken Ihrer Einkäufe das Cardio-Training in Angriff zu nehmen. Sie brauchen täglich 45 Minuten bis zu einer Stunde Cardio-Training. 14 Tage ist nicht viel Zeit. Halten Sie durch.

DER ULTIMATIVE ERFOLG

Name: Jonathan Zambetti

Wohnort: New York City, New York

Beruf: Immobilienhändler

Alter: 37

Gewichtsabnahme: 3,5 Kilogramm

Was erreicht wurde: Er nahm an der Taille 7 cm ab und erweiterte seinen Armumfang um 1,5 cm, den Umfang seines Brustkorbs um 1 cm.

Bemerkungen: Jonathan ist von Natur aus schlank und war körperlich in relativ guter Verfassung. Ich war mir daher nicht sicher, welche Ergebnisse wir erreichen konnten. Abgesehen von seiner schlanken, athletischen Erscheinung hatte er ein bisschen über-

---

flüssiges Körperfett (vor allem im Bauchbereich), und weil er Raucher ist, strengte ihn das Herz-Kreislauf-Training etwas an. Zudem klagte er über Verspannungen und Schmerzen im unteren Rückenbereich. Nun führt er mindestens vier- bis fünfmal pro Woche 45 bis 60 Minuten lang sein Herz-Kreislauf-Training durch und wacht morgens ohne Verspannungen und Schmerzen im Rücken auf.

»Ich hatte zehn Jahre lang regelmäßig trainiert und war bereits gut in Form. Als ich von Davids Programm hörte, wollte ich nur erfahren, wie fit und wie gut ich noch werden könnte.

Die ersten drei Tage waren die schwierigsten. David teilte meine Mahlzeiten alle drei Stunden ein, die letzte feste Mahlzeit um 18 oder 18.30 Uhr. Das vernichtete praktisch für zwei Wochen mein gesellschaftliches Leben, weil ich abends weder auswärts essen noch etwas trinken gehen konnte. Dennoch wusste ich, dass ich es zwei Wochen lang durchziehen würde.

Das Training war schwierig, keine Frage. Mein Körper war während der ersten Tage völlig erschöpft. Nachdem ich mich aber auf die Workouts und die Ernährungsregeln eingestellt hatte, fiel es mir wesentlich leichter, morgens aufzustehen. Ich erwachte mit mehr Energie und brauchte um 14 oder 15 Uhr nicht mehr einige Tassen Kaffee hinunterzuschütten, um wach zu bleiben. Ich fühlte mich den ganzen Tag munter.

Jetzt, da das Programm vorüber ist, halte ich mich nach wie vor an viele seiner Grundsätze. Ich esse immer noch gehacktes Putenfleisch mit Eiweiß zum Frühstück und ein kleines Stück Fleisch mit Salat zu Mittag. Am Abend gehe ich auswärts essen, bestelle aber immer etwas, das kohlenhydrat- und fettarm ist.

Das Programm half mir nicht nur, meinen Körperfettanteil um die Hälfte zu reduzieren, sondern auch das Rauchen einzuschränken. Allerdings war das auch ein Überlebensmechanismus. Ich hatte es so satt, während des Trainings mit David um Luft zu ringen, dass mir gar nichts andres übrig blieb, als meinen Zigarettenkonsum zu reduzieren. Für meinen Geburtstag, der in weniger als einem Monat ist, plane ich, ganz aufzuhören. In einigen Wochen fliege ich übrigens nach Miami, und das wird eine richtige Prüfung für das Programm werden- dort geht es nämlich darum, wie gut ich am Strand aussehe.«

Mein Tagebuch

Diese leeren Zeilen sollen Ihnen Gelegenheit geben, Ihre Gefühle, Ihre körperliche Verfassung, was Sie gegessen haben, eventuelle Schwierigkeiten, mit denen Sie zu kämpfen haben, den Zeitpunkt, die Dauer und die Intensität Ihres Trainings schriftlich festzuhalten.

_____

_____

_____

_____

_____

_____

_____

_____

_____

_____

_____

_____

11. Tag

Denken Sie an die Ernährungsregeln. Ich weiß, dass Sie den Speiseplan einschließlich des Mahlzeitersatz-Pulvers und der täglichen Vitamine und Mineralstoffe befolgt haben, überlassen Sie aber nichts dem Zufall. Vergewissern Sie sich, ob Sie genug Salz und Flüssigkeit aufnehmen. Reichlich Wasser trinken ist ein wichtiger Teil dieses Programms und unterstützt den Körper, Giftstoffe und andere Verunreinigungen loszuwerden.

Der heutige Workout

- Das Muskelstraffungs-Training für Beine und Gesäß
- 45 Minuten zusätzliches Cardio-Training

Der heutige Speiseplan

Frühstück: Protein-Shake
Vormittagssnack: *Champignon- und Spargel-Frittate
Mittagessen: *Gefüllte rote Paprikaschote mit gehacktem Putenfleisch
Nachmittagssnack: *Putenfleisch-Lasagne
Abendessen: Protein-Shake oder *Fettarmer Hühnchensalat und Spinat

Schluss mit Ausreden

Ausrede: »Mein Muskelkater vom letzten Workout ist zu heftig, um heute noch irgendetwas zu machen.«
Entgegnung: Ein Muskelkater ist kein guter Grund, um das nächste Training ausfallen zu lassen. Eine Übersäuerung der Muskeln kommt hauptsächlich von einem Überschuss an Milchsäure. Am besten reagiert man auf eine solche Übersäuerung mit Muskelbewegung durch Übungen. Bewegung, reichliche Flüssigkeitsaufnahme und richtige Ernährung sind die perfekten Mittel gegen eine Übersäuerung und sollten Sie motiviert, beweglich und produktiv halten. Wenn Sie sich unbedingt etwas gönnen und trotzdem weiterhin in die richtige Richtung gehen wollen, dann melden Sie sich doch für eine Massage an – und halten Sie Ihre Trainingstermine ein.

DER ULTIMATIVE ERFOLG

Name: Bonnie Berkovits

Wohnort: New York City, New York

Beruf: Kundendienstmanagerin

Alter: 46

Gewichtsabnahme: 4,5 Kilogramm

Was wurde erreicht: Sie nahm um die Taille 7,5 cm ab, den Brust-umfang konnte sie um 11,5 cm, die Hüften um 7,5 cm, die Ober-schenkel um 2,5 cm und den Armumfang um 1 cm reduzieren.

Bemerkungen: Bonnie hatte eine klassische Apfelform und hätte etwa 18 Kilo abnehmen sollen. Wir wussten, dass wir dies nicht innerhalb von zwei Wochen erreichen konnten. Da sie nur wenig Erfahrung mit Training hatte, gestaltete sich das Programm zu Be-ginn etwas mühsam. Sie war aber fest entschlossen, mit allem fer-tig zu werden, was ich ihr zumuten würde. Sie nahm, im Unter-schied zu ein paar meiner anderen Klienten, den Ernährungsplan gut auf und hatte nicht das Gefühl, etwas entbehren zu müssen. Nach Jahren verschiedener Jo-Jo-Diäten ist sie nun auf dem Weg, ihre Fitness-Ziele auch wirklich zu erreichen.

»Ich hatte immer einen ungesunden Bezug zum Essen und zum Sport – oder sagen wir mal, ich war noch nie ein Fit-ness-Freak. Als man mich bat, an Davids Zwei-Wochen-Pro-gramm teilzunehmen, sah ich dies als Chance, um endlich in die Gänge zu kommen. Ich würde nicht mehr erst ›morgen‹

mit dem Training beginnen oder gesünder essen. Ich war (und bin) bereit, in der Gegenwart zu leben.

In den letzten zwei Jahren hatte ich zusammen mit einem Therapeuten daran gearbeitet, mich zu öffnen, um wieder fühlen zu können. Ich teilte David mit, dass ich bereit war, die überflüssigen 18 Kilo abzunehmen, die ich in den letzten zehn Jahren zugenommen hatte, und dass ich meine Ernährungsweise verbessern wollte. Ich wollte mich gut fühlen, und ich wollte auch wieder einmal einen Bikini tragen können.

Das Programm empfand ich eigentlich als einfach, wenigstens für mich, und diese zwei Wochen mit David halfen mir mehr als die ganze Zeit mit meinem Therapeuten. Ich bin nie vom Ernährungsplan abgewichen. Ich gebe zu, dass ich das Cardio-Training, das mir David jeden Tag vorgeschrieben hatte, nicht immer mit meinem Terminplan vereinbaren konnte. Die Ergebnisse sind deshalb umso beeindruckender. Mein Körperfettanteil reduzierte sich um 10 Prozent. Sie können sich die Veränderungen, die ich an meinem Körper wahrnehme, gar nicht vorstellen. Ich fühle mich großartig. Ich habe mehr Energie.

In meinem Schrank hängen Kleider in den Größen 42, 40 und 38. Nun passen mir die wenigen in Größe 38 wieder, die ich lange Zeit nicht mehr tragen konnte. Ich sehe gut aus und fühle mich viel besser. Mir ist, als hätte ich eine zweite Chance im Leben bekommen. Ich stehe kurz vor meinem 47. Geburtstag und ich bin es leid, immer auf der Ersatzbank zu sitzen. Jetzt bin ich wieder voll im Spiel.«

Mein Tagebuch

Diese leeren Zeilen sollen Ihnen Gelegenheit geben, Ihre Gefühle, Ihre körperliche Verfassung, was Sie gegessen haben, eventuelle Schwierigkeiten, mit denen Sie zu kämpfen haben, den Zeitpunkt, die Dauer und die Intensität Ihres Trainings schriftlich festzuhalten.

12. Tag

Ich weiß, dass Ihnen gefällt, was Sie sehen, aber das bedeutet nicht, dass Sie nichts mehr hinzulernen müssen. Klopfen Sie sich noch nicht auf die Schulter. Falls Sie Ihre Ziele bereits erreicht haben, dann setzen Sie sich für heute eben ein neues Ziel. Selbstgefälligkeit führt zu Lethargie, Lethargie führt zu Enttäuschung und Erfolglosigkeit. Bleiben Sie klug und aufmerksam, und behalten Sie den Lohn vor Augen: Ihren Körper in Top-Form. Das sollte Sie genug anspornen und motivieren, um durch die nächsten 48 Stunden des Programms zu kommen.

Der heutige Workout

- Das Cardio-Sculpting-Training
- 45 Minuten zusätzliches Cardio-Training

Der heutige Speiseplan

Frühstück: Protein-Shake
Vormittagssnack: *Rührei (ohne Eigelb) mit gehacktem Putenfleisch und gehackten Tomaten
Mittagessen: *Hühnchen-Kebab mit Thai-Sauce nach asiatischer Barbecue-Art
Nachmittagssnack: *Pikanter Wasabi-Lachs-Burger mit Broccoli
Abendessen: Protein-Shake oder *Streifenbarsch an Pfefferminz-Petersilie-Pesto

Schluss mit Ausreden

Ausrede: »Ich habe einen fürchterlichen Kater, und schon beim Gedanken, irgendein Training machen zu müssen, wird mir übel.«

Entgegnung: Warum haben Sie überhaupt getrunken? Okay, niemand ist perfekt. Aber wie heißt es doch: Für das, was Sie tun, müssen Sie auch die Konsequenzen tragen. Auch auf das Risiko hin, etwas grausam und herzlos zu wirken: Bewegen Sie Ihren Hintern aus dem Bett! Der erste Schritt wird der härteste sein. Aber sobald Sie aufgestanden sind, ist der Rest ein Kinderspiel. Als Strafe (ja, Trinken ist definitiv tabu) werden Sie 15 bis 30 Minuten zusätzliches Herz-Kreislauf-Training machen. An Ihrer Stelle würde ich nicht herumhopsen, sondern so trainieren, dass ich richtig schwitze. Trinken Sie genug Wasser (mehr als üblich), und nehmen Sie viele Vitamine sowie Mineralstoffe und vor allem Distelmilch (entgiftend), um die Leber zu reinigen. Nach dem Training werden Sie ein verschwitztes Häufchen sein, aber Sie werden wirklich etwas dafür getan haben, den Alkohol in Ihrem Körper loszuwerden.

DER ULTIMATIVE ERFOLG

Name: Galaxia Barraza

Wohnort: New York City, New York

Beruf: Mutter, Public Relations- und Casting-Expertin

Gewichtsabnahme: 4 Kilogramm

Was erreicht wurde: Sie nahm um die Taille 11,5 cm ab, an den Oberschenkeln und Hüften 1,5 cm und reduzierte ihren Körperfettanteil um 8 Prozent.

Bemerkungen: Gali hatte vier Monate vor Beginn des Programms eine Tochter zur Welt gebracht. Sie hatte weder vor noch während noch nach der Schwangerschaft trainiert. Deshalb war klar, was wir tun mussten. Der Aufbau ihrer Herz-Kreislauf-Kondition und Ausdauer war eine entscheidende Grundlage für ihren Erfolg. Am Ende des Programms konnte Gali 45 Minuten bis eine Stunde lang Aerobic-Übungen ausführen und hatte ihre gewohnte Ernährungsweise, die hauptsächlich aus Reis und Kartoffeln bestand, auf Gemüse, Hühnchen, Fisch, Salat und Protein-Shakes umgestellt.

»Ich nahm während der Schwangerschaft stark zu – 27 Kilo. Zuvor war ich von Natur aus schlank und trug die kleinste Kleidergröße. Ich achtete nicht darauf, was ich aß, und trainierte nicht. Ich musste auch nicht. Während meiner Schwangerschaft aber entwickelte ich ein starkes Verlangen nach Süßem und erlag meinen Versuchungen.

Nach der Geburt konnte ich mir nicht vorstellen, dass ich

dieses Übergewicht jemals wieder loswerden könnte. Dann hörte ich von Davids Programm. Die ersten Tage waren wirklich hart. Ich hatte solchen Muskelkater und dachte, ich würde es nicht mehr schaffen. David sagte, das würde vorbeigehen, und so war es ja auch. Am dritten Tag fühlte ich mich bereits großartig.

Für mich war es auch ziemlich schwierig, den Ernährungsplan einzuhalten. Vor dem Programm aß ich nur kohlenhydrathaltige Nahrungsmittel, am Abend oft Kartoffeln und Reis. Ich aß auch spät abends nach 22 Uhr. Das Programm gestattete praktisch keine kohlenhydrathaltigen Nahrungsmittel, und die letzte Mahlzeit sollte um 19 Uhr stattfinden. Obwohl es für mich eine Umstellung war, fand ich die Gerichte gut, und das Verlangen nach Kohlenhydraten verschwand nach drei oder vier Tagen.

Ich fühle mich jetzt großartig und habe beinahe wieder das Gewicht erreicht, das ich vor der Schwangerschaft hatte. Ich trug früher Teenager-Kleidergrößen. Ich denke nicht, dass ich jemals wieder so schlank werde, aber ich fühle mich gut. Ich trage jetzt Kleidergröße 34 und bin glücklich. Viele Leute schauen mich ungläubig an und sagen erstaunt: ›Du warst mal schwanger?‹«

Mein Tagebuch

Diese leeren Zeilen sollen Ihnen Gelegenheit geben, Ihre Gefühle, Ihre körperliche Verfassung, was Sie gegessen haben, eventuelle Schwierigkeiten, mit denen Sie zu kämpfen haben, den Zeitpunkt, die Dauer und die Intensität Ihres Trainings schriftlich festzuhalten.

---

13. Tag

Ihre Kleider sitzen besser, Sie haben Energie wie schon lange nicht mehr, und Sie sind motiviert, noch mehr Kohle in den Feuerkessel zu werfen und auch nach Abschluss des Programms auf Kurs zu bleiben. Wenn Sie das auch so sehen und diese Gefühle teilen, dann strengen Sie sich an, und stocken Sie Ihr Herz-Kreislauf-Training um weitere 30 bis 45 Minuten auf. Sie stehen kurz davor, Ihr 14-Tage-Programm mit Bravour abzuschließen, und es wird jetzt eindeutig einfacher, als es letzte Woche war.

Der heutige Workout

- Das Muskelstraffungs-Training für Bauch und Rumpf
- 45 Minuten zusätzliches Cardio-Training

Der heutige Speiseplan

Frühstück: Protein-Shake
Vormittagssnack: *Fettarmer Eiersalat
Mittagessen: *Flunder mit Rucola-Mandel-Pesto
Nachmittagssnack: *Tomatensuppe und Putenwurst
Abendessen: Protein-Shake oder *Hühnchen- und Shiitake-Burger und *Ratatouille

Schluss mit Ausreden

Ausrede: »Ich habe meine Tage und kann nicht aufstehen.«
Entgegnung: Ich wuchs mit fünf Frauen auf – mit drei Schwester, meiner Mutter und meiner Großmutter. Ich weiß alles über »die Tage«. Ich weiß auch, dass es keine Entschuldigung dafür gibt, das Training auszulassen. Ich akzeptiere, dass die Erfahrungen von Frau zu Frau unterschiedlich sind, ich habe aber auch hier die Vorteile des Trainings beobachtet. Ich empfehle, auch während dieser Zeit das Programm durchzuziehen. Diese Übungen können menstruationsbedingte Krämpfe entschärfen. Zusammen mit genügend Flüssigkeit, Vitaminen, Mineralstoffen und Kräutern schwächen sie die Symptome ab. Ich will niemandem zu nahe treten und diesen natürlichen

Vorgang auch nicht verharmlosen. Da ich aber bereits seit 16 Jahre mit Frauen aller Altersstufen trainiere, weiß ich sehr wohl, dass meine Klientinnen ihre Monatsbeschwerden in den Griff bekommen konnten.

DER ULTIMATIVE ERFOLG

Name: Kenny Sylvester

Wohnort: New York City, New York

Beruf: Geschäftsführer des »Red Eye Grille«

Gewichtsabnahme: 4,5 Kilogramm

Was erreicht wurde: Er nahm um die Taille 6,5 ab und legte beim Brustumfang 2,5 cm zu. Er reduzierte seinen Körperfettanteil um 8,5 Prozent.

Bemerkungen: Als Manager eines Restaurants ist Kenny von ungesundem Essen umzingelt. Er leistet bei seiner Arbeit eine horrende Anzahl Stunden und bleibt oft bis 3 Uhr morgens im Restaurant. Seit seiner College-Zeit hat er nicht mehr trainiert. Bei einer Körpergröße von etwa 185 cm war er nicht so fit, wie es den Eindruck machte. Am Ende des Programms aber sah er in seinem Anzug richtig schick aus.

»Ich war beim Arzt und erfuhr, dass ich an Bluthochdruck litt. Mein Arzt sagte zu mir, dass dies den überflüssigen Kilos zuzuschreiben sei, die ich mir während der Schwangerschaft meiner Frau angefuttert hatte (es war, als ob wir beide jeweils für zwei essen würden). Ich gehöre zu der Sorte Männer, die sich immer am Anfang des Monats vornimmt, wieder einmal ins Fitnesscenter zu gehen, es dann aber doch nicht tut. Nachdem meine Gesundheit offensichtlich aber in Mitleidenschaft gezogen worden war, beschloss ich, mich ernsthaft ins Training zu stürzen und gesünder zu essen. Da ich von Davids Programm gehört hatte, nahm ich mir vor, es zu versuchen.

Obwohl das Programm ziemlich fordernd war, fiel es mir doch leichter, als ich erwartet hatte. Ich arbeite seit Jahren in der Gastronomie und erwartete von meinem Essen vor allem, dass es mir schmeckt. Ich hatte nie ›Diätkost‹ gegessen und befürchtete, dass die Gerichte des Programms wie Sägemehl oder Holz schmecken würden. Tatsächlich schmeckten sie aber großartig. Ich war wirklich beeindruckt. Von Sägemehl keine Spur!

Ich gebe gerne zu, dass das Essen, das ich während des Programms tagein, tagaus im Restaurant sah, verlockend war. Aber außer an einem Abend, wo ich mir zwei Erdbeeren gönnte – ich bin schließlich auch nur ein Mensch – gab ich den Versuchungen nicht nach. Das Programm war für mich wie eine Entgiftungstherapie. Ich war es gewohnt, unterwegs zu essen und nach irgendeiner Art von Junk-Food zu greifen, um meinen Hunger zu stillen. Während des Programms aß ich zum ersten Mal seit vielen Jahren jeden Tag gesunde Nahrungsmittel.

Die erzielten Ergebnisse waren natürlich unglaublich. Das war das perfekte Programm für mich. Ich kann wieder Anzüge tragen, die ich seit 18 Monaten nicht mehr anhatte. Ich habe in meinem Restaurant mittlerweile viele Leute überredet, das Programm ebenfalls durchzuführen. Ich bin absolut davon überzeugt.«

Mein Tagebuch

Diese leeren Zeilen sollen Ihnen Gelegenheit geben, Ihre Gefühle, Ihre körperliche Verfassung, was Sie gegessen haben, eventuelle Schwierigkeiten, mit denen Sie zu kämpfen haben, den Zeitpunkt, die Dauer und die Intensität Ihres Trainings schriftlich festzuhalten.

14. Tag

Gratuliere! Am Ende dieses Tages werden Sie den 14-tägigen Ultimativen New York Body Plan erfolgreich abgeschlossen haben. In den vergangenen 13 Tagen haben Sie außergewöhnlich viel Willenskraft, Stärke und Selbstvertrauen bewiesen. Klar, Sie sehen extrem gut in diesem Bikini oder in diesen Jeans aus, die ihnen vor ein paar Wochen nicht gepasst haben. Sie dürfen aber die tiefere Bedeutung des Programms nicht aus den Augen verlieren. Das Programm wird Sie von der Masse abheben und Ihr Leben bereichern und stärken wie kaum etwas anderes zuvor. Die wirkliche Belohnung dieses Programms geht weit über Jeans und Bikinis hinaus (nicht, dass es sich dabei nicht um lohnende Ziele handeln würde). Ein umfassendes Wohlbefinden, das Sie für immer durchs Leben begleitet, ist das wirkliche Ziel und der Siegerpreis, den man nicht mit Gold aufwiegen kann.

Der heutige Workout

- Das Cardio-Sculpting-Training
- 45 Minuten zusätzliches Cardio-Training

Der heutige Speiseplan

Frühstück: Protein-Shake
Vormittagssnack: *Rührei (ohne Eigelb) mit Shiitake-Pilzen und Putenschinken.

Mittagessen: *Garnelen auf Kohl und Salat mit Senf-Dressing
Nachmittagssnack: *Fettarmer Hühnchen-Salat und Spinat
Abendessen: Protein-Shake oder *Hühnchen-Kebab nach Art des Mittleren Ostens mit *püriertem Broccoli mit gebratener roter Paprika

Schluss mit den Ausreden

Ausrede: »Ich hatte ein paar heftige Probleme zu Hause und keine Zeit mehr, um heute zu trainieren.«
Entgegnung: Die beste Reaktion auf eine private Krisensituation ist ein kurzes Training. Es geht alles auf das Konzept zurück, dass das Training ein Ritual sein muss. Suchen Sie keine Gründe und Entschuldigungen, um nicht zu trainieren, gehen Sie gegen schwere Zeiten lieber mit einem geeigneten Workout vor. Das kann auch eine kleine Runde um das Haus sein, um wieder einen klaren Kopf zu bekommen. Seien Sie aktiv und nicht inaktiv – das ist der Weg, wie man mit Schwierigkeiten umgeht. Mein Vater vertrat diese Philosophie und reichte diesen mächtigen Glauben an mich weiter. Ich möchte, dass Sie vorwärtsmarschieren und jeder Herausforderung mit fester und positiver Einstellung gegenübertreten. Reagieren Sie nicht, sondern agieren Sie – und vergessen Sie nicht, dass Sie Wunder vollbringen können!

DER ULTIMATIVE ERFOLG

Name: Heidi Klum

Wohnort: New York City, New York

Beruf: Supermodel, Supermama

Bemerkungen: Heidi begann nur vier Wochen nach der Geburt ihrer hübschen Tochter wieder mit dem Training. Mit gefahrlosen und maßgeschneiderten Übungen, die gezielt durchgeführt wurden, schafften wir es, dass Heidi nach nur zwei Wochen wieder großartig aussah und sich auch so fühlte. Was kann ich über Heidi sagen, was noch nicht gesagt wurde? Sie ist der wandelnde Beleg für die Prinzipien aus meinem Buch *Sound Mind, Sound Body.*

»Ich hatte während meiner Schwangerschaft nicht trainiert, aber nachdem ich ziemlich bald nach der Geburt meiner Tochter auch meine Arbeit wieder aufnahm, begann ich wieder, ein paar Tage in der Woche mit David zu trainieren. Während meiner Schwangerschaft hatte ich fast 14 Kilo zugenommen, am meisten um den Bauch. An den Armen, den Beinen und im Gesicht war aber alles praktisch so, wie es immer war.

Mir ging es nicht so sehr darum, wieder in Form zu kommen. Mein Hauptanliegen war und ist, dass ich gesund bin, damit ich mich entsprechend um meine Tochter kümmern kann. Sie steht bei mir jetzt definitiv an erster Stelle. Gleichzeitig bin ich aber auch Model und war für mein erstes Fotoshooting für meine Kleiderkollektion bereits ein paar Monate nach der Geburt fest gebucht. Aus diesem Grund machte für mich das zweiwöchige Programm durchaus Sinn. Ich muss allerdings anmerken, dass ich den Plan nicht ganz so strikt befolgt habe. Ich stille meine Tochter, und das Wichtigste für mich ist, genug Nährstoffe zu bekommen und genügend Energie zu haben, um diese auch weiterzugeben!

Ich mag die Protein-Shakes und gehe auch an mehreren Tagen in der Woche ins Fitnesscenter, bleibe aber auf der moderaten Seite. Ich esse vernünftig, ruhe mich aus, wenn ich kann, und trainiere nur leicht. Eigentlich wird es nicht unbedingt empfohlen, in den ersten sechs Wochen nach der Geburt zu trainieren. Deshalb befolgte ich sozusagen eine abgewandelte Version des zweiwöchigen Plans. Ich erzielte dennoch sehr schnell Ergebnisse, selbst bei meinem reduzierten Einsatz. Fünf Wochen nach der Geburt war ich beispielsweise zur Anprobe eines traumhaften Kleids, das ich für die CFDA Fashion Awards anziehen wollte. Als der Event eine Woche später dann stattfand, war ich bereits um so viel schlanker, dass das Kleid enger gemacht werden musste.

Ich bin ehrlich gesagt nicht jemand, der begeistert Workouts macht. Ich tue es trotzdem, weil ich weiß, dass es mir guttut, dass es für meinen Beruf wichtig ist, und weil ich nach dem Training einfach ein positives Gefühl der Energie habe. Hart ist nur der Weg dorthin!

Ich denke, dass ich recht gute Ernährungs- und Fitnessgewohnheiten habe, und das gilt eigentlich auch für meinen gesamten Lebensstil. Ich übertreibe nichts, ich esse zwar, was ich will, aber eben keine großen Mengen an ungesunden Nahrungsmitteln. Und ich trainiere, wenn ich kann, wenn auch nicht jeden Tag oder wenn ich erschöpft bin.

Mit David arbeite ich besonders gern, weil er all das über mich weiß. Er kann mir helfen, ein maßgeschneidertes Programm zusammenzustellen, das meiner Situation im Leben gerecht wird und meinen Zielen entspricht – sei es für ein Fotoshooting oder eine Victoria's-Secret-Fashion-Show. Er motiviert mich, und ich motiviere mich auch selbst, weil mir mein Beruf wichtig ist. Und seien wir ehrlich: Image ist ein wichtiger Teil des Model-Berufs! Und nun habe ich noch einen weiteren Grund: Ich möchte auch deshalb fit und gesund sein, damit ich mit meiner Tochter mithalten kann, wenn sie irgendwann anfängt herumzurennen. Ich glaube, jeder muss selbst seine ganz eigene Motivation entwickeln, um das Programm durchzuführen und in Form zu kommen. Nichts funktioniert richtig, wenn man sich nicht aus eigener Initiative dafür einsetzt.«

Mein Tagebuch

Diese leeren Zeilen sollen Ihnen Gelegenheit geben, Ihre Gefühle, Ihre körperliche Verfassung, was Sie gegessen haben, eventuelle Schwierigkeiten, mit denen Sie zu kämpfen haben, den Zeitpunkt, die Dauer und die Intensität Ihres Trainings schriftlich festzuhalten.

_____

_____

_____

_____

_____

_____

_____

_____

_____

_____

_____

_____

_____

Gratulation! Sie haben es geschafft. Sie haben den 14-tägigen Ultimativen New York Body Plan beendet. Ich bin stolz auf Sie! Bitte lesen Sie nun Kapitel 7, um zu erfahren, wie Sie die Ergebnisse aufrechterhalten können. Kapitel 7 ist ein wertvolles Werkzeug, das Sie immer wieder einsetzen werden. Wie ich zu Beginn erwähnt habe, wird bei den meisten Body-Shaping-Programmen vergessen, Ihnen beizubringen, wie man eindrucksvolle Ergebnisse auch bewahrt. Die Fähigkeit, dies zu meistern, garantiert Ihnen einen langfristigen Erfolg und eine Veränderung, die ein Leben lang anhält.

6 DIE ULTIMATIVE REZEPTSAMMLUNG

In diesem Kapitel finden Sie die Rezepte der in Kapitel 5 in den täglichen Speiseplänen erwähnten Gerichte. Jedes Rezept gilt, wenn nicht anders erwähnt, als eine Portion. Alle Rezepte des Ultimativen New York Body Plan stimmen mit den Punkten A, B, C, D, E und F der Ernährungsregeln überein. Wir haben hart daran gearbeitet, um einerseits Alkohol, Brot, Kohlenhydrate, Milchprodukte, Süßes und Früchte auszuschließen und andererseits Gerichte zu kreieren, die sich durch ihren Wohlgeschmack hervortun. Sie werden in diesem Programm nicht zu kurz kommen. Ich habe – wie auch die meisten meiner Klienten – jedes dieser Rezepte persönlich ausprobiert und verkostet. Ich bin sicher, dass sie Ihnen schmecken werden.

Der Ultimative Body Plan – Die Rezepte

RÜHREI (OHNE EIGELB)
MIT SHIITAKE UND PUTENSCHINKEN

Im Madison Square Club würden einfache Rührei-Gerichte, nur mit Eiweiß und ohne Eigelb zubereitet, nicht gut ankommen. Wir haben diese Frühstücksplatte mit sautierten Shiitake-Pilzen und Putenschinken aufgepeppt.

- 2 Scheiben Putenschinken
- Shiitake ohne Stiel in dünne Streifen geschnitten
- 3 Eiweiß
- 1 Esslöffel Wasser
- Frisch gemahlener schwarzer Pfeffer zum Abschmecken
- Zum Garnieren: ¼ Teelöffel gehackte frische Petersilie

Eine antihaftbeschichtete mittelgroße (24 cm ∅) Bratpfanne mit pflanzlichem fettfreiem Kochspray besprühen und auf mittlere Temperatur erhitzen.

Die beiden Putenschinken-Streifen sautieren (= kurz in der Pfanne anbraten), bis sie gar und knusprig sind – jede Seite etwa 1 bis 2 Minuten. Den Schinken aus der Pfanne nehmen und die in Streifen geschnittenen Shiitake-Pilze darin ebenfalls leicht anbräunen – etwa 1 bis 2 Minuten. Vom Herd nehmen.

Wasser und Eiweiß in einer Schüssel verrühren. Mit Pfeffer abschmecken. Das Eiweiß gar braten – etwa 1 Minute (bis der Rand Blasen zu werfen beginnt).

Eier und Pilze auf einem Teller anrichten, Petersilie darüberstreuen und beide Putenschinken-Streifen am Rand beigeben.

RÜHREI (OHNE EIGELB) MIT GEHACKTEM PUTENFLEISCH UND GEHACKTEN TOMATEN

Dieses herzhafte Gericht ist eine der Lieblingsspeisen von Linda Evangelista. Ein fettarmer Energiespender zum Frühstück.

- 60 Gramm fein gehackte Putenbrust
- 1 Prise gemahlener Koriander
- 1 Prise Salz und Pfeffer
- 1 Prise Cayennepfeffer
- 40 Gramm frische gehackte Tomaten
- 3 Eiweiß
- 1 Esslöffel Wasser

Eine antihaftbeschichte mittelgroße Bratpfanne (24 cm Ø) mit pflanzlichem fettfreiem Kochspray besprühen und auf mittlere Temperatur erhitzen.

Die gehackte Putenbrust in einer kleinen Schüssel mit Koriander und Cayennepfeffer würzen. In der Mitte 1 Minute anbraten.

Tomaten zugeben und weiterhin unter häufigem Rühren braten. Etwa 3 Minuten kochen bzw. bis die Zutaten gar sind. Putenfleisch und Tomaten aus der Pfanne nehmen und diese wieder auf den Herd stellen.

Wasser und Eiweiß in einer kleinen Schüssel verrühren, mit Salz und Pfeffer abschmecken.

Das Ei in die Pfanne geben und eine Minute braten beziehungsweise die Ränder fest werden lassen.

Eier, Putenfleisch und Tomaten auf einem Teller anrichten und sofort servieren.

SPINAT-BROCCOLI-EIWEISS-FRITTATE

Dieses Gericht aus dem Madison Square Club, kreiert auf der Insel Capri, bringt Pfiff in ein ansonsten eintöniges Frühstück. Als weitere herzhafte Variante können Sie dazu Putenwurst oder Putenschinken verwenden.

- 3 Eiweiß
- 1 Esslöffel Wasser
- Schwarzer Pfeffer zum Abschmecken
- 50 Gramm Babyspinatblätter, gewaschen und gedämpft
- 50 Gramm gedämpfte Broccoli-Röschen

Variante: Mit Putenschinken oder Putenwurst servieren (2 Streifen oder 2 Scheiben)

Backofen auf 180° vorheizen.

Eiweiß mit Wasser in einer mittelgroßen Schüssel verquirlen. Mit Pfeffer abschmecken. In eine kleine runde, (ca. 16 cm $\varnothing$) ofenfeste Form (Gratinform) gießen.

Spinat und Broccoli gleichmäßig über die Eiermischung verteilen.

15 bis 20 Minuten backen, oder bis die Masse innen fest wird.

2 bis 3 Minuten abkühlen lassen. Sofort servieren.

ROTE-PAPRIKA-FRITTATE

Dieses Gemüse enthält mehr Vitamin C als Orangen (und viel weniger Kalorien) und birgt eine geballte Ladung Kraft. Ich betrachte Paprika in meiner Küche als eine der wichtigsten Zutaten.

- 40 Gramm in feine Streifen geschnittene, gebratene Paprika
- 1 Teelöffel fein gehacktes frisches Basilikum
- 3 Eiweiß
- 1 Teelöffel Wasser
- 1 Prise Cayennepfeffer

Backofen auf 180° vorheizen.

Paprika und Basilikum in eine kleine runde, ofenfeste Form geben.

In einer mittelgroßen Schüssel Eier und Wasser verquirlen. Mit Cayennepfeffer abschmecken. Über die Gemüsemischung gießen.

15 bis 20 Minuten backen bzw. bis die Masse innen fest wird.

CHAMPIGNON- UND SPARGEL-FRITTATE

Aufgepeppt mit einigen Champignons, ist dieses beliebte Gericht ein echter Schmaus. Spargel hat übrigens eine natürliche harntreibende Wirkung.

- 2 Teelöffel fein gehackte Schalotten
- 25 Gramm Champignons (ohne die Stiele), in dünne Scheiben geschnitten
- 1 Teelöffel gehackte Petersilie
- 50 Gramm gedämpfter, grob geschnittener Spargel
- 3 Eiweiß
- 1 Esslöffel Wasser
- Frisch gemahlener schwarzer Pfeffer zum Abschmecken

Backofen auf 180° vorheizen.

Eine antihaftbeschichtete kleine Bratpfanne (16 cm Ø) auf mittlere Temperatur erwärmen, Schalotten und Champignons sowie die gehackte Petersilie 2 Minuten unter gelegentlichem Rühren bräunen lassen.

Champignon-Mischung in eine kleine ofenfeste Form geben. Den Spargel über die Champignon-Mischung verteilen.

Wasser und Eier in einer mittelgroßen Schüssel verquirlen. Mit Pfeffer abschmecken. Die Eiermischung über die Champignon-Mischung gießen.

15 bis 20 Minuten backen, bzw. bis die Masse innen fest wird.

DAVIDS ULTIMATIVER FETTARMER EIERSALAT

Dieses Frühstück ist der perfekte Muntermacher. Wenn Sie über mehr Zeit verfügen, richten Sie es auf Mesclun-Salat an (siehe Rezept Cobb-Salat auf Seite 344).

- 3 hart gekochte Eiweiß, grob gehackt
- 40 Gramm gehackte Sellerie
- 1 Teelöffel Dijon-Senf
- 1 Esslöffel gehackte frische Petersilie
- 1 Scheibe gekochter Putenschinken, grob geschnitten.

Alle Zutaten in einer kleinen Schüssel mischen.

HÜHNCHEN-STICKS MIT SESAM

Dieses unkomplizierte Gericht kommt bei Partys gut an. Mit Broccoli serviert, eignet es sich auch ausgezeichnet als leichte Mahlzeit.

- 120 Gramm knochen- und hautlose Hühnchenbrust, in 4 Streifen geschnitten
- ¼ Teelöffel salzarme Sojasauce
- ¼ Teelöffel Dijon-Senf
- 1 Teelöffel Wasser
- 1 Esslöffel Kurkuma (= Gelbwurz, ein südasiatisches Ingwergewächs)
- 1 Esslöffel geröstete Sesamkörner, weiß und schwarz

Die Hühnchenbrust mit Sojasauce, Senf, Wasser und Kurkuma in einer kleinen Schüssel marinieren. Bestreuen Sie die Hühnchenbrust mit Sesam.

Den Backofen auf 180° vorheizen.

Die Hühnchenbrust in eine antihaftbeschichtete und zum Backen geeignete Pfanne oder Form legen.

12 bis 15 Minuten backen, bzw. bis die Hühnchenbrust gar ist.

HÜHNCHEN MIT MANDELKRUSTE

Die Mandeln verwandeln dieses ansonsten einfache Gericht in eine knusprige, nahrhafte Mahlzeit, die eine gesunde Dosis an Vitamin E und Ballaststoffen enthält.

- 1 Eiweiß
- 3 Teelöffel Wasser
- Salz und Pfeffer zum Abschmecken
- 170 Gramm knochen- und hautlose Hühnchenbrust, dünn geklopft
- 35 Gramm Mandelstifte, grob gehackt

Eiweiß, Wasser, Salz und Pfeffer in einer kleinen Schüssel verquirlen. Die Hühnchenbrust darin wenden und mit Mandeln bestreuen.

Eine antihaftbeschichtete Pfanne mit ein wenig pflanzlichem fettfreiem Kochspray besprühen und bei mittlerer Temperatur erwärmen.

Die Hühnchenbrust bei mittlerer Hitze auf jeder Seite ca. 3 Minuten anbraten. Wenden und 3 bis 4 Minuten weiterbraten, bis sie durch ist.

HÜHNCHEN MIT PAPRIKA- UND MANDELPESTO

Wussten Sie, dass es Hühnchen in so vielen »Verkleidungen« gibt? Die rote Paprika verleiht diesem Gericht das gewisse Etwas und ist außerdem ein wertvoller Vitamin-C-Spender.

- 170 Gramm knochen- und hautlose Hühnchenbrust, dünn geklopft
- 2 Esslöffel *Pesto aus roter Paprika und Mandeln.
- 1 Teelöffel gehackte frische Petersilie
- 1 Teelöffel gehacktes frisches Basilikum

Den Backofen auf 180° vorheizen.

Die Hühnchenbrust auf eine 20 x 20 cm große Alufolie legen, Paprika- und Mandelpesto, Petersilie und Basilikum darüber verteilen.

Die Hühnchenbrust einrollen und in die Alufolie einpacken. Folie mit Inhalt in eine ofenfeste Form oder auf ein Blech legen.

25 bis 30 Minuten backen.

HÜHNCHENFLEISCHKLÖSSCHEN
MIT TOMATEN- UND AUBERGINEN-SAUCE

Sie werden diese verspielte Variante eines typischen Gerichts aus dem Madison Square Club lieben. Hühnchenfleisch eignet sich dafür sehr gut.

- 30 Gramm gehackte Vidalia-Zwiebeln (Vidalia ist eine Stadt im Staat Georgia in den USA, die für ihre süßen Zwiebeln und deren spezielle Zubereitung berühmt ist), alternativ rote Zwiebeln
- 1 Teelöffel fein geschnittener Knoblauch
- 20 Gramm Aubergine, in Würfel geschnitten
- 30 Gramm Zucchini, in Würfel geschnitten
- 80 Gramm gebratene rote Paprika, in Würfel geschnitten
- 2 grob gewürfelte Eiertomaten
- 100 Gramm Tomaten aus der Dose, gehackt
- 1 Esslöffel frische Basilikumblätter, fein gehackt
- Frisch gemahlener schwarzer Pfeffer zum Abschmecken
- 170 Gramm gehackte Hühnchenbrust
- 1 Eiweiß
- 1 Teelöffel fein gehackte Schalotten
- 1 Teelöffel Dijon-Senf
- 1 Teelöffel frisches Basilikum, gehackt
- 1 Teelöffel gehackte Petersilie
- 1 Teelöffel gehackte Pfefferminze
- 2 Spritzer scharfe Pfeffersauce

Eine mittelgroße antihaftbeschichtete Pfanne mit ein wenig pflanzlichem fettfreiem Kochspray besprühen und auf mittlere Temperatur erwärmen. Dann Zwiebeln und Knoblauch 2 bis 3 Minuten dünsten. Aubergine, Zucchini und die gedämpfte Paprika zufügen. Eiertomaten, Tomaten aus der Dose, Basilikum und den frisch gemahlenen Pfeffer hinzufügen. 15 Minuten ziehen lassen. Beiseitestellen.

Hühnchen, Eiweiß, Schalotten, Senf, Basilikum, Petersilie, Pfefferminze, schwarzen Pfeffer und die Pfeffersauce in einer mittelgroßen Schüssel behutsam vermischen. Zwei Fleischklößchen formen.

Jetzt nochmals eine mittelgroße antihaftbeschichtete Pfanne mit pflanzlichem fettfreiem Kochspray besprühen und bei mittlerer Temperatur erwärmen. Die Fleischklößchen 4 bis 5 Minuten mehrmals wenden und braun anbraten. Die Tomatensauce über die Fleischklößchen gießen. Zudecken und 8 bis 10 Minuten leicht köcheln lassen, bis die Fleischklößchen gar sind.

Serviervorschlag: Die Hühnchenfleischklößchen und die Tomatensauce auf in feine Streifen geschnittene Zucchini legen.

HÜHNCHEN- UND AUBERGINEN-WICKEL

Immer gut, ob im Ofen gebacken oder gegrillt. Dieses vielseitige Gericht ist sehr einfach zuzubereiten.

- ½ kleine Aubergine, längs in etwa 6 mm dicke Scheiben geschnitten, weich gegrillt oder im Ofen gebacken
- 1 Prise Salz

- 170 Gramm knochen- und hautlose Hühnchenbrust, dünn geklopft
- 2 Esslöffel gehackte Tomaten
- 1 Teelöffel frischer Oregano, gehackt
- 1 Teelöffel frisches Basilikum, gehackt

Ein antihaftbeschichtetes Backblech mit pflanzlichem, fettfreiem Kochspray besprühen. Auberginentranchen auf das Blech legen, leicht salzen und grillen, bis sie weich und angebraten sind – etwa 10 Minuten. Beiseitestellen und abkühlen lassen.

Backofen auf 180° vorheizen.

Die Hühnchenbrust auf eine 20 x 20 cm große Alufolie legen. Aubergine, gehackte Tomaten, Oregano und Basilikum darüber verteilen.

Die Hühnchenbrust rollen und in die Alufolie einwickeln. In eine ofenfeste Form oder auf ein Backblech legen.

Etwa 30 Minuten (bzw. gar) backen.

KURZ ANGEBRATENES HÜHNCHEN AUF MEDITERRANE ART

Dieses gute und gesunde Gericht ist so lecker, dass Sie schwören könnten, Sie mogeln bei Ihrem Ernährungsplan.

- 170 Gramm knochen- und hautlose Hühnchenbrust, in etwa 2,5 cm dicke Streifen geschnitten
- 90 Gramm gedämpfte Blumenkohl-Röschen

- ½ Teelöffel frischer Rosmarin, gehackt
- 1 Teelöffel frischer Thymian, gehackt
- ⅛ Teelöffel frisch gemahlener schwarzer Pfeffer
- 4 Esslöffel gehackte Tomaten
- 1 Teelöffel frischer Oregano, gehackt
- 1 Teelöffel frisches Basilikum, gehackt
- 1 Teelöffel schwarze Oliven, gehackt

Eine mittelgroße antihaftbeschichtete Pfanne mit pflanzlichem, fettfreiem Kochspray besprühen.

Die Hühnchenbrust etwa 3 bis 5 Minuten braun anbraten.

Blumenkohl, Kräuter und Tomaten beifügen und weitere 3 Minuten braten lassen.

Oliven beifügen und 1 Minute weiterbraten.

HÜHNCHENKEBAB NACH ART DES MITTLEREN OSTEN

Die Trockenmarinade nach Art des Mittleren Ostens macht dieses Gericht wohlschmeckend und sättigend.

- ½ Teelöffel gemahlener Kümmel
- ½ Teelöffel Paprikapulver
- ¼ Teelöffel Koriander
- ⅛ Teelöffel frisch gemahlener schwarzer Pfeffer
- 170 Gramm knochen- und hautlose Hühnchenbrust, in Würfel geschnitten
- 1 kleine Zucchini, in Würfel geschnitten
- 1 kleine Zwiebel, geviertelt

Kümmel, Paprikapulver, Koriander und frisch gemahlenen schwarzer Pfeffer mischen. Die Hühnchenwürfel in eine Schüssel legen und mit der Gewürzmischung einreiben. Die Schüssel zudecken und bis zu 3 Stunden in den Kühlschrank stellen.

Backofen auf 180° vorheizen oder einen Grill vorbereiten.

Hühnchen, Zucchiniwürfel und Zwiebeln auf Spießchen stecken und bis zur Verwendung in den Kühlschrank stellen.

Die Kebabs rotierend grillen oder 15 bis 20 Minuten im Backofen backen bzw. bis sie gar sind.

HÜHNCHENKEBAB MIT THAI-SAUCE
NACH ASIATISCHER BARBECUE-ART

Ein Hauch von Fernost verwandelt gewöhnliches Hühnchenfleisch in ein großartiges Gericht!

- 1 Teelöffel salzarme Sojasauce
- ¼ Teelöffel Wasabipulver (jap. grüner Meerrettich) oder scharfe Chili-Paste
- ½ Teelöffel geriebener frischer Ingwer
- 170 Gramm knochen- und hautlose Hühnchenbrust, in 4 lange Streifen geschnitten
- 30 Gramm gehackte Pfefferminze
- ¼ Teelöffel Jalapeño-Schoten (grüner scharfer, dreieckiger Chili aus Mexiko), Samen entfernen
- 2 Esslöffel gehackter frischer Koriander
- 2 Teelöffel Weißweinessig
- 60 Gramm gehackte Gurke

½ Teelöffel Sojasauce, Wasabipulver und frischen Ingwer in einer mittelgroßen Schüssel zusammenfügen und gut mischen.

Das Hühnchenfleisch in der Marinade wenden, auf einen Spieß stecken und bis zu 3 Stunden gut abgedeckt im Kühlschrank aufbewahren.

Pfefferminze, Jalapeno-Schoten, die andere Hälfte der Sojasauce, Koriander, Essig und Gurke mischen und gut verrühren. Bis zur Kochzeit in den Kühlschrank stellen.

Den Grill vorbereiten oder den Backofen auf 180° vorheizen. 15 bis 20 Minuten, oder bis das Kebab gar ist, backen oder grillen.

Serviervorschlag: Das Hühnchen mit *pikanter Thai-Salsa und mit *Spinat mit Shiitake servieren.

JAMAIKA-HÜHNCHEN

Willkommen auf der Insel! Dieses Gericht wird Sie süchtig nach Jamaika machen. Der Jamaika-Rum bleibt natürlich verboten!

- ½ Teelöffel gemahlener Nelkenpfeffer
- ½ Teelöffel getrockneter Thymian
- ¾ Teelöffel Cayennepfeffer
- ¾ Teelöffel frisch gemahlener schwarzer Pfeffer
- ¾ Teelöffel gemahlener Salbei
- ¼ Teelöffel gemahlene Muskatnuss

- ¼ Teelöffel gemahlener Zimt
- ½ Teelöffel fein gehackter Knoblauch
- 2 Esslöffel salzarme Sojasauce
- 4 Esslöffel weißer Essig
- 1 kleine Jalapeño-Schote, Samen entfernen, in Würfel schneiden
- 1 Schalotte, fein gehackt
- 1 kleine Zwiebel, fein gehackt
- 170 Gramm knochen- und hautlose Hühnchenbrust

Nelkenpfeffer, Thymian, Cayennepfeffer, schwarzen Pfeffer, Salbei, Muskatnuss, Zimt und Knoblauch in einer mittelgroßen Schüssel vermischen. Sojasauce und Essig langsam beifügen und mit einem Schneebesen verrühren. Die Jalapeno-Schote, Schalotte und die kleine Zwiebel daruntermischen.

Die Hühnchenbrust 1 bis 2 Stunden in die Marinade einlegen.

Die Hühnchenbrust aus der Marinade nehmen und 6 Minuten auf jeder Seite grillen, bzw. bis sie gar ist. Vor dem Servieren mit der restlichen Marinade bestreichen.

HÜHNCHEN- UND SHIITAKE-BURGER

Ein Grundrezept im Ultimativen New York Body Plan. Wegen seiner Vielseitigkeit eignet sich dieses Gericht auch als Vorspeise mit Spinat oder Broccoli oder als Nachmittagssnack.

- 110 Gramm Hühnchenbrust, gehackt
- ¼ Teelöffel Cajun-Gewürz
- ¼ Teelöffel Worcestersauce
- 1 Esslöffel gehackte Zwiebel
- 2 kleine Shiitake-Pilze, gehackt

Das gehackte Hühnchenfleisch mit dem Cajun-Gewürz und der Worcestersauce in einer mittelgroßen Schüssel mischen. Beiseite stellen.

Eine antihaftbeschichtete Pfanne mit wenig pflanzlichem, fettfreiem Kochspray besprühen. Zwiebel beigeben und sautieren – ungefähr 1 bis 2 Minuten. Pilze beigeben und für weitere 1 bis 2 Minuten sautieren. Pfanne vom Herd nehmen.

Zwiebel-Pilz-Mischung und die gehackte Hühnchenbrust vermischen. Aus dieser Mischung einen Burger (Brätling) formen. Bei mittlerer Hitze auf jeder Seite 3 Minuten braten, bzw. bis der Burger gar ist.

FETTARMER HÜHNCHENSALAT

Ein Top-Hit im Madison Square Club. Dieser Hühnchen-Salat ist vielseitig und schnell und einfach zuzubereiten.

- 110 Gramm pochierte Hühnchenbrust, in etwa 2,5 cm dicke Würfel geschnitten
- 40 Gramm grob gehackte Sellerie
- 1 Teelöffel fein gehackte Petersilie
- 1 Esslöffel grob gehackte Mandeln

- 2 Teelöffel Dijon-Senf
- 2 Esslöffel Hühnerbrühe
- 1 oder 2 Spritzer scharfe Pfeffersauce
- Salz und Pfeffer zum Abschmecken

Hühnchen, Sellerie, Petersilie und Mandeln in einer mittel-
großen Schüssel vermengen. In einer weiteren Schüssel Dijon-
Senf, Hühnerbrühe und die scharfe Pfeffersauce mit einem
Schneebesen verquirlen.

Die Senfmischung dem Hühnchen beifügen und gut vermischen. Mit Salz und Pfeffer abschmecken.

HÜHNCHEN NACH BASKISCHER ART

*Alles andere als gewöhnlich. Dieses Gericht ist zwar reich an
Geschmack, aber fett- und kohlenhydratarm.*

- 30 Gramm gehackte Zwiebel
- 75 Gramm rote Paprika, in Würfel geschnitten
- ¼ Teelöffel getrockneter Majoran
- ⅛ Teelöffel frisch gemahlener schwarzer Pfeffer
- 1 Prise Cayennepfeffer
- 1 Prise Salz
- 1 Scheibe gekochter Putenschinken, grob geschnitten
- 100 Gramm Tomaten aus der Dose
- 2 Esslöffel Wasser
- 170 Gramm knochen- und hautlose Hühnchenbrust
- 1 Teelöffel gehackte frische Petersilie

Backofen auf 180° vorheizen.

Eine antihaftbeschichtete Pfanne mit ein wenig pflanzlichem, fettfreiem Kochspray besprühen, Zwiebeln, rote Paprika, Majoran, schwarzen Pfeffer, Cayennepfeffer und Salz beigeben und etwa 3 Minuten lang sautieren, bis die Mischung weich ist. Putenschinken, Tomaten und Wasser beigeben und verrühren.

Hühnchen über die Gemüsemischung, dann auf ein Backblech legen, zudecken und 40 Minuten (bzw. gar) backen. Petersilie darüberstreuen.

Serviervorschlag: Mit gegrilltem Spargel servieren.

PUTENFLEISCH-LASAGNE

Ich weiß ganz genau, was Sie jetzt denken: »Pasta steht doch auf der Liste der verbotenen Nahrungsmittel!« Im Madison Square Club würde das als Argument nicht genügen. Probieren Sie dieses Gericht aus, und Sie werden keine andere Penne mehr essen! Ein erlesenes Gericht, ob als Zwischenmahlzeit oder zum Mittagessen mit einem feinen grünen Salat.

- ½ kleine Aubergine, längs in etwa 6 mm breite Streifen geschnitten
- ½ kleine Zucchini, längs in etwa 6 mm breite Streifen geschnitten
- 110 Gramm gehackte Putenbrust
- 1 Prise frisch gemahlener schwarzer Pfeffer

- 1 Prise Cayennepfeffer
- ¼ Teelöffel gemahlener Koriander
- 120 Milliliter *Marinara-Sauce
- 1 Teelöffel gehacktes frisches Basilikum

Backofen auf 200° vorheizen.

Ein antihaftbeschichtetes Backblech mit ein wenig pflanzlichem, fettfreiem Kochspray besprühen. Auberginen- und Zucchinistreifen auf ein Blech legen, mit einer Alufolie zudecken und 15 Minuten (bzw. gar) backen. Aus dem Ofen nehmen und beiseitestellen.

Eine antihaftbeschichtete Pfanne mit pflanzlichem, fettfreiem Kochspray besprühen. Das gehackte Putenfleisch, Koriander, schwarzen Pfeffer und Cayennepfeffer in die Pfanne geben und anbraten – etwa 3 bis 4 Minuten.

Lasagne-Mischung: Eine ofenfeste Form mit ein wenig fettfreiem Kochspray besprühen. Abwechselnd die gebackenen Auberginen, das gehackte Putenfleisch und die gebackenen Zucchini schichten, Marinara-Sauce darübergießen, wenn nötig, eine weitere Schicht darüberlegen.

15 Minuten (bzw. gar) backen.

Frisches Basilikum darüberstreuen.

PUTENFLEISCH-CHILI (4 PORTIONEN)

Dieses Gericht zählt im Madison Square Club seit langer Zeit zu den beliebtesten und wird wegen reger Nachfrage auch hier vorgestellt. Als kleine Einschränkung habe ich die Karotten weggelassen, die in Sound Mind, Sound Body *noch Teil des Rezepts sind. Sie werden sie nicht vermissen, das verspreche ich Ihnen. Ich habe die Karotten durch rote Paprika ersetzt, eine Vitamin-C-Bombe.*

- 450 Gramm mageres gehacktes Putenfleisch
- 150 Gramm rote Paprika, gewürfelt
- 1 mittelgroße Zwiebel, grob gehackt
- 100 Gramm Sellerie, grob gehackt
- 1 Knoblauchzehe, fein geschnitten
- 2 Teelöffel Chilipulver
- 1 Teelöffel Paprikapulver
- 1 Teelöffel gemahlener Kümmel
- $1/8$ Teelöffel gemahlener Cayennepfeffer
- 1 Dose Eiertomaten
- 120 Milliliter Hühnerfond oder fettfreie, salzarme Hühnerbrühe
- 1 Lorbeerblatt
- Salz und Pfeffer zum Abschmecken

Eine antihaftbeschichtete 3-Liter-Kasserolle mit fettfreiem Kochspray besprühen, Putenfleisch zugeben, mit Salz und Pfeffer würzen und bei starker Hitze 2 bis 3 Minuten unter ständigem Rühren und Zerkleinern des Putenfleisches alles braun anbraten.

In eine Schüssel geben und zum Warmhalten mit Folie zudecken.

Paprika, Zwiebel, Sellerie und Knoblauch bei niedriger Hitze 2 bis 3 Minuten garen. Chilipulver, Paprikapulver, Kümmel und Cayennepfeffer beifügen, 1 Minute unter ständigem Rühren kochen. Bei mittlerer Hitze Tomaten, Brühe und Lorbeerblatt beifügen und dann bei starker Hitze zum Kochen bringen. Bei mittlerer Hitze 15 Minuten ohne Deckel ziehen lassen.

Das braun gebratene Putenfleisch beigeben, weitere 5 Minuten ziehen lassen. Das Lorbeerblatt vor dem Servieren entfernen.

Ergibt 4 Portionen!

PUTENFLEISCH- UND SPINAT-BURGER

Servieren Sie diese gesunde Alternative zum McDonald's-Hamburger mit Ratatouille, und Sie haben eine köstliche, nahrhafte und sättigende Mahlzeit.

- 170 Gramm fettfreie gehackte Putenbrust
- 140 Gramm gehackter Spinat, blanchiert und abgetropft
- $1/_8$ Teelöffel Salz
- $1/_8$ Teelöffel schwarzer Pfeffer
- 1 Prise geriebene Muskatnuss

Alle Zutaten mischen und zu einem Burger formen. Auf jeder Seite 4 Minuten braten oder grillen, beziehungsweise bis der Burger gar ist.

Serviervorschlag: Statt Ketchup einen Esslöffel *Pesto aus roter Paprika und Mandeln dazu servieren, das gibt Ihrem Burger Raffinesse.

GEFÜLLTE ROTE PAPRIKASCHOTEN
MIT GEHACKTEM PUTENFLEISCH

Dieses Gericht erinnert mich immer an die Sonntagsmahlzeiten bei meiner Mutter. Wie Ihre Erinnerungen auch aussehen mögen, dieses Rezept ist bestimmt ein Renner.

- 170 Gramm gehackte Putenbrust
- 1 Schalotte, dünn geschnitten
- ¼ Teelöffel getrockneter Oregano
- ¼ Teelöffel getrockneter Thymian
- 1 Teelöffel gehackte frische Petersilie
- 1 Prise Salz und Pfeffer
- 1 rote Paprikaschote, oberen Teil abschneiden, Samen entfernen und aushöhlen

Backofen auf 200° vorheizen.

Putenfleisch, Schalotte, Oregano und Thymian in einer mittelgroßen Schüssel mischen. Eine antihaftbeschichtete Pfanne mit pflanzlichem, fettfreiem Kochspray besprühen und erhitzen; Putenfleisch in die Pfanne geben und 2 bis 3 Minuten braun anbraten. Vom Herd wegnehmen, Petersilie, Salz und Pfeffer zufügen.

Die rote Paprika mit der Putenfleischmischung füllen und in eine ofenfeste Form stellen, 2 Esslöffel Wasser dazu geben und mit Alufolie zudecken. 15 Minuten backen, dann Folie entfernen und 5 Minuten weiterbacken.

Variante: 1 Esslöffel *Marinara-Sauce vor dem Backen über das Putenfleisch träufeln.

PUTENFLEISCH-BURGER NACH MEXIKANISCHER ART MIT JALAPENO-SCHOTE UND MEXIKANISCHER SALSA

Ich liebe die mexikanische Küche – ich bekomme nie genug von Salsa! Kombinieren Sie den typischen amerikanischen Burger mit diesem exotischen Geschmack. Die Salsa können Sie auch für Eierspeisen verwenden und ebenso für alles andere, dem eine gewisse Schärfe nicht schadet.

Mexikanische Salsa:
- 80 Gramm gehackte Tomaten
- 1 Esslöffel Schalotte gehackt (nur der weiße Teil)
- ½ Esslöffel frischer Koriander
- 1 Teelöffel Weißweinessig

Putenfleisch-Burger
Ohne sie wäre ich verloren! Vergessen Sie nicht: Brötchen haben in meinen Burger-Rezepten keinen Platz.
- 110 Gramm Putenbrust gehackt
- 1 Esslöffel gehackte Schalotte (nur der weiße Teil)
- ½ Teelöffel Jalapeno-Schote, Samen entfernen und fein hacken
- ½ Teelöffel fein gehackter Knoblauch
- ¾ Teelöffel Chili-Pulver
- ¼ Teelöffel gemahlener Kümmel
- 1 Prise Salz

Für die Salsa Tomaten, Schalotte, Koriander und Weißweinessig in einer mittelgroßen Schüssel gut mischen, zudecken und in den Kühlschrank stellen. Diese Mischung ist ohne weiteres 2 bis 3 Tage im Kühlschrank haltbar.

Putenbrust, Schalotte, Jalapeno-Schote, Knoblauch, Chilipulver, Kümmel und Salz in einer weiteren mittelgroßen Schüssel gut mischen. Aus der Mischung einen Burger formen.

Putenfleisch-Burger auf jeder Seite 4 bis 5 Minuten gar braten. Die mexikanische Salsa darüber verteilen.

LACHS-PFANNKUCHEN

Gesund fürs Herz, vielseitig anwendbar und lecker, wie Sie in diesem Rezept feststellen werden.

- 1 Eiweiß
- 110 Gramm Wildlachs-Filet, gehackt
- 1 Teelöffel gehackte frische Petersilie
- 1 Teelöffel Weißweinessig
- ½ Teelöffel Worcestersauce
- ¼ Teelöffel roter Pfeffer, geschrotet

Das Eiweiß in einer großen Schüssel steif schlagen. Lachs, Petersilie, Essig, Worcestersauce und roten Pfeffer in einer anderen Schüssel vermengen. Eiweiß vorsichtig unter die Lachsmischung heben.

Eine mittelgroße antihaftbeschichtete Pfanne mit pflanzlichem, fettfreiem Kochspray besprühen und auf mittlere Temperatur erhitzen. Die Mischung löffelweise in die Pfanne geben und einen Pfannkuchen von etwa 10 cm Breite und 2,5 cm Dicke formen.

Bei mittlerer Hitze 3 Minuten anbraten, dann wenden und weitere 2 Minuten medium braten.

LACHS MIT FENCHELKRUSTE

Der unverkennbare Fenchelgeschmack macht den Pfiff dieses Gerichts aus.

- 1 Bund junger Rucola, gewaschen und gut abgetropft
- ¼ Fenchelknolle, in sehr dünne Streifen geschnitten
- 40 Gramm gebratene rote Paprikastreifen
- ½ Teelöffel gehackte Basilikumblätter
- 1 Teelöffel Fenchelsamen
- 1 Teelöffel schwarze Pfefferkörner
- 1 Wildlachsfilet, etwa 100 Gramm
- 1 Prise Salz

Backofen auf 200° vorheizen.

Rucola, Fenchel, Pfefferstreifen, Basilikum und Essig in einer mittelgroßen Schüssel vermischen, gut durchrühren.

Fenchelsamen und Pfefferkörner in einem Mörser zerstoßen oder in der Pfeffermühle mahlen. Die obere Seite des Lachsfilets salzen, die Fenchel-Pfeffer-Mischung darüberstreuen und das Gewürz mit den Fingerspitzen ins Fleisch drücken.

Eine antihaftbeschichtete, ofenfeste Sautierpfanne mit pflanzlichem, fettfreiem Kochspray besprühen und erwärmen. Den Lachs auf der gewürzten Seite in die Pfanne legen und 3 Minuten anbraten, bis der Filetrand eine leichte Kruste bekommt.

Die Pfanne mit Inhalt in den Backofen schieben und 3 bis 5 Minuten (oder nach Belieben) backen.

Rucola, Fenchel, rote Paprika und Basilikum anrichten und Lachsfilet obendrüber legen.

PIKANTER WASABI-LACHS-BURGER

Einer meiner Lieblingsburger! Mit Spinat serviert ein tolles Mittagessen, ohne Spinat ein wunderbarer Nachmittagssnack.

- 1 Teelöffel Wasabipulver
- 1 Teelöffel Wasser
- ½ Teelöffel Dijon-Senf
- 110 Gramm Wildlachs-Filet, in 1 cm dicke Würfel geschnitten
- 1 Eiweiß, leicht geschlagen
- ½ Teelöffel salzarme Sojasauce
- 1 Teelöffel schwarze Sesamkörner

Wasser mit Wasabipulver in einer mittelgroßen Schüssel verrühren, bis sich das Pulver auflöst.

Dijon-Senf, Lachs, Eiweiß, Sojasauce und Sesam beigeben und gut verrühren.

Zu einem Burger formen und jede Seite 2 bis 3 Minuten (oder nach Belieben) braten.

LACHS NACH ASIATISCHER ART

Dank Ingwer ist das Gericht köstlich, nahrhaft und pfiffig! Kann heiß oder lauwarm serviert werden.

- ¾ Teelöffel salzarme Sojasauce
- 1 Teelöffel Wasabi-Pulver
- ½ Teelöffel geriebener frischer Ingwer
- 170 Gramm Wildlachs-Steak
- 1 Schalotte, dünn geschnitten (nur weißer Teil)

Sojasauce, Wasabi und Ingwer in einer mittelgroßen Schüssel verrühren.

Den Lachs in der Soja-Mischung in einer flachen Backform marinieren und 30 Minuten bei Zimmertemperatur stehen lassen oder 2 bis 3 Stunden in den Kühlschrank stellen.

Jede Seite 2 bis 3 Minuten nicht ganz gar grillen.

Den Lachs auf Gemüse verteilen (siehe unten) und mit der dünn geschnittenen Schalotte garnieren.

Serviervorschlag: Mit *Bok Choy mit roter Paprika und Mandeln servieren.

LACHS NACH FLORENTINER ART

Kombiniert zwei Ernährungs-Superstars – Lachs und Spinat.
Was soll da noch schief gehen?

- 170 g Lachssteak, aus dem mittleren Teil geschnitten
- Frisch gemahlener schwarzer Pfeffer
- 100 Gramm frische Babyspinatblätter
- 4 Esslöffel *Marinara-Sauce
- 1 Esslöffel *Pesto aus roter Paprika und Mandeln

Backofen auf 200° vorheizen.

Den Lachs mit Pfeffer würzen.

Eine ofenfeste Pfanne mit pflanzlichem Kochspray besprühen. Jede Seite des Lachses 1 bis 2 Minuten anbraten. Die Pfanne vom Herd nehmen.

Spinat, Pesto aus roter Paprika und Mandeln und die Marinara-Sauce über den Lachs gießen.

In den Backofen schieben und 8 bis 10 Minuten backen, bis der Spinat gar ist.

THUNFISCH- UND GARNELENKEBAB

Eignet sich hervorragend als Party-Gericht, weil die Menge sehr einfach an die Anzahl der Gäste angepasst werden kann.

- ½ kleine Aubergine
- ½ mittelgroße gelbe Paprika
- 110 Gramm Thunfisch ohne Haut, in 4 je 2,5 cm dicke Würfel geschnitten
- 2 mittelgroße Garnelen, geschält und gereinigt
- 80 Milliliter Wasser
- 1 Teelöffel Dijon-Senf
- 1 Teelöffel gehackter frischer Dill

Backofen auf 200° vorheizen.

Die Aubergine längs halbieren, dann diagonal in 1 cm dicke Stücke schneiden, beiseitelegen. Paprika vierteln, Samen und Stiel entfernen, jedes Stück halbieren. Paprika und Aubergine 20 Minuten in Alufolie backen. Abkühlen lassen.

Paprika- und Auberginenstücke auf Spieße stecken. Thunfisch und Garnelen abwechselnd auf Spieße stecken. Alle Spieße auf ein flaches Blech legen.

Wasser, Dijon-Senf und Dill in einer kleinen Schüssel gut verrühren und über die Kebabs gießen. Zudecken und 30 Minuten in den Kühlschrank stellen. Die Kebabs aus der Marinade nehmen, die Marinade wegschütten.

Grillrost mit pflanzlichem, fettfreiem Kochspray besprühen. Kebabs auf den Grill legen. Thunfisch-Garnelen-Spieße auf jeder Seite 2 bis 3 Minuten grillen, die Gemüse-Spieße auf jeder Seite 4 Minuten.

KURZ ANGEBRATENE THUNFISCH-BURGER

Burger gibt es in unglaublich vielen Varianten – diese hier ist eine der gesündesten.

- 1 Esslöffel fein gehackte Schalotte
- 1 Teelöffel gehackte frische Petersilie
- 1 Teelöffel Dijon-Senf
- 170 Gramm Thunfischsteak, in 1 cm große Würfel geschnitten
- 40 Gramm geriebener japanischer Rettich (= Daikon-Rettich, erhältlich in Asia-Läden)
- 1 Eiweiß, leicht geschlagen
- Salz und Pfeffer zum Abschmecken.

Alle Zutaten in einer mittelgroßen Schüssel gut mischen. Zu einem Burger formen.

2 bis 3 Minuten (oder nach Belieben) auf jeder Seite grillen.

COBB-SALAT MIT THUNFISCH

Das ist meine Cobb-Salat-Variante für alle, die kein Puten-fleisch essen möchten oder einen Klassiker auffrischen wollen.

- 100 Gramm Mesclun-Salat (= Saisonsalate wie Löwenzahn, Kresse, Radicchio, Rucola etc., gemischt)
- 2 gekochte Spargelstangen, grob gehackt
- 80 Gramm entkernte und gehackte Tomaten
- 1 hart gekochtes Eiweiß, grob gehackt
- 1 Scheibe (60 Gramm) Putenschinken, gekocht und in Stücke geschnitten
- 110 Gramm Thunfischsteak
- Salz und Pfeffer zum Abschneiden
- Roter Weinessig zum Abschmecken

Mesclun-Salat, Spargel, Tomate, Ei und Schinken in einer Salatschüssel anrichten.

Thunfischsteak mit Salz und Pfeffer würzen.

Eine antihaftbeschichtete Pfanne mit pflanzlichem, fettfreiem Kochspray besprühen. Thunfisch auf jeder Seite 2 bis 3 Minuten kurz anbraten. Thunfisch aus der Pfanne nehmen und auf dem Salat anrichten.

1 bis 2 Esslöffel roten Weinessig darüberträufeln.

STREIFENBARSCH AN PFEFFERMINZ-PETERSILIE-PESTO

Das hier ist die Variante eines Gerichts, das ich in einem mediterranen Restaurant in Positano kennenlernte. Versuchen Sie es, und stellen Sie sich vor, Sie wären an der Amalfi-Küste.

- 110 Gramm Streifenbarschfilet
- 15 Gramm Pfefferminz-Blätter
- 2 Esslöffel Petersilie
- ¼ Teelöffel Salz
- ¼ Teelöffel frisch gemahlener schwarzer Pfeffer
- 2 Esslöffel Wasser
- ½ Teelöffel Olivenöl

Pfefferminz, Petersilie, Salz, Pfeffer, Wasser und Olivenöl in einem kleinen Mixer mixen.

Legen Sie den Fisch in eine kleine Schale oder Schüssel, gießen Sie die Marinade darüber, und lassen Sie ihn 15 Minuten ziehen. Dann auf jeder Seite 2 bis 3 Minuten grillen, bzw. bis der Fisch gar ist.

STREIFENBARSCH AN CURRY-MANDELN

Erinnern sie sich an meine Worte über die Wichtigkeit von Aroma, Kräutern und knackiger Frische? Mandeln und Curry sind eine glänzende Mischung und gleichzeitig gesund.

- 15 Gramm ungeschälte Mandeln
- 1/8 Teelöffel Salz
- 1/8 Teelöffel frisch gemahlener schwarzer Pfeffer
- 1 Prise Cayennepfeffer
- 1/4 Teelöffel Currypulver
- 110 Gramm Streifenbarschfilet

Alle Zutaten außer dem Barschfilet in einer kleinen Schüssel mischen.

Das Filet mit einem fettlosen Kochspray leicht besprühen. Eine Seite des Filets mit den Mandeln und der Gewürzmischung gut einreiben, bis diese Seite bedeckt ist.

Eine antihaftbeschichtete Pfanne mit fettfreiem, pflanzlichem Kochspray besprühen und auf mittlere Hitze erwärmen. Das Filet auf der Mandelseite 2 bis 3 Minuten anbraten. Filet wenden und weitere 2 Minuten braten.

Serviervorschlag: In Juliennestreifen geschnittene Zucchini und in Streifen geschnittene rote Paprika dazu servieren.

GARNELEN AUF KOHL UND SALAT MIT SENF-DRESSING

Dieses einfache und schnelle Gericht wird Ihnen schmecken!

- 110 Gramm gereinigte, gekochte und geschälte Garnelen, grob geschnitten und gekühlt
- 80 Gramm klein geschnittener Weißkohl
- 80 Gramm klein geschnittener Rotkohl
- 80 Gramm gehackte Tomaten
- 80 Gramm rote Paprika-Streifen
- 40 Gramm grüne Paprika, gehackt
- 60 Gramm Gurken, in Streifen geschnitten (ungeschält)
- 40 Gramm geriebener japanischer Rettich (Daikon-Rettich), in feine Streifen geschnitten
- 1 Teelöffel Olivenöl
- 3 Teelöffel Weißweinessig
- ½ Teelöffel Dijon-Senf
- 1 Prise Salz
- 1 Prise frisch gemahlener schwarzer Pfeffer
- 1 Teelöffel fein gehackter Dill

Garnelen, Kohl, Tomaten, rote und grüne Paprika, Gurke und Rettich vermengen.

Für das Dressing Öl, Essig, Senf, Salz und Pfeffer gut verrühren.

Dressing über den Salat gießen.

Mit Dill garnieren und servieren.

HEILBUTT MIT SENFKRUSTE

Die Zugabe von Vollkornsenf (die wichtigste Zutat in meiner Küche) und vielen frischen Kräutern macht dieses Fischgericht eher exotisch als diätetisch. Der Senf kann in großzügiger Menge verwendet werden, denn in diesem Fall gilt ausnahmsweise: Wenn etwas gut ist, kann etwas mehr davon nicht schaden!

- 170 Gramm Heilbuttsteak, aus der Mitte geschnitten
- 1 Teelöffel Vollkornsenf
- 1 Teelöffel gehackter frischer Thymian
- 1 Esslöffel gehackter frischer Oregano
- 1 Teelöffel gehackter frischer Rosmarin
- ½ Teelöffel frisch gemahlener schwarzer Pfeffer
- 1 Teelöffel Wasser

Den Backofen auf 180° vorheizen.

Senf, Thymian, Oregano, Rosmarin, Pfeffer und Wasser in einer kleinen Schüssel gut vermischen. Die Mischung sollte die Konsistenz einer Paste haben.

Den Heilbutt in eine antihaftbeschichtete ofenfeste Form legen und die Oberfläche mit der Kräutermischung bestreichen. Den Heilbutt 15 bis 20 Minuten backen (oder bis er gar ist).

Serviervorschlag: Baby-Spinat, Rucola und Wasserkastanien (in Dosen in Asia-Läden erhältlich) anrichten und den Fisch drauflegen.

FLUNDER MIT RUCOLA-MANDEL-PESTO

Wer hätte gedacht, dass Pesto so gesund sein kann? Das Rucola-Mandel-Pesto macht aus diesem eigentlich gewöhnlichen Gericht einen absoluten Renner.

- 170 Gramm Flunderfilet
- 2 Esslöffel *Rucola-Mandel-Pesto

Den Backofen auf 180° vorheizen.

Eine ofenfeste Form mit pflanzlichem Kochspray besprühen. Die Flunder in die Form legen und mit Pesto bestreichen. 15 Minuten backen (oder bis sie gar ist).

Essen auf Vorrat und Beilagen

Decken Sie sich mit der folgenden Auswahl an Beilagen und Essensvorräten ein, bevor Sie mit dem Programm beginnen. Dadurch verkürzen Sie während der kommenden 14 Tage die Vorbereitungszeit in der Küche, was den Ablauf des Programms erleichtert.

GEMÜSESUPPE (4 PORTIONEN)

Was wäre die gesunde Küche ohne diese herzhafte, kohlenhydratarme Suppe? Zu einer Mahlzeit mit Lachs-Burger oder als Snack servieren.

- 1 Teelöffel ganze schwarze Pfefferkörner
- 1 Lorbeer-Blatt
- 1 Teelöffel frischer Oregano
- Frischer Ingwer, in 1 cm breite Streifen geschnitten
- 5 bis 8 Petersilienstiele
- 1 kleine Zucchini, dünn geschnitten
- 1 rote Paprika, grob gehackt, Samen entfernen
- 1 kleine Zwiebel, gehackt
- 2 Shiitake-Pilze, in Streifen geschnitten
- 1 Selleriestängel, grob gehackt
- ½ Teelöffel Salz
- ¼ Liter Wasser
- 160 Gramm gehackte Tomaten

Pfefferkörner, Lorbeerblatt, Oregano, Ingwer und Petersilie in ein Leinensäckchen einpacken.

Zucchini, rote Paprika, Zwiebel, Pilze, Sellerie, Salz und das Säckchen mit Inhalt sowie Wasser in eine Kasserolle geben. Zum Kochen bringen, dann auf mittlerer Hitze langsam kochen lassen. Den Schaum von der Oberfläche abschöpfen.

45 bis 60 Minuten köcheln lassen.

Gehackte Tomaten während der letzten 5 Minuten beifügen. Lorbeerblatt- und Pfefferkorn-Bündel nach dem Kochen entfernen.

Reicht für 4 Portionen.

TOMATENSUPPE (4 PORTIONEN)

Das Einzige, was hier zur Kombination aus Suppe und Sandwich aus Ihrer Jugendzeit fehlt, ist natürlich das Sandwich. Wenige Dinge sind so sättigend und wärmen an einem kalten Sonntagnachmittag so gut wie eine Tomatensuppe.

- 1 große Vidalia-Zwiebel, gehackt
  (alternativ eine rote Zwiebel)
- 1 Zucchini gehackt
- 1 Teelöffel gehackter frischer Thymian
- 6 große Tomaten, geschält, gehackt, entkernt
- 2 Esslöffel fettfreie Hühnerbrühe
- 1 Esslöffel gehackter Dill
- Mit 2 Schalotten (in dünne Streifen geschnitten) garnieren

Einen mittelgroßen Topf erwärmen und mit fettfreiem, pflanzlichem Kochspray besprühen. Zwiebel, Zucchini und Thymian langsam leicht braun anbraten – etwa 8 Minuten lang.

Tomaten und Hühnerbrühe beigeben und zum Kochen bringen. Hitze reduzieren und 20 Minuten ziehen lassen.

Dill beigeben, rühren und weitere 10 Minuten bei geringer Hitzezufuhr köcheln lassen. Mit dünnen Schalotten-Streifen garnieren.

Reicht für 4 Portionen.

SPINAT UND SHIITAKE, KURZ ANGEBRATEN

Diese gesunde und vielseitige Beilage passt immer. Sie hätte auch Popeye verführt.

- 1 Teelöffel dünn gehackte Schalotte
- ½ Teelöffel dünn gehackter Knoblauch
- 1 Shiitake-Pilz, in dünne Streifen geschnitten
- 90 Gramm Spinatblätter, gewaschen und gut abgetropft
- 1 Teelöffel salzarme Sojasauce
- 1 Esslöffel fein gehackter, geschälter frischer Ingwer

Eine antihaftbeschichtete Pfanne mit fettfreiem, pflanzlichem Kochspray besprühen und stark erhitzen. Schalotte und Knoblauch 1 bis 2 Minuten andünsten, bis sie weich sind. Shiitake beigeben und andünsten, bis alle Zutaten leicht braun sind. Beiseitestellen.

Spinat, Sojasauce und Ingwer andünsten, bis der Spinat gar ist. Die Pilzmischung beigeben und 1 Minute weiter kochen lassen.

Als Beilage servieren.

PÜRIERTER BROCCOLI UND GEBRATENE ROTE PAPRIKA

Schmeckt ausgezeichnet, ob solo, als Snack oder Beilage. In Broccoli steckt viel Kalzium und in Paprika viel Vitamin C.

- 200 Gramm gekochte Broccoli-Röschen
- 1 Esslöffel gebratene rote Paprika
- 1 Esslöffel Hühnerfond

Alle Zutaten mit einem Mixer zu Püree verarbeiten.

BOK CHOY MIT ROTER PAPRIKA UND MANDELN

Zwischen der Paprika, die reich an Vitamin C ist, und den Mandeln, die reich an Vitamin E sind, bleibt noch Platz für diese nahrhafte Köstlichkeit.

- 2 Esslöffel geschälte Mandelstreifen
- 1 Handvoll Bok Choy (= asiatische Gemüseart, in manchen Asia-Läden erhältlich; ersatzweise kann auch Chinakohl, Grünkohl oder Mangold verwendet werden), in Streifen geschnitten.
- 80 Gramm rote Paprika, in Streifen geschnitten
- Salz und Pfeffer zum Abschmecken

Eine antihaftbeschichtete Pfanne mit fettfreiem, pflanzlichem Kochspray besprühen und erhitzen. Mandeln beigeben und 1 bis 2 Minuten anrösten, bis sie leicht braun sind.

Rote Paprika und Bok Choy zufügen und weiterhin sautieren, bis das Gemüse weich ist (3 Minuten).

Mit Salz und Pfeffer abschmecken.

RATATOUILLE (4–6 PORTIONEN)

Als Beilage oder Snack ist dieses Gericht einige Tage haltbar. Auf das Baguette muss man aber verzichten.

- 6 italienische Eiertomaten, in 2,5 cm große Würfel schneiden
- 340 Gramm Tomatenstückchen aus der Dose
- 1 Esslöffel fein geschnittener frischer Oregano
- ¼ Teelöffel frisch gemahlener schwarzer Pfeffer
- 450 Gramm Aubergine, in 1 cm große Würfel geschnitten, gesalzen und abgetropft
- 450 Gramm Kürbis, in 1 cm große Würfel geschnitten
- 450 Gramm Zucchini, in 1 cm große Würfel geschnitten
- 225 Gramm gelbe Zwiebeln, in 1 cm große Würfel geschnitten
- 225 Gramm rote Paprika, in 1 cm große Würfel geschnitten
- 1 Esslöffel kalt gepresstes Olivenöl Extra Vergine
- 30 Gramm kleine Kapern, abgetropft

Den Backofen auf 200° vorheizen.

Tomaten, Tomatenstücken, Oregano und schwarzen Pfeffer in einer mittelgroßen Schüssel gut vermengen und beiseitestellen.

Aubergine, Kürbis, Zucchini, Zwiebeln und Paprika in eine mittelgroße Pfanne geben und das Olivenöl darübergießen, dann mit Folie zudecken. 45 Minuten backen, währenddessen einmal umrühren. Dann mit der Tomatenmischung verrühren und unbedeckt weitere 20 Minuten backen. Vor dem Servieren die Kapern einrühren.

Serviervorschlag: Ratatouille eignet sich bestens als Beilage zu gegrillter frischer Putenbrust, zum Lachs nach Florentiner Art oder zum Hühnchen- und Shiitake-Burger.
Reicht für 4 bis 6 Portionen.

PESTO AUS ROTER PAPRIKA UND MANDELN

Was bedeutet schon ein Name? Indem wir rote Paprika und Mandeln als Zutaten auswählen und den Käse und das Öl weglassen, haben wir aus dem ansonsten feinen, aber sehr kalorienreichen Gericht ein vielseitiges Rezept für Ihre neue gesunde Küche kreiert.

- 2 rote Paprika, entkernt, und geviertelt
- 1 Schalotte geschält
- 30 Gramm geröstete und geschälte Mandeln
- 1 große Knoblauchzehe, zerdrückt
- 1 Prise Salz und Pfeffer

Die Zutaten in einen Mixer geben, salzen und pfeffern. Ergibt 1½ Tassen. Ein Esslöffel entspricht einer Portion.

RUCOLA-MANDEL-PESTO

Eine weitere gesunde Variante, um das fettreiche Pesto zu ersetzen, das Sie von früher kennen. Der pfeffrige Geschmack des Rucola ergänzt den Mandelgeschmack und ergibt eine einzigartige Kombination.

- 1 1/4 Bund frischer Rucola
- 20 Gramm frische glatte Petersilie
- 45 Gramm Spinatblätter
- 2 Esslöffel geröstete und geschälte Mandeln
- 1 große Knoblauchzehe, zerdrückt
- 1 Esslöffel Olivenöl Extra Vergine
- 1 Prise Salz und Pfeffer

Rucola, Petersilie, Spinat, Mandeln und Knoblauch in einen Mixer geben. Öl beigeben und weiter mixen.

Mit Salz und Pfeffer abschmecken.

Ergibt etwa eine 3/4 Tasse.

KRAUTSALAT-VINAIGRETTE

Sorgen Sie dafür, dass Sie immer genug von diesem Renner zur Hand haben.

- 110 Gramm dünn geschnittener Weißkohl
- 1/4 Schalotte, in dünne Streifen geschnitten
- 1 Teelöffel Kümmelkörner

- 160 Gramm geriebene rote und gelbe Paprika
- 1 Teelöffel salzarme Sojasauce
- 1 Teelöffel gerösteter Sesam
- 2 Teelöffel geschälter und geriebener Ingwer
- 1 Esslöffel Reisweinessig
- Salz und Pfeffer zum Abschmecken.

Die Zutaten in einer Schüssel gut vermengen und mit Salz und Pfeffer abschmecken. Kann auf Vorrat zubereitet werden und ist im Kühlschrank gut haltbar.

HÜHNERBRÜHE

In unserem Ernährungsplan ist der Fettkonsum stark eingeschränkt. Die Hühnerbrühe ersetzt Mayonnaise, Sahne und andere Saucen, die Sie für gewöhnlich für Ihre Speisen verwenden. Sie sollten die Brühe immer vorrätig haben; sie eignet sich gut zum Einfrieren.

- 1 ganzes Hühnchen (1,5 Kilo)
- 4,5 Liter Wasser
- 1 Vidalia-Zwiebel, gehackt (alternativ eine rote Zwiebel)
- 2 Stängel Staudensellerie mit Kraut, gehackt
- 2 Schalotten, gehackt
- 3 Petersilienzweige
- 3 Dillzweige
- 1 Esslöffel dreifarbige Pfefferkörner
- 1 Lorbeerblatt

Das Hühnchen waschen und die Flügel und Beine abtrennen (oder beim Fleischer zerteilen lassen). Das Hühnchen in einen großen Kochtopf geben. Wasser zufügen und bei starker Hitze sieden lassen. Den Schaum von der Oberfläche abschöpfen.

Vidalia-Zwiebel, Sellerie und Schalotten beifügen. Wieder sieden lassen, dann die Hitze auf mittlere Temperatur reduzieren. 2 Stunden unbedeckt leicht kochen lassen, ab und zu Schaum von der Oberfläche entfernen und, wenn nötig, Wasser zufügen, sodass das Hühnchen immer mit Wasser bedeckt ist.

Petersilie, Dill, Pfefferkörner und Lorbeerblatt in Leinensäckchen wickeln und dem Sud beigeben. 1 Stunde bei geringer Hitze weiterkochen.

Die Brühe durch ein Sieb passieren. Die festen Zutaten wegwerfen. Das Hühnchenfleisch ablösen und für anderweitige Verwendung aufbewahren. Die Brühe bei Raumtemperatur abkühlen lassen, dann in den Kühlschrank stellen. Die Fettklumpen entfernen. Die Brühe in Eiswürfelformen gießen und einfrieren. Dann in Gefrierbeuteln aufbewahren; bis zu 3 Monate im Gefrierschrank haltbar.

GEBRATENE ROTE PAPRIKA

Paprika sind reicher an Vitamin C als Orangen – und haben zudem viel weniger Kalorien.

- 3 rote Paprikaschoten

Grill vorheizen.

Den oberen Teil der Paprika wegschneiden. Stiel und Samen entfernen. Die Paprikaschoten längs in vier Viertel schneiden. Mit der Haut nach oben in eine geeignete Pfanne legen.

Grillen, bis die Haut sehr dunkel ist. Vom Grill wegnehmen.

Wenn die Paprika genug abgekühlt sind, entfernt man die Haut mit einem Schälmesser und wirft sie weg. Die Haut sollte problemlos abgezogen werden können.

Sofort genießen oder in einem Gefrierbeutel im Tiefkühlfach bis zu drei Wochen aufbewahren.

MARINARA-SAUCE

Diese Sauce ist sehr vielseitig und bei mir im Club die beliebteste. Ob zu Fisch, Fleisch oder Geflügel, ihr Geschmack ist unverwechselbar.

- 1 Vidalia-Zwiebel, gehackt (alternativ eine rote Zwiebel)
- 6 Eiertomaten, gewürfelt
- 200 Gramm gehackte Tomaten aus der Dose
- 30 Gramm frische Basilikumblätter, fein gehackt

Eine mittelgroße antihaftbeschichtete Pfanne mit fettfreiem Kochspray besprühen und auf mittlerer Stufe erhitzen. Zwiebel zugeben und 2 bis 3 Minuten dünsten, bis sie weich ist. Die Eiertomaten, die Tomaten aus der Dose und das Basilikum dazugeben. 15 Minuten ziehen lassen. Abkühlen lassen.

Die Sauce kann 3 bis 5 Tage im Kühlschrank aufbewahrt oder eingefroren werden.

Serviermenge: 1 bis 2 Esslöffel für eine Portion Fisch oder Hühnchen sollten definitiv ausreichend sein.

Die Ultimativen Rezepte für eine dauerhaft gute Figur

Ich stelle Ihnen hier eine Auswahl köstlicher Rezepte vor, die alle kleine »Mogelzutaten« enthalten und deshalb für den Zwei-Wochen-Plan nicht zugelassen sind. Sie eignen sich jedoch perfekt für die »Ernährung danach« im Rahmen des Body Maintenance Plan (Kap. 7)

V8-SALAT-DRESSING

Völlig zu Recht lautet der US-Werbeslogan »Hätte ich bloß V8 gehabt!« Was für eine köstliche und erfrischende Art, einen ansonsten faden Salat anzurichten (falls nicht erhältlich, nehmen Sie einen anderen Gemüsesaft).

- 160 Gramm V8, salzarm
- 1 Teelöffel Balsamico-Essig
- 1 Teelöffel Oregano
- ¼ Teelöffel Thymian
- ⅛ Teelöffel gemahlener schwarzer Pfeffer

- ¹/₈ Teelöffel Cayennepfeffer
- 1 Esslöffel gehackte Schalotten
- 1 Teelöffel Dijon-Senf
- 1 Prise Cayennepfeffer

Alle Zutaten in eine kleine Schüssel geben und gut vermengen. Im Kühlschrank aufbewahren. Vor dem Gebrauch gut schütteln.

MEDITERRANE SALSA MIT OLIVEN

Zum Putenfleisch oder zum Spinat-Burger werden Sie diese Salsa enorm schätzen!

- 15 Gramm frische glatte Petersilie, fein gehackt
- 1 Teelöffel schwarze Oliven, gehackt
- 40 Gramm rote Paprika, gebraten
- 1 Esslöffel weiße Bohnen, gekocht
- 1 Spritzer scharfe Sauce
- Frisch gemahlener schwarzer Pfeffer
- 1 Teelöffel frische Petersilie, gehackt

Die Zutaten in einer mittelgroßen Schüssel gut vermischen. Im Kühlschrank aufbewahren.

PIKANTE THAI-SALSA

Die Pfefferminze und der Limettensaft machen aus dieser Sauce eine perfekte Zutat zu Meeresfrüchte-Gerichten. Wie bei all meinen Salsa-Gerichten sind schon kleine Portionen ergiebig.

- 15 Gramm gehackte Pfefferminze
- ¼ Teelöffel gehackte Jalapeño-Schote, entkernt
- ½ Teelöffel Limettensaft
- 20 Gramm frischer Koriander, gehackt

Die Zutaten in einer kleinen Schüssel gut vermischen. Kann auch als Vorrat 2 bis 3 Tage im Kühlschrank aufbewahrt werden.

HAWAIIANISCHER HEILBUTT MIT PIKANTER SALSA

Die Papaya und die Jalapeno-Schote passen hervorragend zusammen und peppen den Fisch auf.

- 170 Gramm Heilbuttsteak, aus der Mitte geschnitten
- 1 Prise Salz
- 1 Prise frisch gemahlener schwarzer Pfeffer
- 50 Gramm Papaya, gehackt
- 40 Gramm rote Paprika, gehackt
- 40 Gramm gelbe Paprika, gehackt
- ¼ Teelöffel Jalapeño-Schote, entkernt, gehackt

- ¹/₈ Teelöffel geriebener frischer Ingwer
- 1 Teelöffel Limettensaft
- 1 Prise frisch gemahlener schwarzer Pfeffer

Heilbutt mit Salz und Pfeffer würzen.

Für die Salsa Papaya, rote und gelbe Paprika, Jalapeno-Schote, Ingwer und Limettensaft in einer kleinen Schüssel vermengen. Gut verrühren und mit schwarzem Pfeffer abschmecken (kann auch als Vorrat 2 bis 3 Tage im Kühlschrank aufbewahrt werden).

Den Heilbutt 3 bis 4 Minuten auf jeder Seite gar grillen.

Salsa darübergießen und sofort servieren.

FETTARMER HÜHNCHENSALAT
MIT JOGHURT UND GRÜNEN ÄPFELN

Im Unterschied zum Originalrezept im Zwei-Wochen-Plan ist bei diesem Salat ein Esslöffel Hühnerbrühe durch einen Esslöffel fettfreien Naturjoghurt ersetzt. Einige grüne Äpfel gehören auch dazu.

- 120 Gramm Hühnchenbrust, gegrillt und in 1 cm große Würfel geschnitten
- 40 Gramm grob gehackte Sellerie
- 30 Gramm grob gehackter grüner Apfel
- 1 Esslöffel Mandeln, geschält, und grob gehackt
- 2 Teelöffel Dijon-Senf
- 1 Esslöffel Hühnerbrühe

- 1 Esslöffel fettfreier Naturjoghurt
- Frisch gemahlener schwarzer Pfeffer
- 1 Teelöffel fein gehackte Petersilie

Hühnchen, Sellerie, Petersilie, Äpfel und Mandeln in einer mittelgroßen Schüssel vermengen.

Dijon-Senf, Hühnerbrühe und den fettfreien Joghurt in einer anderen Schüssel verquirlen. Die Senfmischung über das Hühnchen geben und gut vermischen.

LACHS MIT ZITRUS- UND FENCHELKRUSTE

Im Unterschied zum Originalrezept im Zwei-Wochen-Plan enthält dieses Gericht Zitrusfruchtsaft – Orangen- und Zitronensaft – und Balsamico-Essig statt Weißweinessig. Die vergangenen zwei Wochen haben Sie hart gearbeitet, nun dürfen Sie sich auch etwas verwöhnen.

- 1 Esslöffel Fenchelsamen
- 1 Esslöffel schwarze Pfefferkörner
- 1 Bund Baby-Rucola, gewaschen und abgetropft
- ¼ Fenchelknolle, in sehr dünne Streifen geschnitten
- 40 Gramm gebratene rote Paprika, in Streifen geschnitten
- 1 Teelöffel Olivenöl Extra Vergine
- ½ Esslöffel gehackte Basilikumblätter
- 1 Teelöffel frischer Zitronensaft
- 1 Esslöffel frisch gepresster Orangensaft
- 1 Teelöffel Balsamico-Essig

Für die Zubereitung siehe das Rezept *Lachs mit Fenchel-kruste. Zitronen- und Orangensaft und Balsamico vermischen und damit den Baby-Rucola anrichten.

STREIFENBARSCH MIT INGWER UND ZITRUSSAFT

Zitrussaft und Ingwer verleihen dem beliebten Gericht das gewisse Etwas.

- ¼ Teelöffel unbehandelte Orangenschale, gerieben
- 2 Esslöffel frisch gepresster Orangensaft
- 2 Esslöffel Zitronensaft
- ¾ Teelöffel Ingwer, gerieben
- 1 Esslöffel Weißweinessig
- ¾ Teelöffel Koriander, gehackt
- 170 Gramm Streifenbarschfilet

Alle Zutaten in einer Schüssel gut vermengen, um eine Marinade zuzubereiten.

Den Barsch in eine ofenfeste Form legen, mit der Marinade bestreichen und 30 Minuten bis 1 Stunden stehen lassen.

2 bis 3 Minuten (bzw. gar) auf jeder Seite grillen oder braten.

GARNELEN IN SALATBLÄTTER GEWICKELT

Eine meiner Lieblingsspeisen, um die Figur zu halten!

- 2 Esslöffel Zitronensaft
- 1 Teelöffel unbehandelte Zitronenschale, gerieben
- ½ Teelöffel Sesamöl
- ¼ Teelöffel Cayennepfeffer
- Frisch gemahlener schwarzer Pfeffer zum Abschmecken
- 110 Gramm gekochte Garnelen, gereinigt und gekühlt
- 2 große Kopfsalatblätter
- 1 kleiner Rettich, in Juliennestreifen geschnitten
- 1 Teelöffel frischer Koriander, gehackt
- 1 Teelöffel frische Pfefferminze, gehackt
- 1 Teelöffel Erdnüsse, gehackt

Zitronensaft, Zitronenschale, Öl, Cayenne- und schwarzen Pfeffer in einer mittelgroßen Schüssel vermengen. Die Garnelen beifügen, gut durchmischen und bis zu 4 Stunden kühl stellen.

Zubereitung: Die marinierten Garnelen auf ein Salatblatt legen. Koriander, Rettich, Minze und die gehackten Erdnüsse beigeben. Einrollen und sofort servieren.

KABELJAU MIT GRAPEFRUIT

Versuchen Sie, für dieses Gericht rubinrote Grapefruits zu finden. Das verleiht dem nicht besonders aromatischen Fisch einen feinen Geschmack.

- 1 Teelöffel Paprikapulver
- ½ Teelöffel fein gehackter Knoblauch
- ½ Teelöffel Chilipulver
- ½ Teelöffel getrockneter Oregano
- ¼ Teelöffel Nelkenpulver
- 2 Esslöffel Grapefruitsaft
- 120 Gramm Kabeljaufilet
- 100 Gramm Baby-Spinat
- 1 Bund Baby-Rucola
- ½ kleine Fenchelknolle, in Streifen geschnitten

Dressing:
- ¼ Grapefruit, geschält und filetiert
- 1½ Esslöffel Grapefruitsaft
- ½ Esslöffel Sherry-Essig
- ¾ Esslöffel gehackte frische Pfefferminze
- ¼ Esslöffel gehackter frischer Ingwer

Kräuter, Gewürze und Grapefruitsaft in einer kleinen Schüssel mischen. Den Kabeljau damit marinieren und 30 Minuten stehen lassen.

Spinat, Rucola und Fenchel in eine mittelgroße Schüssel

geben, die Dressing-Mischung darübergießen und den Salat gut mischen. Auf einem Teller anrichten und beiseitestellen.

Das Kabeljaufilet auf jeder Seite 3 bis 4 Minuten (bzw. gar) grillen. Auf dem Salat anrichten und servieren.

THUNFISCHSALAT MIT VOLLKORNSENF UND WASSERKASTANIEN

Wer braucht überhaupt Mayonnaise? Sie bestimmt nicht mehr, nach diesem Programm. Dieses Gericht schmeckt gut und enthält wenig Fett.

- 1 kleine Dose Thunfisch (in Salzwasser eingelegt), Inhalt abtropfen
- 1 Teelöffel Vollkornsenf
- 1 Teelöffel fettfreier Naturjoghurt
- 3 Wasserkastanien, grob gehackt
- 1 Selleriestängel, grob gehackt
- 1 Teelöffel frisch gepresster Zitronensaft

Alle Zutaten in einer Schüssel gut mischen und servieren.

PUTENFLEISCHSALAT MIT WALNÜSSEN UND DIJON-SENF-VINAIGRETTE

Eine weitere gesunde Nussart. Ich bin alles andere als einseitig. Dijon-Senf, Walnüsse und grüne Äpfel als Zutaten ergeben einen klasse Nachmittagssnack.

- 110 Gramm frische Putenbrust in Streifen, gegrillt oder gebraten
- 1 Esslöffel Dijon-Senf
- 1 Teelöffel fettfreier Naturjoghurt
- 40 Gramm gehackter Sellerie
- 15 Gramm gehackte grüne Äpfel
- 1 Teelöffel gehackte Petersilie
- 1 Esslöffel gehackte Walnüsse

Alle Zutaten in einer mittelgroßen Schüssel gut mischen. Entweder sofort servieren oder in den Kühlschrank stellen. Auf Mesclun-Salat (Salaten der Saison) anrichten.

FETTARMER EIERSALAT

Verwöhnen Sie sich ruhig, jetzt können Sie auch das Eigelb haben! Während des Programms haben Sie eine abgeänderte Version dieses Gerichts gegessen. Das Originalrezept enthält Eigelb und etwas fettfreien Naturjoghurt.

- 3 Eiweiß von hartgekochten Eiern, grob gehackt
- 1 hartgekochtes Eigelb, grob gehackt
- 1 Esslöffel fettfreier Naturjoghurt
- 40 Gramm grob gehackter Sellerie
- 1 Teelöffel Wasabipulver
- 1 Teelöffel Dijon-Senf
- 1 Esslöffel gehackte frische Petersilie

Alle Zutaten in einer kleinen Schüssel gut mischen. Ein großartiger Snack – ob für den Morgen oder den Nachmittag.

HÜHNCHEN AN ZITRUSSAFT UND ESTRAGON

Bevor Sie denken »Nicht schon wieder Hühnchen«, versuchen Sie diese erfrischende Variante. Zitrussaft und Estragon bereichern das Gericht mit ihrem feinen Aroma.

- 80 Milliliter Orangensaft
- 80 Milliliter Zitronensaft
- 1 Esslöffel fein gehackte unbehandelte Orangenschale
- 1 Esslöffel Weißweinessig
- 1 Esslöffel fein gehackter Estragon
- 170 Gramm haut- und knochenlose Hühnchenbrust

Den Backofen auf 180° vorheizen.

Orangensaft, Zitronensaft, Orangenschale, Essig und Estragon in einer kleinen Schüssel gut mischen und die Hühnchenbrust damit marinieren. Etwa 30 Minuten stehen lassen.

Die Hühnchenbrust aus der Marinade nehmen und in eine ofenfeste Form legen. Mit einer Alufolie zudecken und 30 Minuten (bzw. gar) backen.

HÜHNCHEN- UND BOHNEN-BURGER

Bohnen sind eine gesunde Protein- und Kohlenhydratquelle und machen diesen Burger nahrhaft.

- 50 Gramm schwarze Bohnen aus der Dose, gut abgetropft
- 110 Gramm gehackte Putenbrust
- 2 Esslöffel Tomatensauce
- ¼ Teelöffel Chilipulver
- ⅛ Teelöffel gemahlener Kümmel
- ⅛ Teelöffel Salz
- ⅛ Teelöffel schwarzer Pfeffer
- 1 Eiweiß, geschlagen

Alle Zutaten in einer kleinen Schüssel gut mischen. Zu einem flachen Burger formen und auf jeder Seite gar grillen (etwa je 4 Minuten) oder braten.

Serviervorschlag: Mexikanische Oliven-Salsa dazu servieren.

RINDERSTEAKSTREIFEN AN FRÜHLINGSSALAT MIT BALSAMICO

Ab und zu kommt nichts an den Geschmack von magerem Rindfleisch heran.

- 50 Gramm Jicama (auch Jams- oder Yambohne genannt, eine Knollenbohne aus Südamerika), in Würfel geschnitten

- 2 Esslöffel fein geschnittener Schnittlauch
- 100 Gramm Baby-Spinat
- 1 Bund Baby-Rucola
- 2 Esslöffel Balsamico-Essig
- 1 Teelöffel Olivenöl Extra Vergine
- 1 Esslöffel Vollkornsenf
- Frisch gemahlener schwarzer Pfeffer zum Abschmecken
- 110 Gramm Steak-Streifen, gegrillt und in dünne Streifen geschnitten
- 1 Frühlingszwiebel, halbiert, gegrillt
- 100 Gramm Spargel, gegrillt

Jicama, Schnittlauch, Spinat und Rucola in eine mittelgroße Schüssel geben.

Für das Dressing Essig, Senf und den frisch gemahlenen Pfeffer in einer separaten Schüssel untereinander mischen. Das Olivenöl mit einem Schneebesen langsam darunterschlagen, bis alle Zutaten gut vermischt sind.

Die Salatblätter auf einem großen Teller mit dem Dressing anrichten. Zwiebeln, Spargel und Steak auf den Salat geben und servieren.

LACHS MIT GRÜNEM APFEL

Das säuerliche Aroma des Apfels ergänzt den erfrischenden Geschmack des Lachsfilets und macht daraus einen Leckerbissen.

- 110 Gramm Wildlachsfilet
- 6 Scheiben grüner Apfel, etwa 0,3 cm dick
- ½ Teelöffel gemahlener Koriander
- Salz und Pfeffer zum Abschmecken

Den Backofen auf 200° vorheizen.

Das Wildlachsfilet würzen und die Apfelscheiben drauflegen. Das Filet in eine 20 x 20 cm große Alufolie einwickeln und auf ein Backblech legen. 8 bis 10 Minuten backen.

Serviervorschlag: Auf *Krautsalat-Vinaigrette anrichten.

LAMM NACH MAROKKANISCHER ART

Während Sie dieses Gericht genießen, stellen Sie sich vor, Sie wären in Marokko. Der pikante Geschmack des Korianders, des Zimts und des Kurkuma ergänzen das Aroma des Lammfleisches.

- 1 Esslöffel dünn geschnittene Schalotten
- ⅛ Teelöffel Zimt
- ½ Teelöffel gemahlener Koriander
- ⅛ Teelöffel Cayennepfeffer
- ¼ Teelöffel Kurkuma
- Salz und Pfeffer zum Abschmecken
- 110 Gramm gehacktes Lammfleisch
- 1 Zucchini
- 1 Teelöffel frische Pfefferminze zum Garnieren

Den Backofen auf 180° vorheizen.

Eine antihaftbeschichtete Pfanne auf mittlerer Hitze erwärmen. Schalotten, Gewürze und Lamm beifügen und 2 bis 3 Minuten anbraten.

Zucchini längs halbieren und entkernen. Die Zucchinihälften mit der gewürzten Fleischmasse füllen. In eine ofenfeste Form legen und 20 Minuten zugedeckt backen.

Auf einem Teller anrichten und mit den gehackten Pfefferminzblättern garnieren.

7 BODY MAINTENANCE –
DER WARTUNGSPLAN FÜR IHRE TOP-FIGUR

Während der letzten 14 Tage sind Sie über Ihre Grenzen hinausgegangen. Sie haben Kalorien und Fett verbrannt und sich sexy Muskeln modelliert. Sie haben Ihren Körper gründlich gereinigt. Sie haben ungesunde Lebensmittel aus Ihrer Ernährung gestrichen und Ihren Körper tagtäglich mit qualitativ hochwertigem Treibstoff betankt.

Sie waren beharrlich und leistungsfähig. Sie haben Muskelkater, Trägheit, Faulheit, Müdigkeit, Verlangen und Sucht überwunden. Sie haben sich selbst in den Vordergrund gestellt, in Ihrem Leben Prioritäten gesetzt und durchgehalten. Sie haben jeden Tag bewusst gelebt, sich auf das Wesentliche konzentriert und das Ziel stets im Auge behalten.

Vielleicht tragen Sie Ihre Kleidung jetzt um eine, zwei oder gar drei Nummern enger. Wahrscheinlich haben Sie mehr Energie denn je. Ihr Körper sieht fantastisch aus, und nicht nur das: Sie haben auch entdeckt, dass Sie alles schaffen können – buchstäblich alles –, was Sie sich vornehmen. Ich bin stolz auf Sie, und ich hoffe, Sie sind es auch. Es gibt nichts Besseres als das Gefühl, etwas vollbracht zu haben.

Nun muss ich ein Geheimnis lüften, das ich bis zu diesem Zeitpunkt gehütet habe: Obwohl die letzten 14 Tage eine echte Herausforderung waren, beginnt die eigentliche Arbeit erst heute – mit dem Body Maintenance Plan, dem »Wie bleibe ich fit«-Programm zur Wahrung Ihrer Figur und Ihrer Resultate (maintain = beibehalten, wahren, instand halten, pflegen). Während der letzten 14 Tage haben Sie sich vielleicht mit dem Kopf motivieren können, nach dem Motto: »Ich kann das schaffen. Es sind ja nur 14 Tage«. Vielleicht haben Sie sogar jeden Tag in Ihrem Terminkalender abgehakt. Heute aber haben sie einen neuen symbolischen Kalender vor sich, nämlich den Rest Ihres Lebens! Darin haben kurzfristige Ziele keinen Platz. Sie müssen die erzielten Ergebnisse verteidigen. Der Ultimative New York Body Plan bedeutet, wie ich Ihnen schon erläutert habe, eine durchgreifende Veränderung des eigenen Lebens. Auch wenn Sie Ihren Körper in erster Linie für einen besonderen Anlass wie eine Hochzeit oder ein Klassentreffen in Form gebracht haben, warum sollten Sie danach Ihre ganzen Bemühungen wieder zunichte machen? Sie können weiterhin fit, sexy, schlank und gesund aussehen. Dafür müssen Sie sich nur an den Ultimativen Body Maintenance Plan halten.

Gewappnet mit Energie, Durchhaltevermögen und Selbstvertrauen können Sie die Welt erobern. Vergessen Sie nicht: Ich erwarte nicht, dass Sie sich das ganze Leben lang strikt an die Punkte A, B, C, D, E und F meines Ernährungsplans halten. Es werden Zeiten kommen, in denen Spaghetti Bolognese oder Schokokekse die Oberhand gewinnen. Aber keine Sorge: Unsere gemeinsame Arbeit wird Sie wieder auf Kurs bringen. Das Leben besteht eben nicht nur aus unserer Idealvorstellung, in der wir immer von der besten Auswahl an Essen und den perfekten Trainingsgelegenheiten umgeben sind. Wir sind oft gezwungen, das Beste aus der Situation zu machen und uns mit den gerade vorhandenen Möglichkeiten abzufinden. Wenn Sie mit dieser Grundeinstellung in den »Wie bleibe ich fit«-Teil meines Ernährungs- und Trainingsprogramms gehen, dann werden Sie auch den nötigen Willen und die nötige Entschlossenheit für ein ganzes Leben aufbringen.

Mit dieser Grundeinstellung umgehen Sie auch viele Hindernisse oder Ausreden, die Sie sich ansonsten zurechtlegen würden, sobald Sie vom Weg abweichen. Sie allein sind der Architekt Ihres Schicksals – verinnerlichen Sie dieses Konzept!

Die gute Nachricht ist, dass der Body Maintenance Plan nicht annähernd so schwierig ist wie das Programm, das Sie gerade abgeschlossen haben. Sie müssen nicht mehr so intensiv und oft trainieren. Sie können es mit der Ernährung etwas lockerer nehmen – und sogar ab und zu mogeln, indem Sie bei Ihren Lieblingsspeisen schwach werden. Ich würde allerdings lügen, wenn ich Ihnen vormachen würde, dass Sie einfach wieder Ihre alten Wege gehen und trotzdem Ihre neue und sicherlich hinreißende Figur behalten können. Nein, um diesen schönen Körper bewahren zu können, müssen Sie auch ein paar nützliche Teile Ihres Trainings und Ihrer neu erworbenen gesunden Essensgewohnheiten beibehalten. Es gibt keinen anderen Weg.

Versprechen Sie mir, dass Sie die guten Ergebnisse bewahren werden. Lassen Sie dieses Programm nicht zu einer weiteren kurzlebigen Diät verkommen. Machen Sie es zu einem Teil Ihres Lebens, für immer. Und beginnen Sie damit heute!

Der Ultimative Body-Maintenance-Fitnessplan

Um Ihre Resultate aufrechtzuerhalten, müssen Sie an mindestens vier Tagen in der Woche einen Workout machen. Folgendes schlage ich Ihnen vor:

- **Drei Tage pro Woche** Führen Sie jeweils 45 Minuten lang den Cardio-Sculpting-Workout aus.

- **Einen Tag pro Woche** Trainieren Sie speziell Ihre Problemzonen oder was immer Sie stört – entweder Bauch oder Beine und Gesäß – indem Sie einen der Muskelstraffungs-Workouts ausführen, gefolgt von einem intensiven Herz-Kreislauf-Training, dem Cardio-Training Ihrer Wahl, für weitere 30 bis 40 Minuten.

- **Jeden zweiten Monat** Wechseln Sie die Reihenfolge der Übungen, indem Sie an einem Tag in der Woche 45 Minuten lang den Cardio-Sculpting-Workout ausführen und an drei Tagen in der Woche an Ihren Problemzonen arbeiten.

Machen Sie das Beste aus Ihren freien Tagen. Statt auf dem Sofa zu liegen und fernzusehen, suchen Sie lieber nach Möglichkeiten, wie Sie Ihren fitten und starken Körper bewegen können. Spielen Sie im Garten mit den Kindern. Machen Sie einen romantischen Spaziergang mit Ihrem Partner. Jagen Sie den Hund in der Gegend herum. Machen Sie eine Wanderung oder eine Kanufahrt. Sie haben jetzt die Kondition und die Energie, um die Natur zu entdecken und die Vorzüge des Lebens zu genießen. Setzen Sie all diese neu entwickelte Energie ein.

Suchen Sie auch weiterhin nach Möglichkeiten, wie Sie das Prinzip Bewegung in Ihr tägliches Leben integrieren können. Benutzen Sie die Treppe statt den Fahrstuhl. Gehen Sie zu Fuß oder fahren Sie mit dem Fahrrad statt mit dem Wagen, um Ihre Besorgungen zu erledigen. Suchen Sie einen Arbeitskollegen in seinem Büro auf, statt ihm eine E-Mail zu schicken. All diese kleinen Schritte addieren sich über den Tag zu Hunderten von verbrannten Kalorien.

Im Ultimativen New York Body Plan habe ich Ihnen genau vorgegeben, was zu tun ist und wann Sie es tun sollten. Um den besten Körper, den Sie je gehabt haben, auch zu bewahren, müssen Sie nun selbst die Kontrolle und das Steuer übernehmen. Mein Body Plan und auch alle meine übrigen Programme stellen die Wichtigkeit der Stärkung des eigenen Selbst, der eigenen Willenskraft, in den Mittelpunkt. Mit den Werkzeugen und den Informationen, die Ihnen das Programm mit auf den Weg gegeben hat, können Sie jetzt selbst nach neuen und zusätzlichen Möglichkeiten suchen, wie Sie sich

bewegen können. Damit Sie Ihre Ergebnisse bewahren können, müssen Sie Ihre Workouts auch variieren. Wenn Sie tagein, tagaus dieselben Übungen ausführen, verkommen diese
irgendwann zur Routine. Sie langweilen sich, Ihre Motivation
lässt nach, und Ihre Muskeln reagieren nicht mehr. Damit das
Ganze interessant bleibt, schlage ich Ihnen vor, ab und zu
neue und auch strukturell neuartige Übungen in Ihr Cardio-
Sculpting und die Muskelstraffungs-Trainings einzubauen.
Solange Sie die Basisregel befolgen – geringer Widerstand,
viele Wiederholungen –, liegen Sie nie falsch. Sollten Sie ein
wenig Inspiration brauchen, schauen Sie einmal in mein erstes Buch, *Sound Mind, Sound Body,* oder in eines meiner Videos.

Der Ultimative Maintenance-Ernährungsplan

Genauso wie Sie weiterhin trainieren müssen, um Ihre Ergebnisse zu verteidigen, müssen Sie sich auch weiterhin vernünftig ernähren. Obwohl der zukünftige Ernährungsplan
nicht annähernd so streng ist wie auf dem zweiwöchigen Programm, müssen Sie sich dennoch größtenteils an den Regeln
A, B, C, D, E und F des ursprünglichen Ernährungsplans ori-
entieren. Sie können aber bedenkenlos wieder einen oder zwei
der Punkte aus A, B, C, D, E und F in Ihre Ernährungsweise
einfließen lassen, ohne an Gewicht zuzulegen. Sie müssen
vielleicht zunächst einmal experimentieren, um genau herauszufinden, was Sie wieder essen können und was nicht.

Leider sind nicht alle Körper gleich, und viele Menschen können mehr essen als andere, ohne dass sie es sofort an den Oberschenkeln, am Gesäß oder am Bauch merken. Einige andere befinden sich in der unglücklichen Lage, sich gar nichts erlauben zu können. Damit Sie in Erfahrung bringen, was Sie wieder problemlos essen können, habe ich das zukünftige Ernährungsprogramm in zwei Phasen aufgeteilt, die jeweils zwei Wochen dauern.

Phase 1

Während der Phase 1 integrieren Sie täglich eine Portion von irgendeinem der Nahrungsmittel der Punkte A, B, C, D, E und F in Ihre tägliche Ernährung. Es spielt keine Rolle, welche Nahrungsmittel aus der verbotenen Liste Sie essen. Sie können variieren. Die Hauptsache ist, Sie nehmen nur eine Portion. Falls Sie den Tag mit einer Frucht beginnen, ist das Spiel aus. Sie können nicht etwa später Käse und andere dick machende Lebensmittel essen oder Wein trinken. Entscheiden Sie sich bei Ihrer Auswahl aus A, B, C, D, E oder F für einen meiner Vorschläge im Abschnitt »Gesunde Ausnahmen«, den Sie zwei Seiten weiter in diesem Kapitel finden. Diese Liste beinhaltet die gesündesten und am wenigsten dick machenden Varianten aus jeder Nahrungsmittelkategorie, die bisher auf der »Verbotsliste« war.

Phase 2

Während der Phase 2 integrieren sie eine zusätzliche Portion von irgendeinem der Punkte A, B, C, D, E oder F in Ihre Ernährungsweise. Insgesamt sind es nun zwei. Während dieser Phase müssen Sie Ihr Gewicht, Ihre Körpermaße und Kleidergröße sowie Ihre Fitness genau kontrollieren. Nicht jeder kann ohne Bedenken gleich zwei potenzielle Dickmacher essen. Sobald Sie wieder zunehmen, kehren Sie sofort zu Phase 1 zurück. Vor allem, wenn Sie sehr empfindlich auf Kohlenhydrate reagieren, können manche kohlenhydrathaltige Lebensmittel zu »Fressattacken« führen. Meiden Sie jegliche Lebensmittel, die Sie früher süchtig gemacht haben. Je länger Sie auf solche Lebensmittel verzichten, desto weniger Verlangen haben Sie nach ihnen.

Wenn Sie Nahrungsmittel von der »Verbotsliste« wieder auf den Tisch holen, beginnen Sie zunächst einmal mit den gesunden Kohlenhydraten, mit denjenigen also, die Sie in meiner Ausnahme-Liste auf den nächsten Seiten finden. Ich empfehle Ihnen, die gewünschten Kohlenhydrate später am Tag zu essen, nicht aber nach 15 Uhr. Obst zum Frühstück beispielsweise lenkt Ihren Insulinspiegel in die falsche Richtung und weckt etwas später ein Hungergefühl.

Während der beiden Phasen, in denen Sie Ihre Ergebnisse festigen, dürfen Sie einmal in der Woche eine komplette »Mogel«-Mahlzeit essen. Bei dieser Mahlzeit können Sie essen, was Sie wollen. Das hilft Ihnen, für den Rest der Woche stark motiviert zu bleiben, das Verlangen nach bestimmten Nahrungsmitteln zu mindern und die ganz schlimmen Ausrutscher zu vermeiden. Sparen Sie sich Ihr mögliches Verlangen auf besonders »ungesunde« Lebensmittel für diese eine Mahlzeit auf. Genießen Sie die »Mogel«-Mahlzeit ohne Schuldgefühle, aber essen Sie nicht völlig ohne Sinn und Verstand. Die Gefahr, sinnlos Essen in sich reinzuwürgen – der Dämon, der Sie vom Weg abbringen und Ihre harte Arbeit sabotieren will –, lauert überall. Untersuchungen haben übrigens gezeigt, dass der Stoffwechsel so eingestellt ist, dass eine hohe Anzahl Kalorien verbrannt wird, wenn Sie gelegentlich (und nur gelegentlich) Ihren kulinarischen Gelüsten nachgeben. Deshalb können Sie beruhigt einmal in der Woche eine solche »Mogel«-Mahlzeit essen, ohne dass sich das nachteilig auf Ihre Linie auswirkt. Wenn Sie aber mehr als einmal die Woche nach Lust und Laune essen, kann das recht verheerende Folgen haben.

Gesunde Ausnahmen

Je natürlicher Ihre Nahrungsmittel sind, desto besser. Rohkost ist besser als gekochte Kost, weil der Körper beim Verdauungsprozess mehr Arbeit leisten muss. Vollwertige Nahrungsmittel sind aus demselben Grund den industriell verarbeiteten vorzuziehen. Halten Sie sich an die folgenden Vorschläge, wenn Sie die Nahrungsmittel aus der Liste A, B, C, D, E und F wieder in Ihre tägliche Ernährung aufnehmen.

Alkohol

Alkohol gehört zu den heikelsten Getränken, die Sie möglicherweise wieder in Ihre Alltagskost aufnehmen. Nach dem Ultimativen New York Body Plan ähnelt Ihr Körper einem sauberen, trockenen Schwamm. Wenn Sie Alkohol trinken – egal in welcher Form –, saugt Ihr Körper ihn buchstäblich auf. Unmittelbar nach dem Trinken fühlen Sie sich deshalb wie aufgeblasen, und Ihre Haut ist leicht geschwollen. Was Alkohol betrifft, ist Rotwein meine einzige »gesunde Ausnahme«. Rotwein enthält Stoffe, die sich positiv auf das Herz auswirken. Wegen seines kräftigen Geschmacks wird Rotwein eher langsam getrunken. Außerdem enthält er weit weniger Kalorien und Kohlenhydrate als andere alkoholische Getränke.

Brot

Über Brot habe ich generell nichts Gutes zu sagen. Auch Vollkornbrot enthält oft eine Menge Weißmehl. Sparen Sie Brot für die »Mogel«-Mahlzeit auf, und auch dann sollten Sie Ihren Konsum auf ein Minimum beschränken. Wenn Sie beispielsweise Pizza bestellen, dann nur eine mit dünnem Teig. Essen Sie Sandwiches, die nur aus einer Lage Brot zubereitet sind. Wenn Sie auswärts essen, nehmen Sie nur ein Stück Brot aus dem Brotkorb, und lassen Sie ihn dann wegbringen. Sauerteig- und Vollkornbrot sind die etwas bessere Wahl, da sie langsamer verdaut werden als andere Brotarten.

Stärkehaltige Kohlenhydrate

Wählen Sie Vollwertkost wie Quinoa, Linsen, Bohnen, Vollkornreis und Haferflocken. Quinoa ist eine wunderbare Körnerfrucht und sehr reich an Proteinen.

Milchprodukte

Nehmen Sie bei Milch und Joghurt fettarme oder fettfreie Produkte. Setzen Sie Milchprodukte eher als Zutaten beim Kochen ein, nicht als Mahlzeiten. Verwenden Sie beispielsweise Naturjoghurt an Stelle von Mayonnaise. Fügen Sie dickflüssigen Getränken (Smoothies) keine Milch und keinen Yoghurt bei, sondern bereiten Sie sie lieber mit Wasser zu. Lassen Sie die Finger von Fruchtjoghurt, weil dieser sehr viel Zucker enthält.

Dasselbe gilt für Schokomilch. Obwohl Schokomilch ganz klar auf den vorderen Plätzen der »Verbotsliste« mitmischt, gibt es dennoch manche Kakaomischungen, die ungesüßt sind und lecker schmecken.

Süßigkeiten und Süßspeisen

»Gesunde« Bonbons und Kuchen gibt es nicht. Sparen Sie Süßes für die »Mogel«-Mahlzeit auf.

Obst und Fette

Wählen Sie Früchte mit niedrigem Kohlenhydratgehalt und wenig Kalorien wie Heidelbeeren, Erdbeeren, Honigmelonen, Kiwis, Äpfel und Birnen. Lassen Sie die Finger von tropischen Früchten wie Papaya, Mango oder Ananas. Was die Fette betrifft, gelten Fischöle wie zum Beispiel Lachsöl als gute Wahl. Sie können auch Nüsse in Maßen essen – etwa 7 bis 10 Stück. Essen Sie gesunde Nüsse, die wenig Fett enthalten. Rohe Mandeln, Walnüsse und rohe Erdnüsse sind eine gesunde Wahl. Leinsamenöl und das Fett in Leinsamen sind ebenfalls gesund.

Auf zu neuen Horizonten

Ich kann nicht glauben, dass diese zwei Wochen schon vorüber sind. Wie fühlen Sie sich? Habe ich mein Versprechen gehalten? Sie haben das Trainingsprogramm befolgt, sich an die Ernährungsregeln gehalten und sind jetzt stolz auf sich und auf das Erreichte. Was man nur unter größten Schwierigkeiten erreicht, kann man oft am besten genießen. Da Sie jetzt in die Zukunft blicken, denken Sie daran, was Sie gelernt haben und wie viel Kraft Sie gewonnen haben. Das wird Ihnen in verschiedenen Lebensbereichen zugute kommen.

Michel, die erste »Makeover«-Kandidatin, erzählte mir letzte Woche, dass sie jetzt eine modifizierte Version des Ultimativen New York Body Plan absolviere, weil sie das Gefühl habe, noch eine Feinabstimmung zu benötigen. Vergessen Sie nicht, dass der Plan Ihnen für das ganze Leben gehört. Er ist in jeder Hinsicht transportabel und überall anwendbar. Sam, ein weiterer »Makeover«-Kandidat, kam heute in den Club und berichtete, dass er neue Hosen gekauft habe, weil er nicht nur seine Ergebnisse gehalten, sondern noch weiter an sich gearbeitet hatte. »Mir rutschen alle Hosen runter«, meinte er lapidar.

Der Ultimative New York Body Plan steht für eine Ultimative Veränderung von Körper und Geist. Ein knackiger Po und schön geformte Muskeln mögen ursprünglich Ihre Hauptmotivation gewesen sein, der größte Gewinn besteht aber im Formen des Geistes. Das eigentliche Ziel geht über das Erreichen oberflächlicher Schönheit – die vergänglich ist – hinaus. Da Sie den Body Plan auf die altmodische Weise durchgeführt haben – mit viel Arbeit und Schweiß –, werden Sie auch stolz auf Ihr neues Ich sein und größeres Selbstvertrauen haben und die Entschlossenheit, die Ergebnisse ein Leben lang zu bewahren.

Der Mix aus Liebe zu einem selbst und Selbstakzeptanz, aus Entschlossenheit und Motivation, führt immer zu einer Stärkung des eigenen Ichs. Und genau das sind die wichtigsten Bestandteile des Ultimativen New York Body Plan.

Viel Glück, und vergessen Sie nicht, dass der Erfolg stets in Ihrer Reichweite liegt.

8 BEZUGSQUELLEN

Ich habe auf verschiedenen Seiten dieses Buchs Produkte erwähnt – vom Gymnastikball bis zu Nahrungsergänzungsmitteln –, die Sie kaufen sollten, um bestmögliche Resultate zu erreichen. Hier nun einige Empfehlungen, wonach Sie Ausschau halten können und wo diese Produkte erhältlich sind *(Anmerkung: Eine Auswahl deutscher Websites finden Sie im Anhang zu diesem Kapitel).*

Ausrüstung

Gymnastikball

Gymnastikbälle sind in verschiedenen Marken, Farben und Größen erhältlich. Zu den besten Marken gehören: Resist-A-Ball, Duraball, Gymnic, Sissel, Gymnastik und FitBALL. Kaufen Sie sich einen »platzsicheren« Ball in Ihrer bevorzugten Farbe und in der passenden Größe. Gymnastikbälle (stability balls) sind in den meisten Sportartikelgeschäften oder online auf den folgenden Websites erhältlich:

www.bodytrends.com
www.thesportsauthority.com

www.lifestylesport.com
www.stott-pilates.co.uk
www.sissel-online.com
www.mensfitnessmagazine.co.uk/shop
www.resistaball.com
www.fitnessaustralia.com.au/
www.gymball.com
www.activeforlife.com.au/

Medizinball

Wie Gymnastikbälle werden Medizinbälle in verschiedenen Farben, Gewichten und Typen angeboten (manchmal werden sie auch »Gewichtsbälle« genannt). Suchen Sie sich einen Ball mit einem Gewicht zwischen 1,5 und 4,5 Kilogramm aus. Kaufen Sie sich einen Ball, den Sie sowohl ästhetisch als auch berührungsfreundlich finden (in einer Farbe, die Ihnen gefällt, und aus einem Material, das sich angenehm anfühlt) – dies wird Sie ermuntern, den Ball öfter zu benutzen. Medizinbälle sind in den meisten Sportartikelgeschäften oder online auf den folgenden Websites erhältlich:

www.bodytrends.com
www.thesportsauthority.com
www.lifestylesport.com
www.sissel-online.com
www.fitnessaustralia.com.au/
www.physiosupplies.co.uk
www.activeforlive.com.au/

www.mensfitnessmagazine.co.uk/shop
www.jumpusa.com
www.warehousefitness.com
www.goldsgymdirect.co.uk

Kurzhanteln

Suchen Sie sich wie beim Medizinball Kurzhanteln aus (ein Paar), die Sie als ästhetisch und berührungsfreundlich empfinden. Sie sollten zwischen ein und zwei Kilo wiegen. Kurzhanteln sind in den meisten Sportartikelgeschäften erhältlich. Da Kurzhanteln sehr haltbar sind, können Sie den Kauf eines gebrauchten Paars über eBay oder in Sport-Second-Hand-Läden in Betracht ziehen. Im Internet werden Kurzhanteln *(dumb bells)* beispielsweise auf folgenden Websites angeboten:

www.thesportsauthority.com
www. goldgymdirect.co.uk
www. megafitness.com
www.argos.co.uk
www.warehousefitness.com
www.fitnessaustralia.com.au/
www.bodytrends.com
www.activeforlife.com.au/

Protein-Shakes, Nahrungsergänzungsmittel und Präparate zur Gewichtsabnahme

Protein-Pulver und -Shakes

Nehmen Sie ein Protein-Pulver oder einen Protein-Shake, der pro Shake nicht mehr als fünf Gramm (netto) Kohlenhydrate und 25 Gramm Protein enthält. Meiden Sie Shakes, die künstlich gesüßt sind, und geben Sie den aus Molkeprotein hergestellten Pulvern und Shakes den Vorzug vor Proteinen, die aus Soja, Eiern usw. stammen. Meiden Sie Shakes, die Maltodextrin und Fruchtzuckersirup enthalten. Shakes, die essenzielle Fettsäuren wie Leinsamenöl oder mittelkettige Triglyzeride enthalten, die den Energieaufbau und das Immunsystem fördern, sind von Vorteil. Mit Shakes, die Ballaststoffe enthalten, können Sie auch Ihre Verdauung in Ordnung halten.

Das Wichtigste ist, dass der Shake oder das Pulver gut schmeckt. Obwohl man viele Pulver laut Verpackungsangabe auch mit Wasser mischen kann, fand ich einige von ihnen nur dann genießbar, wenn man sie mit Zutaten mischte, die während des 14-tägigen Programms strikt verboten sind, nämlich Fruchtsaft oder Joghurt. Sie finden Protein-Pulver und Shakes in Bio-Läden und Reformhäusern, in Healthfood-Stores, in vielen Sportgeschäften, aber auch in den meisten normalen Lebensmittelgeschäften. Wenn Sie meinen persönlichen Lieblingsshake versuchen möchten, *David Kirsch's Sound Mind Sound Body Meal Replacement Powder* in den Geschmacksrichtungen Vanille und Schokolade, finden Sie ihn unter www.davidkirschwellness.com/oneofakindwellness

Weitere Einkaufmöglichkeiten im Internet:
www.affordablesupplements.com
www.nutricentre.com
www.amazon.com/health
www.hollandbarrett.com
www.wowsupplements.com
www.newyorkbodyplan.co.uk
www.shopping.com
www.fitnessaustralia.com.au/
www.activeforlife.com.au/
www.theultimatenewyorkbodyplan.com

Nahrungsergänzungsmittel

Während des zweiwöchigen Programms empfehle ich Ihnen, Nahrungsergänzungsmittel einzunehmen, um Nährstoffe zu erhalten, die Sie durch den Ernährungsplan möglicherweise nicht bekommen. Dazu zählen: Kalzium, Vitamin B12, Ginseng, verschiedene Antioxidantien (Vitamin C, E und Coenzym Q10) sowie Ballaststoffe. Diese Nahrungsergänzungsmittel sind in vielen Geschäften erhältlich, und zwar sowohl separat als auch in bestimmten Kombinationen. Falls Sie die von mir bevorzugten Multivitamin/Multimineral-Präparate versuchen möchten, die sich, wie ich finde, am besten für das Abnehmen und die Steigerung der Energie eignen – *David Kirsch's Sound Mind Sound Body Vitamin Mineral Blend* – besuchen Sie meine Websites:
www.davidkirschwellness.com
www.theultimatenewyorkbodyplan.com

Weitere Adressen im Internet:
www.davidkirsch.de
www.newyorkbodyplan.co.uk
www.vitaminlife.com
www.nutricentre.com
www.affordablesupplements.com
www.hollandbarrett.com
www.vitacost.com
www.drugstore.com
www.fitnessaustralia.com.au/
www.vitaminshoppe.com
www.activeforlife.com.au/

Präparate zur Gewichtsabnahme

Ich habe auch eine Kombination zur Gewichtsabnahme entwickelt – *Flush and Cleanse, Afternoon Energy* und den *KPM
Appetite Suppressant*. Diese Präparate enthalten ein wenig
Grüntee, Vitamin B12, Aminosäuren und viele Ballaststoffe,
die den Appetit zügeln und die Verdauung fördern. Falls Sie
diese Supplements versuchen möchten, besuchen Sie meine
Websites:
www.davidkirschwellness.com
www.theulitmatenewyorkbodyplan.com

Weitere Präparate erhalten Sie unter folgenden Adressen:
www.davidkirsch.de
www.newyorkbodyplan.co.uk

www.vitaminlife.com
www.nutricentre.com
www.affordsablesupplements.com
www.hollandbarrett.com
www.vitacost.com
www.drugstore.com
www.fitnessaustralia.com.au/
www.vitaminshoppe.com
www.activeforlive.com.au/

Optionale Anschaffungen

Kleidung

Für den zweiwöchigen Plan brauchen Sie keine spezielle Kleidung, die Sie kaufen müssten. Sie sollten sich aber bequeme Kleidung anziehen, in der Sie sich gut bewegen können. Wenn Sie schnell ins Schwitzen kommen, wählen Sie Kleidung aus synthetischen Materialien wie Coolmax und Supplex, die den Schweiß von der Haut fernhalten. Geeignete Kleidung finden Sie in Sportgeschäften und in den meisten Kaufhäusern. Für Frauen bietet Title 9 Sports unter www.title9sports.com eine breite Auswahl an geeigneter Bekleidung.

Gymnastikmatten

Eine Gymnastikmatte bietet eine rutschsichere Liegefläche, die als Puffer zwischen Ihnen und dem Boden dient. Die meisten Matten können Sie einfach aufrollen und sie entweder hinter dem Sofa oder im Schrank verstauen. Kaufen Sie eine Matte, die bequem und ansehnlich ist. Sie sollte auch lang und breit genug sein, um beim Liegen ausreichend Platz zu haben. Gymnastikmatten sind in Sportartikelgeschäften, in den meisten Kaufhäusern und unter folgenden Internetadressen erhältlich:

www.dickssportinggoods.com
www.goldsgymdirect.co.uk
www.bodytrends.com
www.thera-band.com
www.stott-pilates.co.uk
www.activeforlife.com.au/
www.matsuperstore.com
www.fitnessaustralia.com.au/
www.matsmatsmats.com

Fitness- und Wellness-Bücher, Videos mit Übungen

- *Sound Mind, Sound Body* (Rodale Press, 2001), erhältlich bei Barnes & Noble oder über:
  www.barnesandnoble.com
  www.amazon.com
  www.theultimatenewyorkbodyplan.com
  www.nutricentre.com
  www.newyorkbodyplan.co.uk
  www.madisonsquareclub.com
- *David Kirsch's Ultimate Fitness Boot Camp,*

erhältlich über:

www.amazon.com

www.madisonsquareclub.com

www.davidkirschwellness.com

www.theultimatenewyorkbodyplan.com

www.nutricentre.com

www.newyorkbodyplan.co.uk

- *David Kirsch's One on One Training Series, Upper Body and Abdominals,* erhältlich über:

www.davidkirschwellness.com

www.theultimatenewyorkbodyplan.com

www.nutricentre.com

www.newyorkbodyplan.co.uk

- *David Kirsch's One on One Training Series, Leg and Butt,* erhältlich über:

www.davidkirschwellness.com

www.theultimatenewyorkbodyplan.com

www.nutricentre.com

www.newyorkbodyplan.co.uk

- *The Ultimate New York Body Plan Video,* erhältlich über:

www.davidkirschwellness.com

www.theultimatenewyorkbodyplan.com

www.nutricentre.com

www.neweyorkbodyplan.co.uk

Obige Bücher und Videos sind auch über folgende deutsche Website zu beziehen:

www.david-kirsch.de

ANHANG

für die deutschsprachige Ausgabe

Hier eine kleine Auswahl deutscher Websites für die vorgenannten Kategorien:

Gymnastikbälle

www.fitstore.de
www.sport-tec.de
www.med-sport.de
www.grevinga.de

Medizinbälle

www.birke-wellness.de
www.benz-sport.de
www.sportbedarf.de

Kurzhanteln

www.body-solid-deutschland.de
www.fitstore.de
www.fitnessadresse.de
www.w-o-w.de

Protein-Pulver und -Shakes

www.fitness24.de
www.sport-tiedje.de
www.universal-deutschland.de
www.body-styling-products.de

Nahrungsergänzungsmittel

www.david-kirsch.de
www.vitamin.de
www.vitamehr.com
www.vitamin-K1.de
www.feelgood-people.com
www.m-ww.de

Präparate zur Gewichtsabnahme

www.vitamin.de
www.vitamehr.com
www.vitamin-K1.de
www.feelgood-people.com
www.m-ww.de

Gymnastikmatten

www.airex.de
www.birke-wellness.de
www.sport-tec.de
www.grevinga.de

REGISTER

Rezepte

BRINGEN SIE IHR
WORKOUT
AUF EIN NEUES LEVEL

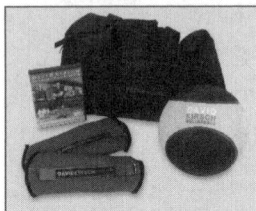
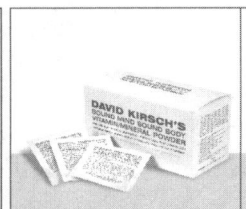
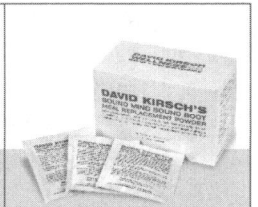

DIE PRODUKTE FÜR IHREN ERFOLG

»Ursprünglich ging ich zu David, weil ich meinen Körper in Form bringen wollte. Damals wusste ich noch nicht, dass dieser Schritt mein gesamtes Leben umkrempeln würde.«

Linda Evangelista

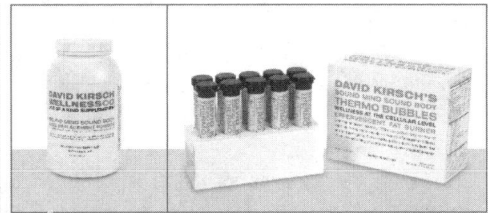

Gleich online bestellen!

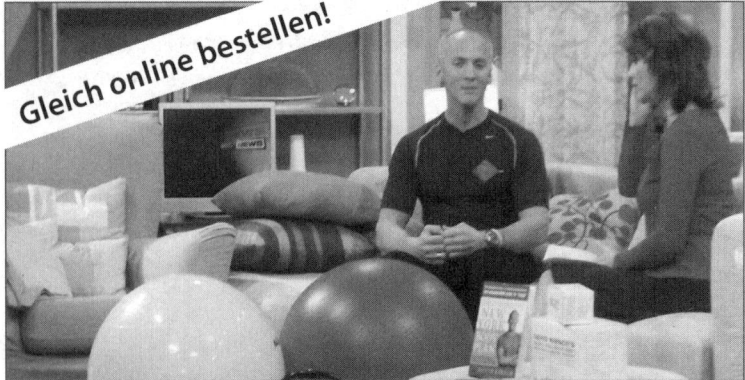

KOSTENLOSE TRAININGSPLÄNE ZUM DOWNLOAD

www.david-kirsch.de

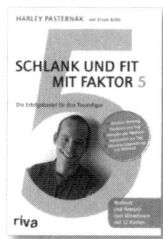

Preis: 18,90 €
ISBN 978-3-936994-80-3

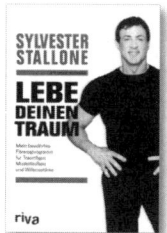

Preis: 19,90 €
ISBN 978-3-936994-75-9

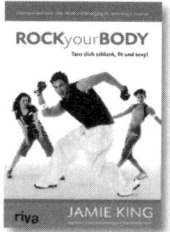

Preis: 16,90 €
ISBN 978-3-936994-76-6

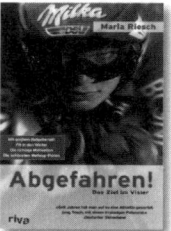

Preis: 19,90 €
ISBN 978-3-936994-73-5

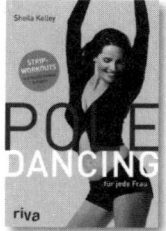

Preis: 19,90 €
ISBN 978-3-936994-91-9

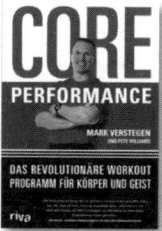

Preis: 19,90 €
ISBN 978-3-936994-31-5

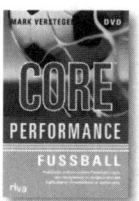

Preis: 39,90 €
ISBN 978-3-936994-42-1

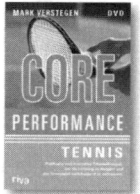

Preis: 39,90 €
ISBN 978-3-936994-70-4

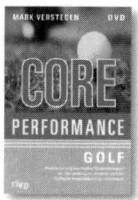

Preis: 39,90 €
ISBN 978-3-936994-51-3

Schlank durchs Leben

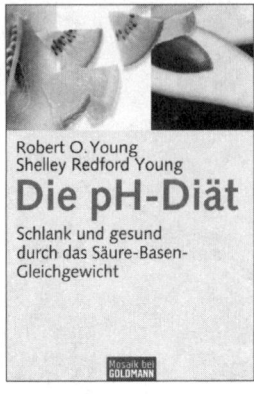

16846

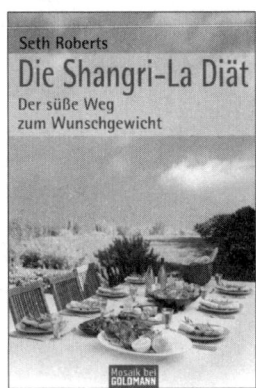

16918

16915

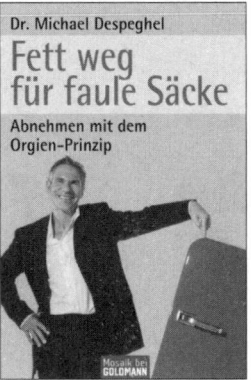

16900

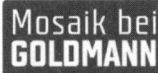
Mosaik bei GOLDMANN